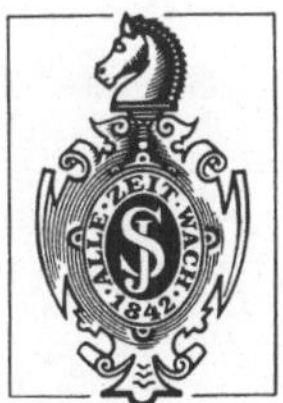

Pränatale Medizin

Herausgegeben von
Wolfgang Holzgreve

Mit Beiträgen von
I. Anton-Lamprecht, A. Antsaklis, F. K. Beller, B. Brambati,
F. Daffos, R. J. Desnick, F. Forestier, M. S. Golbus, J. S. Goldberg,
W. A. Hogge, W. Holzgreve, J. Horst, P. Miny, K. H. Nicolaides,
I.-H. Pawlowitzki, R. Rauskolb, Ch. H. Rodeck, G. Simoni,
A. Zwinger
Mit Geleitworten von F. K. Beller und M. Hansmann

Mit 80 Abbildungen und 34 Tabellen

Springer-Verlag Berlin Heidelberg New York
London Paris Tokyo

Herausgeber

Privat-Dozent Dr. med. Wolfgang Holzgreve, M.S. (U.S.A.)
Arzt für Frauenheilkunde und Geburtshilfe
Medizinische Genetik
Oberarzt des Zentrums für Frauenheilkunde der Westf. Wilhelms-Universität Münster
Albert-Schweitzer-Str. 33
D-4400 Münster/Westf.

ISBN-13:978-3-642-71049-0   e-ISBN-13:978-3-642-71048-3
DOI: 10.1007/978-3-642-71048-3

CIP-Kurztitelaufnahme der Deutschen Bibliothek
Pränatale Medizin/
hrsg. von W. Holzgreve.
Mit Beitr. von I. Anton-Lamprecht ...
Mit Geleitw. von F. K. Beller u. M. Hansmann.
Berlin; Heidelberg; New York; London; Paris; Tokyo: Springer, 1987.
ISBN-13:978-3-642-71049-0

NE: Holzgreve, Wolfgang [Hrsg.]; Anton-Lamprecht, Ingrun [Mitverf.]

Meiner Frau
und meinen Kindern
in Dankbarkeit
gewidmet

Verzeichnis der Beitragsautoren

Prof. Dr. Ingrun Anton-Lamprecht
Leiterin des Instituts für Ultrastrukturforschung der Haut
der Universitäts-Hautklinik Heidelberg, Voßstr. 2, D-6900 Heidelberg

Prof. Dr. Aris Antsaklis
Direktor der Prenatal Medicine Unit
I. Department of Obstetrics and Gynecology,
University of Athens "Alexandra" Maternity Hospital,
Lampsakou 11, GR-Athen 611, Griechenland

Prof. Dr. Fritz K. Beller
Geschäftsf. Direktor des Zentrums für Frauenheilkunde der Westfälischen
Wilhelms-Universität Münster, Albert-Schweitzer-Str. 33, D-4400 Münster

Prof. Dr. Bruno Brambati
Unità di Medicina Perinatale, I. Clinica Ostetrica e Ginecologica,
Università di Milano, Via Commenda 12, I-20122 Milano, Italien

Dr. Fernand Daffos
Responsable médical du Diagnostic Prénatal et de Foetologie,
Hôpital de Notre Dame de Bon Secours,
66, Rue des Plantes, F-75674 Paris Cedex 14, Frankreich

Prof. Dr. Robert J. Desnick
Chief, Division of Medical Genetics, Department of Pediatrics,
Mount Sinai Medical Center, 1 Gustave L. Levy Place,
New York, N.Y. 10029, U.S.A.

Dr. François Forestier
Responsable scientifique du Centre Diagnostic Prenatal et de Foetologie,
Hôpital de Notre Dame de Bon Secours, 66, Rue des Plantes,
F-75674 Paris Cedex 14, Frankreich

Prof. Dr. Mitchell S. Golbus
Director of the Reproductive Genetics Unit, Department of Obstetrics,
Gynecology and Reproductive Sciences, University of California,
School of Medicine, San Francisco, CA 94143-0720, U.S.A.

Prof. Dr. James D. Goldberg
Reproductive Genetics Unit, Department of Obstetrics,
Gynecology and Reproductive Sciences, University of California,
School of Medicine, San Francisco, CA 94143-0720, U.S.A.

Prof. Dr. Manfred Hansmann
Leiter der Abteilung für Pränatale Diagnostik und Therapie
der Universitäts-Frauenklinik, Sigmund-Freud-Str. 25, D-5300 Bonn

Prof. Dr. W. Allen Hogge
Department of Obstetrics and Gynecology, University of Virginia School
of Medicine, Charlottesville, VA 22908, U.S.A.

Priv.-Doz. Dr. Wolfgang Holzgreve
Oberarzt am Zentrum für Frauenheilkunde der Westf. Wilhelms-Universität
Münster, Albert-Schweitzer-Str. 33, D-4400 Münster

Prof. Dr. Jürgen Horst
Direktor des Instituts für Humangenetik der Westf. Wilhelms-Universität,
Vesaliusweg 12–14, D-4400 Münster

Dr. Peter Miny
Oberarzt am Institut für Humangenetik der Westf. Wilhelms-Universität,
Vesaliusweg 12–14, D-4400 Münster

Dr. Kypros H. Nicolaides
Deputy Director of the Harris Birthright Research Centre for Fetal Medicine,
Department of Obstetrics and Gynecology, Kings College School of Medicine
and Dentistry, GB-London SE58RX, England

Prof. Dr. Ivar-Harry Pawlowitzki
Institut für Humangenetik der Westf. Wilhelms-Universität,
Vesaliusweg 12–14, D-4400 Münster

Prof. Dr. Rüdiger Rauskolb
Chefarzt der Abteilung für Geburtshilfe und Gynäkologie
am Albert-Schweitzer-Krankenhaus, Sturmbäume 10, D-3410 Northeim 1

Prof. Dr. Charles H. Rodeck
Direktor des Institute of Obstetrics and Gynecology, Queen Charlotte's Hospital,
Goldhawk Road, GB-London W60X6, England

Prof. Dr. Guiseppe Simoni
Laboratorio di Citogenetica, Università di Milano, Via Commenda 12,
I-20122 Milano, Italien

Dr. Antonin Zwinger
Institut für Mutter- und Kindfürsorge, Prag – Podoli, nabr. K. Marxe 157,
CS-14710 Prag, Tschechoslowakei

Geleitwort

Die stürmische Entwicklung von der Pränatalen Diagnose zur Pränatalen Medizin hat bisherige festgefügte Vorstellungen ins Wanken gebracht. Begriffe wie „Schwangerschaftsabbruch" und „frühe Einleitung" beginnen sich zu überdecken. Wenn auch die Zahl der angeborenen Erkrankungen, die man pränatal behandeln kann, noch sehr klein ist, so beeindruckt doch die Möglichkeit, aus einigen wenigen Zellen schon im ersten Trimester schwierige Diagnosen stellen zu können.

Noch ist es zu früh zu entscheiden, ob wir an der Schwelle zum Umschlag von der Amniozentese zur Chorionbiopsie stehen. Immerhin zeigt auch diese Entwicklung, wie aufregend sich die Dinge entwickelt haben. Wenn man die Literatur, insbesondere die angloamerikanische verfolgt und Einblick in das dortige System hat, wird klar, daß sich hier mit der Pränatalen Medizin eine neue Subdisziplin neben der feto-maternalen Medizin herausschält.

Dieser stürmischen Entwicklung ist im deutschen Sprachraum die Information nicht nachgekommen; das zeigt die vielen Besucher bei den diesbezüglichen Fortbildungsveranstaltungen. Insofern war ein kompetentes Buch im deutschen Sprachraum überfällig. Herr Priv.-Doz. Dr. med. Wolfgang Holzgreve, M.S. (U.S.A.), hat sich mit diesem Buch einen großen Verdienst erworben. Kaum jemand erscheint so berufen zu sein, ein Buch über die „Pränatale Medizin" herauszugeben. Nach langjähriger Tätigkeit bei Prof. Golbus in San Francisco hat Wolfgang Holzgreve die europäische Entwicklung durch seine Forschungsarbeit maßgeblich beeinflußt. Nachdem die sorgfältig geplanten Manuskripte im Hinblick auf Inhalt und Autor vorliegen, muß man den Herausgeber beglückwünschen, vor allem, daß er es geschafft hat, dieses Buch von der Konzeption bis zur Vollendung so schnell und ohne Verzögerung herauszubringen.

Es ist nicht schwer vorauszusagen, daß diese Darstellung ihren Weg machen wird.

Münster, im Oktober 1986   Fritz K. Beller

Prof. Dr. med. Fritz K. Beller,
F.A.C.O.G., F.A.C.S. (U.S.A.), F.R.S.M. (Engl.)
Geschäftsf. Direktor des Zentrums für Frauenheilkunde der
Westf. Wilhelms-Universität Münster

Geleitwort

Wenn dem Leser heute ein Buch unter dem Titel „Pränatale Medizin" angeboten werden kann, spiegelt sich darin wider, daß erstens das Gebiet der „Pränatalen Diagnostik" erheblich an Breite gewonnen hat und zweitens die notwendige Brücke zur „Pränatalen Therapie" allmählich klare Konturen gewinnt. Der Überblick des Inhaltsverzeichnisses reicht aus, um klarzustellen, daß sich das Konzept der Pränatalen Medizin im Sinne einer wohlverstandenen ärztlichen Aufgabe nicht in der Terminierung entwicklungsgestörter Schwangerschaften erschöpft, sondern als Ziel die erreichte Minderung von Leid für Betroffene sucht. Therapiechancen sollen wahrgenommen werden, wo Chancen gegeben sind. Die Voraussetzungen hierzu sind aber erst dann gegeben, wenn alle heute bekannten Möglichkeiten der Pränatalen Diagnostik im Interesse des Patienten „intelligent gezielt", „technisch beherrscht" sowie „ umsichtig" zum Einsatz kommen. Dies ist das Anliegen der Gegenwart wie der Zukunft. Wohl kaum einem anderen Wissenschaftler als Priv.-Doz. Dr. Wolfgang Holzgreve, getragen von eigener Kompetenz in der Mehrzahl der hier vorgestellten Methoden und Verfahren, hätte es besser gelingen können, fachübergreifend so viele international profilierte, führende Wissenschaftler als Autoren für ein gemeinsames Ziel zu begeistern – ein Buch für das ungeborene Kind: Der Fetus als Patient! Wie fragte doch A.W. Liley in seinem berühmten 1972 erschienenen Aufsatz: The Fetus as a personality? "Is it too much to ask therefore that perhaps we should accord also to foetal personality and behavior, rudimentary as they may appear by adult standards, the same consideration and respect?" Nein, dies ist sicher nicht zuviel! Wir schulden es ihm!

Bonn, im Dezember 1986 Manfred Hansmann

Prof. Dr. med. Manfred Hansmann
Leiter der Abteilung für pränatale
Diagnostik und Therapie der
Universitäts-Frauenklinik Bonn

Vorwort

Kaum ein Gebiet der Medizin erlebt eine raschere Entwicklung als die vorgeburtliche Diagnostik und Therapie. Dies beruht u. a. auf den rapiden Fortschritten und gegenseitigen Befruchtungen innerhalb der Genetik und der invasiven Schwangerenbetreuung. So ist z. B. die Möglichkeit der Ersttrimesterdiagnostik durch Chorionzottenanalyse einerseits auf die erheblich verfeinerten Techniken zur sonographischen Beurteilung sowie Zellgewinnung in diesem frühen Schwangerschaftsstadium zurückzuführen; andererseits bewirkte die DNA-Technologie, mit deren Hilfe nun bei der Diagnosestellung von Erbleiden auch undifferenzierte Zellen untersucht werden können, einen erheblichen Stimulus zur Entwicklung dieser neuen Form der Pränataldiagnostik.

Das Konzept dieses Buches ist, die verschiedenen neueren Techniken in der Pränatalmedizin aus genetischer und frauenärztlicher Sicht homogen und praxisrelevant darzustellen. Da im Springer-Verlag bereits der hervorragende Atlas „Ultraschalldiagnostik in Geburtshilfe und Gynäkologie" von Hansmann, Hackelöer u. Staudach herausgegeben worden ist, verzichten wir in dem vorliegenden Buch weitgehend auf eine Darstellung der sonographischen Aspekte, insbesondere der Fehlbildungsdiagnostik, in der vorgeburtlichen Medizin.

Ausführlich behandelt werden die bisherigen Erfahrungen mit der Amniozentese, der veränderte Stellenwert der Fetoskopie, die neue Methode der ultraschallkontrollierten Gewebsentnahmen in utero, die Chorionzottendiagnostik, die gentechnologischen Diagnosemöglichkeiten mit rekombinierter DNA sowie die ersten Ansätze einer fetalen Therapie und die ethisch-juristischen Fragestellungen in diesem Bereich. Ich freue mich, daß es gelungen ist, für die Darstellung der einzelnen Kapitel, in denen jeweils kritisch Bilanz gezogen wird, die in den betreffenden Gebieten international führenden Gruppen zu gewinnen; ein Teil der Beiträge beruht auf unseren umfangreichen Münsteraner Erfahrungen. Die Übersetzungen der ursprünglich fremdsprachlich verfaßten Kapitel wurden von mir selbst vorgenommen, so daß ich für eventuelle Fehler allein verantwortlich bin.

Obwohl in den einzelnen Beiträgen die pathophysiologischen und labortechnischen Grundlagen der jeweiligen Methoden dargestellt werden sollten, haben wir uns bemüht, das Buch durch Tabellen und Abbildungen für den in der pränatalen Medizin tätigen Arzt als Referenzquelle brauchbar zu gestalten. Ich danke allen Autoren sowie ihren Mitarbeitern und Mitarbeiterinnen für die effektive und zügige Bearbeitung der Themen.

Es ist mir bewußt, daß einige der beschriebenen Techniken wenigen spezialisierten Zentren der Pränatalmedizin vorbehalten bleiben müssen. Dennoch ist das Bemühen um eine Erweiterung unserer ärztlichen Möglichkeiten auf den pränatalen Bereich für alle Ärzte relevant, die mit schwangeren Patientinnen bzw. deren Familien zu tun haben. Über die Diagnostik schwerer und unheilbarer kindlicher Erkrankungen in utero hinaus gibt es nun erste Ansätze zur fetalen Therapie. Das Bemühen eines jeden in der Pränatalmedizin tätigen Arztes sollte, wie in anderen Bereichen der Medizin, darauf gerichtet sein, individuelles menschliches Leiden zu mildern. Wenn dieses Buch hierzu beiträgt, ist sein Zweck erfüllt.

Besonders danken möchte ich an dieser Stelle dem Springer-Verlag, insbesondere Frau Dr. Ute Heilmann und Herrn Bernhard Lewerich, für die großartige Unterstützung bei der Entstehung dieses Buches.

Münster, im Dezember 1986   Wolfgang Holzgreve

Inhaltsverzeichnis

1 Amniozenteseprogramm Münster: Erfahrungen nach 7000 Eingriffen

P. Miny, W. Holzgreve, I.-H. Pawlowitzki

1.1 Einleitung

Die rasante Entwicklung der pränatalen Diagnostik in den vergangenen 15 Jahren war neben der ständigen Verbesserung der Ultraschallgeräte v. a. auf die Möglichkeit der Fruchtwasseruntersuchung nach Amniozentese zurückzuführen. Der pränatale Ausschluß von Chromosomenstörungen ist als zuverlässige Routinemethode etabliert. Dies wird nicht zuletzt dadurch dokumentiert, daß in der neueren Rechtsprechung Schwangeren im Risiko ein Anspruch auf diese Untersuchung ausdrücklich bestätigt wird. Auch die sonst in der Medizin nicht übliche schriftliche Mitteilung des Untersuchungsbefunds, häufig mit Angabe des kindlichen Geschlechts, an die Patientin zeigt das Vertrauen in die diagnostische Sicherheit der pränatalen Chromosomenanalyse.

Weltweit sind vermutlich viele Hunderttausend Chromosomenuntersuchungen nach Amniozentese durchgeführt worden. Zahlreiche nationale und internationale Studien haben dazu beigetragen, Fragen des Eingriffsrisikos und der diagnostischen Sicherheit zu beantworten [2, 4, 14, 16, 18, 28, 29, 33, 44, 66, 75, 76, 88–90, 94, 102]. Darüber hinaus wird z. Z. auch in der Bundesrepublik Deutschland damit begonnen, Amniozentesebefunde zum sog. Population monitoring zentral zu dokumentieren (Sperling, persönliche Mitteilung, 1985). Die steigende Inanspruchnahme pränataler zytogenetischer Untersuchungen hat vielerorts zu Kapazitätsengpässen geführt. Wenn man berücksichtigt, daß heute in der Bundesrepublik wie in den meisten anderen Ländern weit unter 50% aller Frauen mit einer Indikation tatsächlich untersucht werden [1, 84], ist für die nächsten Jahre eine Verschärfung dieser Kapazitätsengpässe zu erwarten. Dies hat zu Bestrebungen geführt, Routineuntersuchungen aus den bislang fast ausschließlich universitären Labors auszulagern. Chromosomenuntersuchungen aus Fruchtwasserzellen werden auch in der Bundesrepublik in zunehmendem Maße von niedergelassenen Ärzten durchgeführt.

In Zusammenarbeit zwischen dem Institut für Humangenetik und der Universitätsfrauenklinik Münster wurden in den vergangenen 10 Jahren über 7000 Amniozentesen und Chromosomenuntersuchungen durchgeführt. Davon ausgehend werden in diesem Beitrag neben einigen methodischen Aspekten Problembefunde bei der zytogenetischen Diagnostik aus Fruchtwasserzellen diskutiert.

1.2 Methodische Aspekte

Der Amniozentese geht ein ausführliches individuelles Beratungsgespräch im Institut für Humangenetik voraus. Dabei wird neben der Erhebung der Eigen- und Schwangerschaftsanamnese regelmäßig ein Stammbaum erstellt. Wir halten die detaillierten Fragen zur Vorgeschichte für notwendig, nachdem diese Informationen nicht selten zu einer Erweiterung der vorgeburtlichen Untersuchung bzw. zur Aufdeckung einer bislang unbekannten Risikosituation geführt haben [38]. Vom punktierenden Arzt in der Frauenklinik werden vor dem Eingriff zusätzlich wesentliche gynäkologische Aspekte mit der Patientin erörtert.

Die Amniozentese zur pränatalen Diagnostik wird am besten zwischen der 15. und 17. Schwangerschaftswoche durchgeführt, da zu diesem Zeitpunkt mit ca. 200 ml eine ausreichende Fruchtwassermenge gegeben ist, der Uterus auf transabdominalem Wege ohne größeres Risiko von Darm- und Blasenverletzungen erreicht werden kann, die Zelldichte im Fruchtwasser für eine erfolgreiche Zellkultur ausreichend ist und normalerweise Untersuchungsergebnisse sicher vor der 24. Schwangerschaftswoche vorliegen können. Eine sog. Blindpunktion nach ausschließlich palpatorischer Abgrenzung des Uterus sollte heute nicht mehr durchgeführt werden, da die Ergebnisse mit dieser Methode schlechter sind als nach vorheriger sonographischer Beurteilung der Schwangerschaft [30, 35, 64, 86, 110]. Wir wenden die sog. Freihandpunktionstechnik nach unmittelbar vorausgehender Ultraschalluntersuchung ("Free-hand-needle"-Technik) an [39]. Hierbei wird mit einem "Real-time"-Linearscanner zunächst das Schwangerschaftsalter fetometrisch bestimmt sowie Plazentalokalisation, Fruchtwassermenge, fetale Vitalität und Anzahl der Feten beurteilt. Bei auffälligem sonographischem Befund werden detailliertere spezielle sonographische Untersuchungen angeschlossen. Sofort nach der Befunderhebung wird die optimale Punktionsstelle im Ultraschallängs- und -querschnitt auf der mütterlichen Bauchdecke markiert, das Abdomen mit einer Polyvinylpyrrolidon-Jodkomplexlösung (Betaisodona) desinfiziert und das Punktionsgebiet mit einem sterilen Lochtuch abgedeckt (Abb. 1.1). Die Desinfektion führen wir deshalb mit Betaisodona durch, weil dieses Mittel – bedingt durch die spezielle Galenik [73] – seine Wirkung innerhalb von 90–120 s entfalten kann [10, 17].

Wir verwenden eine 0,7 mm dicke Spinalnadel für die Amniozentese. Die ersten 1–2 ml des Fruchtwasseraspirats werden zur Verminderung des Risikos einer mütterlichen Zellkontamination verworfen. Eine Fruchtwasserpunktion kann mißlingen z. B. bei ausgeprägten Uteruskontraktionen [21] oder bei Vorschieben der Amnionmembran mit der Nadel [74]. Die Frage, ob unter kontinuierlicher Ultraschallsicht u. U. mit einem speziellen Punktionsschallkopf oder mit der sog. Free-hand-needle-Technik punktiert werden sollte, ist speziell in der Bundesrepublik Deutschland ausführlich diskutiert worden [34, 65]. Es ist jedoch unzulässig, aus einer Verbesserung der Ergebnisse in einem Amniozenteseprogramm nach Einführung der kontinuierlichen Ultraschallkontrolle gegenüber der vorher angewandten Free-hand-needle-Technik Vorteile der neuen Methode abzuleiten, da der Lerneffekt im Laufe der Jahre, unabhängig von methodischen Änderungen, in der Regel zur Verminderung der Komplikationsraten führt [29]. Die wenigen, besonders in der älteren Literatur beschriebenen ernsthaften Komplikationen (s. u.) beruhen wahrscheinlich auf plötzlichen, ruckartigen Bewegungen des Fetus zur Nadel hin, welche extrem selten auftreten und auch bei kon-

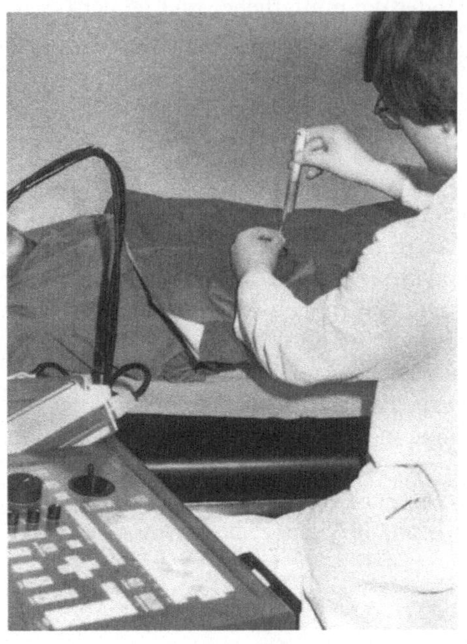

Abb. 1.1. Amniozentesetechnik an der Westfälischen Wilhelms-Universität Münster.
Nach sorgfältiger sonographischer Beurteilung der Schwangerschaft und Markierung
der optimalen Punktionsstelle wird das
Fruchtwasser mit der sog. Free-hand-needle-
Methode entnommen

tinuierlicher Ultraschallüberwachung nicht verhindert werden können. Wegen der
einfacheren und senkrechten Nadelführung mit beiden Händen bevorzugen wir, wie
auch Golbus et al. [29] im größten Amniozenteseprogramm der Welt die sog. Free-
hand-needle-Technik und stimmen mit der von Verp u. Simpson [103] in einer kürzlich
erschienenen Übersichtsarbeit geäußerten Ansicht überein, daß ein Vorteil der kontinuierlichen Ultraschallüberwachung bei der Amniozentese bisher nicht bewiesen worden ist. Wegen der bei den Eingriffen der pränatalen Diagnostik besonders ausgeprägten „Lernkurve" und der u. U. fatalen Folgen mangelnder Erfahrung teilen wir nach
wie vor die Empfehlung der Teilnehmergruppe am Schwerpunktprogramm der Deutschen Forschungsgemeinschaft „Pränatale Diagnostik genetischer Defekte" von 1981:
„… die Amniozentese zur pränatalen Diagnostik soll deshalb auch nicht Gegenstand
der allgemein gynäkologisch-geburtshilflichen Fachausbildung sein" [24].

Bei allen Fruchtwasserproben erfolgt eine α-Fetoproteinbestimmung zum Ausschluß offener Neuralrohrdefekte, bei erhöhtem Risiko zusätzlich eine AChE-Bestimmung und ein α-Fetoproteinschnelltest (Immundiffusion nach Manzini).

In Medium resuspendierte Amnionzellen werden auf 4 Kulturgefäße (Leighton tu-
bes) mit Deckgläsern verteilt. Bei dieser sog. In-situ-Technik stehen somit pro Fruchtwasserprobe 4 Präparate mit klonalem Zellwachstum zur Verfügung. Darüber hinaus
können Zellen vom Boden der Kulturgefäße trypsiniert und in Subkulturen weiter ver-
mehrt werden. Routinemäßig werden Chromosomen nach GTG-Bänderung analysiert.

Wir haben diese vergleichsweise aufwendige Kulturmethode bis heute beibehalten,
weil sie insbesondere bei der Beurteilung von Mosaikbefunden erhebliche Vorteile bietet (s. u.). Bei mehr als 3000 Schwangeren mit weiblichem Chromosomensatz in den
Amnionzellen wurde zum Ausschluß von Wachstum mütterlicher Zellen ein Fluores-

zenzpolymorphismenvergleich nach QFA-Bänderung mütterlicher und fetaler Chromosomen durchgeführt.

1.3 Indikationen zur Fruchtwasseruntersuchung

Die weitaus häufigste Indikation zur Fruchtwasseruntersuchung ist erhöhtes mütterliches Alter. Von erheblicher praktischer Bedeutung ist die Frage, in welchem Alter Schwangere vom Gynäkologen auf die Möglichkeit einer Fruchtwasseruntersuchung hinzuweisen sind. Während z. B. in Kalifornien für Frauen ab dem 35. Lebensjahr ein Rechtsanspruch auf Pränataldiagnostik besteht, finden sich in der Bundesrepublik Deutschland unterschiedliche Auffassungen über ein mütterliches Mindestalter als Indikation zur Amniozentese. Weitgehende Übereinstimmung besteht bei den meisten Untersuchern jedoch dahingehend, daß eine Fruchtwasseruntersuchung aus Altersindikation bei Frauen, die jünger als 35 Jahre sind, nicht zu empfehlen ist.

In Tabelle 1.1 sind einige häufige Indikationen bei einer Stichprobe von 511 konsekutiven Amniozentesen zusammengefaßt. Die nachfolgende Übersicht gibt einen Überblick über seltenere Indikationen bei über 7000 Amniozentesen zwischen 1974 und 1985:

Sonographisch abnorme Schwangerschaft;
elterliche Chromosomenstrukturaberrationen:
– reziproke balancierte Translokationen,
– zentrische Fusionen (Robertson-Translokationen),
– Inversionen;
erniedrigte Serum-AFP-Werte;
erhöhte Serum-AFP-Werte;
Risiko für Stoffwechselerkrankung;
Mukopolysaccharidosen:
– M. Hunter,
– M. Sanfilippo A/B,
– M. Morquio,
– M. Pfaundler Hurler;
Glykogenosen:
– M. Pompe;
Lipidspeicherkrankheiten:
– M. Gaucher,
– GM1-Gangliosidose,
– M. Fabry;
Mukoviszidose;
adrenogenitales Syndrom;
Hämoglobinopathien;
Fanconi-Anämie;
Geschlechtsbestimmung bei X-rezessiv erblichen Störungen:
– Hämophilie A,
– M. Duchenne;
Incontinentia pigmenti Bloch-Sulzberger;
Vaterschaftsbestimmung aus medizinischer Indikation.

Tabelle 1.1. Häufigere Indikationen zur Amniozentese. (Stichprobe von 511 konsekutiven Amniozentesen zwischen 1. Juni 1984 und 1. März 1985)

Indikation	(n)	[%]
Mütterliches Alter	403	76,9
Erhöhtes Risiko für neurotubuläre Defekte	30	5,9
Kind mit Chromosomenanomalie	23	4,5
Elterliche Chromosomenanomalie	3	0,6
M. Duchenne	4	0,8
Doppelindikationen	4	0,8
Andere	42	8,2

Bei vorausgegangenem Kind mit neurotubulärem Defekt empfehlen wir eine Fruchtwasseruntersuchung mit AFP- und AChE-Bestimmung [51]. Sind Geschwister eines Elternteils betroffen, ist eine Fruchtwasseruntersuchung nach unserer Auffassung nicht erforderlich, wenn zuverlässige sonographische Untersuchungen und wiederholte AFP-Bestimmungen aus dem mütterlichen Blut in der 16.–19. Schwangerschaftswoche gewährleistet sind. Bei neurotubulären Defekten in der weiteren Verwandtschaft ist eine Fruchtwasseruntersuchung unserer Meinung nach nicht indiziert.

Ein auch bei Kontrolle erhöhter mütterlicher Serum-AFP-Wert gilt als Indikation zur Fruchtwasseruntersuchung [25, 99]. Neuere Untersuchungen [20] haben ergeben, daß ein erniedrigter mütterlicher Serum-AFP-Wert Hinweis auf eine fetale Trisomie sein kann. Dieses Risiko soll in der Größenordnung des Risikos einer 35jährigen Patientin für M. Down liegen [26], so daß eine Fruchtwasseruntersuchung zu erwägen ist.

Die Fruchtwasserproben bei den meisten Stoffwechselstörungen wurden im Institut für Physiologische Chemie, Münster (Prof. Kresse, Prof. v. Figura) untersucht. Zum Mukoviszidoseausschluß wurde Fruchtwasser zu Prof. Brock (Edinburgh) versandt; pränatale HLA-Testungen wurden von Prof. Große-Wilde (Essen) vorgenommen. Fruchtwasseruntersuchungen zur pränatalen Vaterschaftsbestimmung haben wir in einigen Ausnahmefällen befürwortet, wenn dies zur Lösung familiärer Konfliktsituationen beitragen konnte, ohne daß eine Schwangerschaftsunterbrechung zur Diskussion stand. Bei allen Fruchtwasseruntersuchungen wurden unabhängig von der Indikation zusätzlich Chromosomen und AFP untersucht.

Zu den häufigsten „umstrittenen" Indikationen zählen „Angst" und ein erhöhtes väterliches Alter. Besonders bei beruflichem oder privatem Kontakt mit Schwerbehinderten wird von manchen Eltern eine Amniozentese auch ohne objektivierbare Risikoerhöhung dringend gewünscht. Dies gilt insbesondere auch für Eltern von schwerbehinderten Kindern, deren Erkrankung nicht durch Fruchtwasseruntersuchung diagnostizierbar ist. Aufgrund der Erfahrungen aus der neueren Rechtsprechung empfiehlt es sich dringend, Vor- und Nachteile des Eingriffs offen und ausführlich zu diskutieren und dies zu dokumentieren [107].

Wir sind nicht davon überzeugt, daß ein Einfluß des väterlichen Alters auf die Häufigkeit von Chromosomenstörungen belegt ist, was von Stene et al. [92] postuliert wird. Zahlreiche andere Studien haben bislang jedenfalls keinen ins Gewicht fallenden Einfluß zeigen können [22].

Nicht selten wird von Eltern eine Fruchtwasseruntersuchung gewünscht, wenn es in der Schwangerschaft zu einer Strahlenexposition gekommen ist. Eine Indikation zur Amniozentese besteht nach unserer Auffassung selbst bei vergleichsweise hohen Strahlendosen nicht, da selbst der zytogenetische Nachweis einer Strahlenexposition (Chromosomenbrüche u. a.) keine prognostische Bedeutung hat. Ein erhöhtes Risiko für Aneuploidien ist bei präkonzeptioneller Strahlenexposition postuliert worden [87, 97, 98]. Nachdem die Befunde von anderen Autoren nicht bestätigt werden konnten [13, 93] und auch methodische Einwände angebracht sind, erscheint uns die Empfehlung einer Fruchtwasseruntersuchung nicht gerechtfertigt.

Auch eine Medikamenteneinnahme in der Schwangerschaft führt nicht zur Risikoerhöhung für durch Fruchtwasseruntersuchung erkennbare Störungen. Neuere Untersuchungen deuten jedoch darauf hin, daß es im Zusammenhang mit einer Valproinsäuretherapie in der Schwangerschaft zu einer Risikoerhöhung für offene Neuralrohrdefekte des Fetus kommen kann [77, 78]. Dieses Risiko ist mit ca. 1 % beziffert worden [5]. Ein pränataler Ausschluß von Neuralrohrdefekten durch AFP- bzw. AChE-Bestimmung im Fruchtwasser oder aber AFP-Bestimmung im mütterlichen Blut, verbunden mit speziellen Ultraschalluntersuchungen, ist zu empfehlen.

1.4 Risiken der Amniozentese

Die überwiegende Mehrzahl aller Fruchtwasseruntersuchungen wird bei vergleichsweise geringen Risikoerhöhungen für erkennbare kindliche Erkrankungen durchgeführt. So liegt das Risiko für die Geburt eines Kindes mit Trisomie 21 bei Müttern vor dem 40. Lebensjahr unter 1 % [41]. Entscheidende Bedeutung kommt insbesonde-

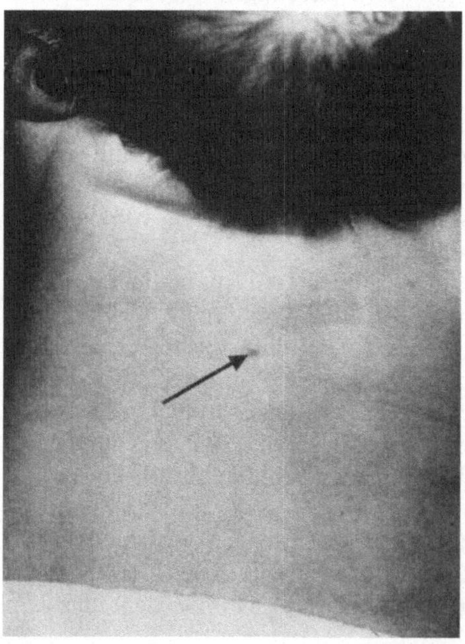

Abb. 1.2. Stecknadelkopfgroße Hautnarbe (*Pfeil*) auf dem Rücken eines Neugeborenen nach vorausgegangener Amniozentese in der 16. Schwangerschaftswoche

re bei der Altersindikation dem Eingriffsrisiko zu. Bei 511 konsekutiven Amniozentesen unserer Arbeitsgruppe wurden uns insgesamt 5 Aborte vor der 28. Schwangerschaftswoche bekannt. Eine Schwangerschaft endete wenige Tage nach dem Eingriff, die 4 übrigen zwischen der 23. und 26. Schwangerschaftswoche. Bei dem Kind einer Patientin wurde nach der Geburt eine stecknadelkopfgroße Narbe am Oberarm entdeckt, die am ehesten als punktionsbedingt zu erklären ist (Abb. 1.2). Derartige glücklicherweise belanglose Narben wurden uns im Gesamtkollektiv insgesamt 4 mal bekannt. Bis heute wurde bei uns kein Kind mit einer schwerwiegenden Punktionsverletzung geboren, wie z. B. Herztamponade [3], Hautnarben [7], Pneumothorax [45], arteriovenöse Fistel [31], Beingangrän [50] und Augenverletzung [15], die vereinzelt beschrieben wurden. Nach den Ergebnissen der großen amerikanischen NICHD National Registry for Amniocentesis-Studie [66] tritt eine Amnionitis bei ca. 0,1% aller Fälle ein, geringfügigere maternale Komplikationen, wie vorübergehende Vaginalblutungen oder Fruchtwasserabgang bei 2–3% aller Patientinnen nach Amniozentese. Mütterliche Infektionen und deren Folgen, die zu den gefürchteten, wiewohl äußerst seltenen Komplikationen zählen, sind bislang in unserem Amniozenteseprogramm nicht beobachtet worden.

1.5 Befunde

Die pathologischen Befunde bei über 7000 Amniozentesen sind in Tabelle 1.2 zusammengefaßt. Insgesamt wurden 149 (2,1%) Chromosomenstörungen diagnostiziert. Bei Diagnose einer autosomalen Trisomie wurde von allen Eltern mit 2 Ausnahmen eine Schwangerschaftsunterbrechung durchgeführt. Alle Befunde wurden durch Repunktion gesichert und – soweit möglich – an fetalem Gewebe bestätigt.

Da mit fortschreitendem mütterlichen Alter neben dem Risiko für autosomale Trisomien auch das für Triplo-X-Zustand und Klinefelter-Syndrom steigt [52], zählen diese und andere gonosomale Aberrationen zu den häufigsten Problembefunden. Obwohl meist zytogenetisch klar definiert, sind prognostische Bewertung und eine entsprechende Beratung der Eltern schwierig. Viele Eltern verbinden mit der Diagnose Chromosomenanomalie eine zwangsläufige schwerwiegende Beeinträchtigung der körperlichen und geistigen Entwicklung beim Kind. Darstellungen in der Laienpresse, in älteren Lehrbüchern und Nachschlagewerken sind häufig irreführend bzw. überholt und führen nicht selten zu einer unkorrekten Vorinformation betroffener Eltern, die schwer zu korrigieren ist. Neuere Follow-up-Untersuchungen an unausgelesenen Patientenkollektiven ergeben ein wesentlich günstigeres Bild [67, 79].

Nach unserer Auffassung ist die Diagnose einer gonosomalen Aberration, wie XXY, XXX, XYY, X0, keine Indikation zum Schwangerschaftsabbruch. Wir wissen jedoch, daß zu dieser Frage auch unter Humangenetikern unterschiedliche Einstellungen bestehen und daß Schwangerschaftsunterbrechungen in diesem Zusammenhang durchgeführt wurden und werden. Wir glauben, einen Weg gefunden zu haben, die übertriebenen Befürchtungen mancher Eltern zu mildern, indem wir ihnen die Möglichkeit bieten, betroffene Kinder und deren Eltern kennenzulernen. Die Eltern dieser Kinder hatten sich in vergleichbarer Situation zum Austragen der Schwangerschaft entschieden. Betroffene Eltern beurteilen dieses Angebot sehr positiv [70].

Tabelle 1.2. Chromosomenanomalien in Fruchtwasserzellen

Karyotypformel	(n)
47, +21	80
47, +18	17
47, +13	3
46/47, +8	1
46/47, +9	1
46/47, +20	2
46, 1q−	1
46, r(11)	1
46, −21, +t(21; 21) (q; q)	1
69	1
47, +mar de novo	4
46, t de novo	6
47, XXY	10
46, XY/47, XXY	1
47, XYY	2
47, XXX	10
45, X	3
45, X/47, XXX	1
45, X/46, XY/46, X, +mar	1
45, X/46, Xi(Xq)	1
45, X/46, XX	2
46, XX/46, XY	10

Wir haben insgesamt 31 mal eine der genannten Diagnosen gestellt. Gonosomale Polysomien mit mehr als 3 Geschlechtschromosomen sind sehr selten und wurden bislang in unserer Amniozenteseserie nicht diagnostiziert. Sie führen immer zu einer schweren Beeinträchtigung der körperlichen und geistigen Entwicklung.

Autosomale Trisomien, die nicht die Chromosomen 21, 18 und 13 betreffen, sind sehr selten und wurden nur vereinzelt – meist im Mosaikzustand – beobachtet (Tabelle 1.2). Soweit es sich um echte Mosaikbefunde handelt (s. u.), müssen phänotypische Konsequenzen erwartet werden. Trisomien der meisten Autosomen sind bei Neugeborenen unbekannt und werden auch bei Fruchtwasseruntersuchungen nicht diagnostiziert, da sie zum frühen Spontanabort führen [36]. Dies gilt im übrigen auch für Triploidien, die nur ausnahmsweise bis zum Amniozentesezeitpunkt überleben. Aufgrund der häufigen partiellen Molenbildung bei Triploidie führt gelegentlich die sonographische Verdachtsdiagnose zu Amniozentese und Feststellung dieser bei Abortuntersuchung recht häufigen Chromosomenstörung [36, 40].

Eine Sonderstellung bei autosomalen Trisomien nimmt möglicherweise das Trisomie-20-Mosaik ein, dessen Diagnose im Fruchtwasser bis heute prognostisch unklar ist. Trotz einiger Fallberichte [11, 68, 69, 104] ist die Diagnose bei Lebendgeborenen bis heute nicht zweifelsfrei belegt, bei Abortuntersuchungen jedoch bekannt [12, 36]. Andererseits kann kein Zweifel bestehen, daß es sich um ein konstitutionelles Mosaik des Fetus handelt [19, 60]. Bei Kindern, die nach dieser Diagnose aus Fruchtwasserzellen geboren wurden, konnte die Diagnose aus Blutzellen bislang nicht bestätigt werden. Schwere Fehlbildungen wurden nicht beobachtet, alle Kinder – inzwischen mindestens 14 – entwickeln sich normal. Allerdings fehlen bislang Follow-Up-Untersuchungen, die verläßliche Prognosen zur geistigen Entwicklung erlauben würden. In unserem Amniozenteseprogramm wurde die Diagnose 2mal gestellt. Die 1. Schwangerschaft wurde auf Wunsch der Schwangeren unterbrochen. Zum damaligen Zeitpunkt lagen im Schrifttum kaum Erfahrungen zur Prognose dieser Chromosomenstörung vor. Die 2. Schwangerschaft wurde ausgetragen. Inzwischen kam es hier zur Geburt eines gesunden Kindes. Nach den bislang vorliegenden Befunden [19, 60] würden wir bei Diagnose eines Trisomie-20-Mosaiks im Fruchtwasser eine insgesamt optimistische Prognose wagen. Das Risiko für körperliche Fehlbildungen ist offenbar gering und kann durch spezielle Ultraschalluntersuchungen weiter reduziert werden. Offen ist z. Z. die Frage, ob Konsequenzen u. a. für die geistige Entwicklung im späteren Lebensalter zu erwarten sind. Weitere pränataldiagnostische Maßnahmen, wie z. B. eine Blutabnahme beim Fetus, sind nach unserer Auffassung nicht zu empfehlen, da die zu erwartenden Informationen das zusätzliche Risiko nicht rechtfertigen.

Balancierte reziproke Translokationen bzw. zentrische Fusionen (Robertson-Translokationen) bei einem Elternteil sind nicht selten Anlaß für eine Fruchtwasseruntersuchung (s. Übersicht), um eine unbalancierte Translokation beim Kind auszuschließen. Manchmal werden balancierte Translokationen beim Kind anläßlich einer Fruchtwasseruntersuchung zufällig entdeckt. Bei dieser Diagnose muß Blut beider Eltern untersucht werden. In den meisten Fällen wird die Translokation bei einem Elternteil ebenfalls gefunden, wodurch die Harmlosigkeit der Translokation bewiesen ist. Haben beide Eltern einen normalen Chromosomenbefund, muß die Strukturanomalie neu entstanden sein (wenn die Vaterschaft gesichert ist). Die Häufigkeit balancierter de-novo Translokationen, die bei der Amniozentese entdeckt wurden, ist in einer amerikanischen Untersuchung [42] auf 0,05–0,06% beziffert worden. Die Diagnose ist problematisch, da sich mit zytogenetischen Methoden submikroskopische Defekte nicht ausschließen lassen und die Frage offenbleiben muß, ob eine zytogenetisch balanciert erscheinende Translokation tatsächlich balanciert ist. Die wiederholte Beobachtung von monogen erblichen Störungen bei Trägern einer balancierten Translokation, wie z. B. von M. Duchenne bei Frauen mit bestimmten X-autosomalen Translokationen [32], hat zu der Vermutung geführt, daß die Funktion einzelner Gene infolge der Translokationen direkt oder durch einen „Positionseffekt" beeinträchtigt werden kann. Die Annahme eines erhöhten Risikos für körperliche und/oder geistige Behinderungen bei Diagnose einer de-novo balancierten Translokation erscheint aus diesem Grund vernünftig. Angaben zur Höhe des Risikos sind z. Z. wenig zuverlässig, vermutlich ist es klein. In zahlreichen Studien wurde eine erhöhte Inzidenz von balancierten Strukturaberrationen an Kollektiven von geistig und/oder körperlich Behinderten gefunden [23, 27, 80, 95, 105]. Risikoberechnungen aufgrund eines Häufigkeitsvergleichs von balancierten Strukturaberrationen in verschiedenen Patientenkollektiven sind unbefriedigend, da eine Reihe von Fehlermöglichkeiten, z. B. durch Auslese der Patienten oder unterschiedliche zytogenetische Techniken, gegeben sind. Zuverlässige Risikozahlen sind von Studien zu erwarten, in denen balancierte Strukturaberrationen zufällig entdeckt und ihre Auswirkungen auf den Träger prospektiv untersucht wurden. Dies gilt z. B. für konsekutive Neugeborenen- oder Amniozenteseserien. Leider sind die Fallzahlen aus diesen unausgelesenen Serien klein; 13 de-novo balancierte reziproke Translokationen und 4 balancierte zentrische Fusionen wurden bei konsekutiven Neugeborenenuntersuchungen entdeckt [59, 106]. Alle Kinder waren bei der Geburt normal, sieht man von einer Hüftluxation bei 2 Kindern ab. Ein weiteres Kind entwickelte eine myoklonische Epilepsie und starb im Alter von 3 ½ Jahren [48]. In einer dänischen Amniozenteseserie wurden 3 de-novo balancierte reziproke Translokationen, in einer amerikanischen [106] und einer französischen [101] zusammen 41 de-novo balancierte reziproke Translokationen und 16 de-novo zentrische Fusionen publiziert. Bei einem Kind mit einer zentrischen Fusion fand sich ein Ventrikelseptumdefekt, ein Kind mit einer balancierten reziproken Translokation hatte eine bilaterale Nierenagenesie; bei einem weiteren Kind fanden sich Hypertelorismus, Epikanthus, Vierfingerfurche, Klumpfuß, Ureterdilatation und eine inkomplette Lobulation der Lungen. Follow-up-Untersuchungen bei Translokationsträgern wurden nur vereinzelt durchgeführt.

In unserer Serie wurden insgesamt 6 de-novo reziproke balancierte Translokationen entdeckt. Eine Schwangere starb in der 24. Schwangerschaftswoche nach Hirnmassenblutung. Der Fetus war bei der Autopsie normal. Alle übrigen Kinder waren bei Geburt gesund. Drei Kinder wurden im Alter von 2–4 Jahren von uns nachuntersucht und entwickelten sich normal.

Nach unserer Auffassung sind bei Diagnose einer der genannten De-novo-Strukturanomalien die Voraussetzungen zum Schwangerschaftsabbruch i. allg. nicht gegeben. Die Diagnose sollte Anlaß für detaillierte Ultraschalluntersuchungen sein, um schwere körperliche Fehlbildungen auszuschließen. Selbst wenn man ein ca. 1% iges Risiko für eine geistige Behinderung [80] unterstellt, ließe sich ein Schwangerschaftsabbruch kaum begründen. Wenn man Risiken in dieser Größenordnung als Indikation zur Interruption auffassen würde, so könnte ein Schwangerschaftsabbruch bei jeder Schwangeren – erst recht bei jeder schwangeren Sonderschulabsolventin – auch ohne Pränataldiagnostik erwogen werden.

Markerchromosomen sind Chromosomen unklarer Herkunft [46]. Überzählige Markerchromosomen können sporadisch oder familiär, in allen Zellen oder im Mosaikzustand vorkommen. Die Prognose ist unproblematisch, wenn bei einem Elternteil das Chromosom ebenfalls nachgewiesen werden kann. Ist ein de-novo Marker groß, sind praktisch immer Auswirkungen auf die körperliche und geistige Gesundheit zu befürchten. Gefürchtet in der Pränataldiagnostik sind kleine überzählige Markerchromosomen, die neu entstanden sind, gleichgültig, ob sie im Mosaikzustand vorkommen oder nicht.

In zahlreichen Fallberichten von Markerchromosomen bei Gesunden und Kranken ist seit Beginn der Chromosomendiagnostik über Herkunft und Bedeutung dieser Chromosomen spekuliert worden. Eine gängige Klassifizierung, die prognostisch wenig Bedeutung hat, benutzt morphologische Kriterien, wie Lage des Zentromers, Vorhandensein von Satelliten oder Färbeeigenschaften. Die Harmlosigkeit vieler Markerchromosomen ist ebenso gut belegt wie die pathologische Bedeutung anderer. Die ständige Verbesserung der zytogenetischen Techniken in den letzten Jahren sowie die Möglichkeit direkter DNA-Untersuchungen hat zur Aufklärung der Struktur und Bedeutung einiger Markerchromosomen geführt. Beim Cat-eye-Syndrom mit Iriskolobomen, Analatresie und Ohranhängseln findet sich ein überzähliges, mono- oder bisatellitäres, meta- oder submetazentrisches Chromosom von G-Gruppengröße, welches bereits seit längerem als ein Derivat eines Chromosoms 22 angesehen wurde [81, 82]. Durch molekulargenetische Gendosisstudien und In-situ-Hybridisierung wurde kürzlich gezeigt, daß dieser Marker zu einer partiellen Tetrasomie 22 führt [54, 56, 58].

Vermutlich handelt es sich dabei um eine sog. Inversionsduplikation 22 [81]. Trotz Aufklärung seiner Struktur bietet dieses Extrachromosom besondere Probleme bei der Pränataldiagnostik. Träger des Chromosoms können einerseits schwerste, nicht mit dem Leben vereinbare Fehlbildungen – insbesondere komplizierte Herzvitien – haben, andererseits klinisch auch völlig unauffällig sein [61, 81].

Neben der zytogenetischen Diagnostik ist somit eine wiederholte sorgfältige Sonographie des Fetus unerläßlich. Eine schwere geistige Behinderung gehört nicht zu den Symptomen des Cat-eye-Syndroms.

Kurzer Arm, Zentromer und proximale Anteile des langen Arms eines Chromosoms 22 sind Bestandteil eines weiteren Extrachromosoms. Dazu kann es durch 3:1-Fehlsegregation bei einer definierten terminalen elterlichen 11q::22q-Translokation kommen. Es handelt sich dabei um die häufigste bekannte reziproke Translokation beim Menschen, die in über 110 Familien beobachtet wurde [47]. Zusätzlich zu Teilen eines Chromosoms 22 finden sich beim Extrachromosom distale Anteile des langen Arms eines Chromosoms 11. Es besteht somit sowohl eine partielle Trisomie 22 als auch eine partielle Trisomie 11. Kinder mit diesem Extrachromosom sind in ihrer körperlichen und geistigen Entwicklung schwer beeinträchtigt [47]. Bei bekannter elterlicher Translokation beträgt das Risiko für das Auftreten des Extrachromosoms beim Kind vermutlich unter 5% [47].

Sogenannte Inversionsduplikationen (besser: Bildung eines isodizentrischen Chromosoms) sind auch von weiteren Chromosomen bekannt, z. B. 9, X, Y u. a. [96], sowie 15 [83, 100]. Kleine überzählige Markerchromosomen wurden bei Gesunden [49] und geistig Behinderten [55, 109, 111] als partielle Tetrasomie 15 identifiziert. Die Diagnose wurde möglich, nachdem mit DA-DAPI [85] eine spezifische Färbemethode zur Darstellung zentromernaher Abschnitte des Chromosoms 15 zur Verfügung stand. Bis heute ist allerdings die Frage offen, wie hoch das Risiko für eine geistige Behinderung ist, wenn eine Inversionsduplikation 15 zufällig bei einer Fruchtwasseruntersuchung entdeckt wird [63].

Ein metazentrisches Markerchromosom ohne Satelliten, bei dem keine Möglichkeit einer weiteren zytogenetischen Klassifizierung bestand, wurde durch In-situ-Hybridisierung kürzlich als Isochromosom 18p identifiziert [57].

Durch Einsatz aller verfügbaren zytogenetischen Techniken und seit jüngstem auch durch molekulargenetische Methoden kann in vielen Fällen Klarheit über die Herkunft von Markerchromosomen gewonnen werden. Übersichten über die derzeitigen Möglichkeiten einer zytogenetischen Klassifizierung von Markerchromosomen finden sich bei Steinbach et al. [91] und Buckton et al. [8]. Selbst wenn die Herkunft eines Markers geklärt worden ist, kann die Prognose im Einzelfall dennoch unklar bleiben.

Bei Diagnose eines Markerchromosoms in Fruchtwasserzellen müssen beide Eltern untersucht werden. Wird der gleiche Marker bei einem gesunden Elternteil nachgewiesen, besteht kein ins Gewicht fallend erhöhtes Risiko für eine gestörte Entwicklung des Kindes. Handelt es sich um ein nichtfamiliäres Markerchromosom, muß durch Einsatz aller verfügbaren Chromosomenfärbeverfahren zunächst ein Extrachromosom bekannter Herkunft (s. oben) ausgeschlossen werden. Weiterhin sollte es möglich sein zu entscheiden, ob es sich um ein Derivat akrozentrischer bzw. nichtakrozentrischer Chromosomen handelt. Von prognostischer Bedeutung ist der Nachweis euchromatischer Bereiche im Marker, der Konsequenzen für die Entwicklung des Kindes befürchten lassen muß. Demgegenüber würden wir bei einem kleinen, aus Heterochromatin bestehenden Markerchromosom eine optimistische Prognose stellen.

In unserer Amniozenteseserie wurden 7 Markerchromosomen diagnostiziert; 3 – davon eine Inversionsduplikation 15 – waren familiär und damit unproblematisch; 4 Markerchromosomen waren neu entstanden, 3 satellitentragende und ein metazentrisches Chromosom ohne Satelliten. Der sonographische Nachweis pathologischer fetaler Bewegungsmuster führte zum Schwangerschaftsabbruch in einem Fall mit bisatellitärem Marker im Mosaikzustand. Der Autopsiebefund des Fetus war normal. Bei einem weiteren bisatellitären Marker in allen untersuchten Zellen handelte es sich um eine Inversionsduplikation 15 [63] mit euchromatischen Anteilen. Die Eltern entschlossen sich, die Schwangerschaft auszutragen. Es wurde ein normales Kind geboren, das im Alter von 18 Monaten neurologisch auffällig wurde und Krampfanfälle entwickelte. Die beiden übrigen Schwangerschaften wurden ebenfalls ausgetragen. Beide Kinder entwickeln sich normal. Bei einem Kind bestand nach der Geburt eine faziale Dysmorphie, die im Alter von 2 Jahren jedoch nicht mehr auffiel.

Mosaikbefunde zählen zu den häufigsten unerwarteten Chromosomenbefunden in Amnionzellkulturen und wurden dementsprechend oft als Einzelkasuistiken oder im Rahmen größerer Amniozenteseserien [2, 4, 14, 16, 18, 28, 29, 33, 44, 66, 75, 76, 88–90, 94, 102] publiziert. Dies wird durch Besonderheiten der Herkunft und des Wachstumspotentials der Amnionzellen im 2. Trimenon begründet [37]. Die Kenntnis dieser Zusammenhänge, die zunehmende Erfahrung in den einzelnen Zentren und 3 große Kollaborativstudien [9, 43, 108] haben dazu geführt, daß Mosaikbefunde viel von ihrem früheren Schrecken verloren haben. In Einzelfällen jedoch können Mosaikbefunde prognostisch auch heute noch außerordentlich problematisch sein.

Von großer praktischer Bedeutung ist zunächst die Unterscheidung eines „echten" Mosaikbefunds vom sog. „Pseudomosaik", die zwar nicht ganz einheitlich gehandhabt wird, jedoch bei Kulturen mit und ohne klonales Wachstum gebräuchlich ist. Als Pseudomosaik werden Aneuploidien oder Strukturaberrationen bezeichnet, die auf eine Zelle oder Zellen eines Kulturgefäßes oder Zellklons beschränkt sind. Hsu et al. [43] beziehen auch Aberrationen in diese Definition ein, die bei klonaler Kultur in mehreren Klonen eines Kulturgefäßes auftreten. Wird eine Aberration in mehreren Kulturgefäßen beobachtet, gilt dies als Beweis für ein echtes Mosaik. Andere Autoren [9, 108] sprechen ebenso wie wir auch dann von einem echten Mosaik, wenn mehrere Klone eines Kulturgefäßes betroffen sind.

Die häufigsten Mosaikbefunde sind Pseudomosaike; sie betreffen je nach Wahl der Definition zwischen 3 und 8% der Fruchtwasserproben [9, 43, 108]. Die Häufigkeit echter Mosaikbefunde liegt in diesen Studien bei 0,1–0,3%. Ein echter Mosaikbefund in Amnionzellkulturen spricht mit hoher Wahrscheinlichkeit für ein Mosaik beim Fetus. Wiederholungspunktionen zur Sicherung des Befunds erübrigen sich meist, da zusätzliche Informationen nicht zu erwarten sind. Selbst wenn sich dabei ein normales Ergebnis finden würde, wäre der Mosaikverdacht nicht ausgeräumt. Prognostische Aussagen bei einem echten Mosaikbefund sind schwierig, da aus dem gefundenen Verhältnis von normalen zu aberranten Zellen nicht auf die Verteilung beim Fetus geschlossen werden kann. In den großen Kollaborativstudien [9, 43, 108] wurden echte Mosaikbefunde bei 60–70% der Fälle nach Geburt bzw. Abort zytogenetisch bestätigt, klare phänotypische Auffälligkeiten fanden sich beispielsweise in der kanadischen Studie [108] bei weniger als 10% der konfirmierten Mosaike und in der amerikanischen Serie [43] bei 38% aller autosomalen bzw. 11% der geschlechtschromosomalen

Mosaike. Andererseits können sich durchgehend aberrante Befunde im Fruchtwasser bei der Nachuntersuchung als Mosaike herausstellen [53].

Pseudomosaike gelten als Kulturartefakte und damit als harmlos. Auffallend häufig sind Pseudomosaike für eine Trisomie 2 [43, 72], eine Chromosomenanomalie, die bei Lebendgeborenen unbekannt ist. Grundsätzlich kann sich ein Mosaik beim Fetus auch einmal als Pseudomosaik im Fruchtwasser äußern, wie von Hsu [43] bei einem X0/XX-Mosaik und einem Trisomie-20-Mosaik beschrieben. Bui et al. [9] haben bereits darauf hingewiesen, daß die Beurteilung eines Pseudomosaikbefunds natürlich sehr von den beteiligten Chromosomen abhängt. So wird ein Pseudomosaik für eine Trisomie 21 Anlaß für eine weitergehende Diagnostik sein, indem mehr Zellen als üblich analysiert werden oder eine Repunktion erwogen wird, während ein Pseudomosaik für eine Trisomie 2 keine prognostischen Probleme bietet.

XX/XY-Mosaikbefunde beruhen praktisch immer auf einer Kontamination der Amnionzellkultur mit mütterlichen Zellen. Wir haben allein 10 solcher Mosaike in unserer Amniozenteseserie diagnostiziert. Die mütterliche Herkunft der XX-Zellen ließ sich durch Fluoreszenzpolymorphismen belegen. Da eine Kontamination zunächst nur bei männlichem Chromosomensatz des Fetus offensichtlich ist, muß von einer doppelt so hohen tatsächlichen Kontaminationsquote ausgegangen werden, die nach unserer Erfahrung somit etwa 0,28% betragen würde. Diese Befunde waren für uns Anlaß, bei allen weiblichen Feten routinemäßig Fluoreszenzpolymorphismen zu untersuchen. Können XX/XY-Mosaike nicht durch eine Kontamination mit mütterlichen Zellen erklärt werden, muß an ein – allerdings extrem seltenes – fetales Mosaik, an Zellen eines resorbierten Zwillings oder an eine Kreuzkontamination zwischen verschiedenen Kulturen im Labor gedacht werden.

Die Häufigkeit einer falschen Geschlechtsdiagnose wird in der europäischen Kollaborativstudie mit 0,11% angegeben [9]. In unserer Serie konnten alle, bis auf eine Ausnahme, auf Schreib- bzw. Übertragungsfehler oder Diagnose einer testikulären Feminisierung bzw. eines Pseudohermaphroditismus masculinus zurückgeführt werden. Bei einem kürzlich geborenen gesunden Knaben (46, XY) hatte die Amniozentese in allen untersuchten Zellen einen normalen weiblichen Chromosomensatz ergeben. Da es sich um eine einzelne Punktion in einem auswärtigen Krankenhaus, die separat angesetzt wurde, handelt, erscheint eine Verwechslung unwahrscheinlich. Polymorphismenuntersuchungen werden z. Z. durchgeführt.

Die seltenen X0/XY-Mosaike – wie bei uns einmal diagnostiziert – können eine Vorhersage des kindlichen Geschlechts unmöglich machen, so daß zusätzliche sonographische Untersuchungen notwendig sind.

Klare pathologische zytogenetische Befunde können zu einem Dilemma führen, wenn ein Kind einer Zwillingsschwangerschaft betroffen ist. Die Möglichkeit einer selektiven Interruption bietet seit einigen Jahren einen Ausweg aus dieser Situation. Die beiden einzigen betroffenen Patientinnen in unserem Amniozenteseprogramm entschieden sich beide für den Versuch einer selektiven Interruption. Prof. Rodeck (London) führte in beiden Fällen eine Luftembolisation beim betroffenen Kind durch. Es handelte sich einmal um eine Zwillingsgravidität mit Trisomie 21 bei einem Kind und im anderen Fall um ein männliches Zwillingskind bei 50%igem Risiko für M. Duchenne zu einer Zeit, als weitergehende diagnostische Maßnahmen nicht möglich waren [71]. Beide Patientinnen wurden von einem gesunden Kind entbunden.

Die mittlerweile beträchtliche Erfahrung mit Chromosomenbefunden aus Amnionzellkulturen, die in vielen Einzel- und Kollaborativstudien dokumentiert ist, hat zweifellos dazu geführt, unerwartete Befunde prognostisch besser beurteilen zu können. Problembefunde sind selten, müssen jedoch auch heute noch mit einer Wahrscheinlichkeit erwartet werden, die dem Risiko für Trisomie 21 bei einer 30- bis 35jährigen Patientin entspricht. Nach unserer Auffassung muß die Möglichkeit solcher Problembefunde v. a. bei der Beratung der wachsenden Zahl jüngeren Frauen, die eine Fruchtwasseruntersuchung wünschen, zusätzlich zum Eingriffsrisiko angesprochen werden. Die zytogenetische Diagnostik aus Amnionzellen hat sich als außerordentlich sicher erwiesen. Fehldiagnosen wurden in größeren publizierten Serien bei lediglich 0,5–0% aller Untersuchungen beobachtet [2, 53]. Die Anzüchtung der Zellen gelingt mit guter Zuverlässigkeit. Eine Repunktion aufgrund von Kulturschwierigkeiten ist nach unserer Erfahrung bei 1–3% aller Amniozentesen erforderlich. Unter Einschluß der repunktierten Patientinnen gelingt die Chromosomenuntersuchung in über 99,9% der Fälle.

Betroffene äußern sich positiv über die Möglichkeit einer vorgeburtlichen Untersuchung nach Amniozentese. Nach einer Erhebung in unserem Amniozenteseprogramm [62] würden 85,8% von 511 befragten Frauen, die sich bereits einer Fruchtwasseruntersuchung unterzogen hatten, bei einer weiteren Schwangerschaft wiederum eine Amniozentese durchführen lassen; 79,1% würden einer anderen Frau dazu raten. Selbst wenn das Eingriffsrisiko der Chorionbiopsie nicht höher als das der Amniozentese wäre, würden sich noch 20,1% dieser Befragten wiederum für eine Fruchtwasseruntersuchung entscheiden.

Literatur

1. Baird PA, Sadovnick AD, McGillivray BC (1985) Temporal changes in the utilization of amniocentesis for prenatal diagnosis by women of advanced maternal age, 1976–1983. Prenat Diagn 5:191
2. Benn PA, Hsu LYF, Carlson A, Tannenbaum HL (1985) The centralized prenatal genetics screening program of New York City III: The first 7000 cases. Am J Med Genet 20:369–348
3. Berner HW, Seisler EP, Barlow J (1972) Fetal cardiac tamponade. A complication of amniocentesis. Obstet Gynecol 40:599–604
4. Berry AC, Blunt S, Daker MG (1981) Problems arising from amniocentesis for the detection of chromosome abnormalities. In: Orlandi C, Polani P, Bovicelli L (eds) Recent advances in prenatal diagnosis. John Wiley, New York, p 151
5. Bjerkedal T, Czeizel A, Goujard J et al. (1982) Valproic acid and spina bifida. Lancet II:1096
6. Boue J, Girard S, Thepot F, Choiset A, Boue A (1982) Unexpected structural chromosome rearrangements in prenatal diagnosis. Prenat Diagn 2:163–168
7. Broome DL, Wilson MG, Weiss B, Kellog B (1976) Needle puncture of fetus. A complication of second trimester amniocentesis. Am J Obstet Gynecol 126:247–252
8. Buckton KE, Spowart G, Newton MS, Evans HJ (1985) Forty four probands with an additional "marker" chromosome. Hum Genet 69:353
9. Bui TH, Iselius L, Lindsten J (1984) European collaborative study on prenatal diagnosis: mosaicism, pseudomosaicism and single abnormal cells in amniotic fluid cell cultures. Prenat Diagn 4 (Special issue]:145
10. Bundesgesundheitsblatt (1984) Liste der vom Bundesgesundheitsamt geprüften und anerkannten Desinfektionsmittel und -Verfahren. Bundesgesundheitsblatt 27:82–91
11. Carbonell X, Caballin MR, Rubio A, Egozcue J (1977) Trisomy 20 mosaicism. Acta Paediatr Scand 66:787–788
12. Carr DH, Gedeon M (1977) Population cytogenetics of human abortuses. In: Hook EB, Porter IH (eds) Population cytogenetics. Academic Press, New York, pp 1–9

13. Carter CO, Evans KA, Stewart AM (1961) Maternal irradiation and Down's syndrome (Mongolism). Lancet II:1042

14. Crandell BF, Lebherz TB, Rubinstein L, Robertson RD, Sample WF, Sarti D, Howard J (1980) Chromosome findings in 2500 second trimester amniocenteses. Am J Med Genet 5:345–356

15. Cross HE (1973) Ocular trauma during amniocentesis. Arch Ophthalmol 90:303–304

16. Daniel A, Stewart L, Saville T, Brookwell R, Paull H, Purvis-Smith S, Lam-Po-Tang PRLC (1982) Prenatal diagnosis in 3000 women for chromosome, X-linked and metabolic disorders. Am J Genet 11:61–75

17. Dethlefsen U (1985) Die Anwendung von Polyvinylpyrrolidon-Jod-Komplexen. Stellungnahme zu der Mitteilung des Wissenschaftlichen Beirates der Bundesärztekammer. Dtsch Ärztebl 42:1437

18. DFG (1982) 16. Informationsblatt über die Dokumentation der Untersuchungen im Rahmen des Schwerpunktprogramms „Pränatale Diagnostik genetisch bedingter Defekte". Murken J, Stengel-Rutkowski S (eds) München

19. Djalali M, Steinbach P, Schwinger E, Schwanitz G, Tettenborn U, Wolf M (1985) On the significance of true trisomy 20 mosaicism in amniotic fluid culture. Hum Genet 69:321–326

20. Editorial (1985) Low maternal serum alpha-fetoprotein and Down syndrome. Lancet I:259

21. Finberg HJ, Frigoletto FD (1981) Sonographic demonstration of uterine contraction during amniocentesis. Am J Obstet Gynecol 139:740–742

22. Flatz G, Miller K (1985) Väterlicher Alterseffekt bei Down Syndrom und anderen chromosomalen Trisomien? Dtsch Ärztebl 82:1354

23. Fryns JP, Kleczkowska A, Kubien E, Van den Berghe K (1986) Excess of mental retardation and/or congenital malformation in reciprocal translocations in man. Hum Genet 72:1–8

24. Fuhrmann W (1981) Pränatale Diagnostik genetischer Defekte. Dtsch Ärztebl 27:1339–1346

25. Fuhrmann W, Weitzel HK (1984) Früherkennung und Prävention von Anencephalie und Myelomeningecele. BPT-Bericht 3/84, Gesellschaft für Strahlen- und Umweltforschung, München

26. Fuhrmann W, Wendt P, Weitzel HK (1984) Maternal serum AFP as a screening test for Down syndrome. Lancet II:413

27. Funderburk SJ, Spence MA, Sparkes RS (1977) Mental retardation with "balanced" chromosome rearrangements. Am J Hum Genet 29:136–141

28. Galjaard H (1976) European experience with prenatal diagnosis of congenital disease: a survey of 6121 cases. Cytogenet Cell Genet 16:453–467

29. Golbus MS, Loughman WD, Epstein CJ, Halbasch G, Stephens JD, Hall BD (1979) Prenatal genetic diagnosis in 3000 amniocenteses. N Engl J Med 300:157–163

30. Goldstein A, Dumars KW, Kent DR (1976) Prenatal diagnosis of chromosomal and enzymatic defects. Obstet Gynecol 47:503–506

31. Gottdiener JS, Ellison C, Lorenzo RC (1975) Arteriovenous fistula after fetal penetration at amniocentesis. N Engl J Med 293:1302–1303

32. Greenstein RM, Reardon MP, Chan TS, Middleton AB, Mulivor RA, Greene AE, Coriell LL (1980) An (X;11) translocation in a girl with Duchenne muscular dystrophy. Cytogenet Cell Genet 18:268

33. Hamerton JL, Ferguson-Smith MA (eds) (1984) Collaborative studies in prenatal diagnosis or chromosome aberrations. Prenat Diagn 4 (Special issue]:1–162

34. Hansmann M, Hackelöer J, Staudach A (1985) Ultraschalldiagnostik in Geburtshilfe und Gynäkologie. Springer Verlag, Berlin Heidelberg New York Tokyo, pp 85–89

35. Harrison R, Campbell J, Craft I (1975) Risks of fetomaternal hemorrhage resulting from amniocentesis with and without ultrasound placental localization. Obstet Gynecol 46:389–391

36. Hassold T, Chen N, Funkhouser J et al. (1980) A cytogenetic study of 1000 spontaneous abortions. Am J Hum Genet 44:151–178

37. Hoehn H, Rodriquez ML, Norwood TH, Maxwell CL (1978) Mosaicism in amniotic fluid cell cultures: classification and significance. Am J Med Genet 2:253

38. Holzgreve B, Holzgreve W, Golbus MS (1983) The relevance or pre-amniocentesis pedigree analysis and genetic counseling. Clin Genet 24:429
39. Holzgreve W, Hansmann M (1984) Erfahrungen mit der "Free Hand Needle"-Technik bei 3215 Amniozentesen im zweiten Trimenon zur pränatalen Diagnostik. Gynäkologe 17:77–82
40. Holzgreve W, Miny P, Holzgreve A, Rehder H (1986) Ultraschallbefund als Hinweiszeichen auf eine fetale Triploidie. Ultraschall Med 7, 169–171
41. Hook EB (1978) Differences between rates of Trisomy 21 (Down's Syndrome) and other chromosomal abnormalities diagnosed in livebirths and in cells cultured after Second-Trimester-Amniocentesis – Suggested explanations and implications for genetic counseling and program planning. In: Summit RL, Bergsma D (eds) Sex differentiation and chromosomal abnormalities. Birth Defects: Original Article Series, XIV (6c):249
42. Hook EB, Schreinemachers DM, Willey AM, Cross PK (1983) Rates of mutant structural chromosome rearrangements in human fetuses: data from prenatal cytogenetic studies and associations with maternal age and parental mutagen exposures. Am J Med Genet 35:96
43. Hsu LYF, Perlis TE (1984) United States survey on chromosome mosaicism and pseudo-mosaicism in prenatal diagnosis. Prenat Diagn 4 (Special issue):97
44. Hsu LYF, Kaffe S, Yahr F et al. (1978) Prenatal cytogenetic diagnosis: First 1000 successful cases. Am J Med Genet 2:365
45. Hyman CJ, Depp R, Pahravan P, Stinson DS, Allen AC (1973) Pneumothorax complicating amniocentesis. Obstet Gynecol 41:43–46
46. ISCN (1978) An international system for human cytogenetic nomenclature. Cytogenet Cell Genet 21
47. Iselius L, Lindsten J, Aurias A et al. (1983) The 11q;22q translocation: a collaborative study of 20 new cases and analysis of 110 families. Hum Genet 64:343
48. Jacobs PA (1974) Correlation between euploid structural rearrangements and mental subnormality in humans. Nature 249:164
49. Knight LA, Lipson M, Mann J, Bachmann R (1984) Mosaic inversion duplication of chromosome 15 without phenotypic effect: occurence in a father and daughter. Am J Med Genet 17:649
50. Lamb MP (1975) Gangrene of a fetal limb due to amniocentesis. Br J Obstet Gynaecol 82:829–830
51. Laurence KM (1983) The genetics and prevention of neural tube defects. In: Emery ACH, Rimoin DL (eds) Principles and practice of Medical genetics. Churchill Livingstone, New York, p 231
52. Lenz W, Tünte W, Pfeiffer RA (1966) Chromosomenanomalien durch Überzahl Trisomien und Alter der Mutter. Dtsch Med Wochenschr 91:1262
53. Lort A, Tabor A (1984) Discordance between prenatal cytogenetic diagnosis and outcome of pregnancy. Prenat Diagn 4:51
54. Magenis RE, McDermid H, White BN, Sheehy R (1985) The extrachromosome in cat-eye-syndrome (CES) is derived from chromosome 22; evidence from in situ hybridisation of a chromosome 22 specific DNA probe. 8th International Human Gene Mapping Workshop, Helsinki
55. Maraschio P, Zuffardi O, Bernardi F et al. (1981) Preferential maternal derivation of inv dup (15). Hum Genet 57:345
56. Mattei MG, Passage E, Julier C et al. (1985) Chromosome 22 is involved in cat eye syndrome as demonstrated by in situ hybridisation. 8th International Human Gene Mapping Workshop, Helsinki
57. Mattei MG, Philip N, Passage E, Moisan JP, Mandel Jl, Mattei JF (1985) DNA probe localisation at 18p113 band by in situ hybridisation and identification of a small supernumerary chromosome. Hum Genet 69:268
58. McDermid H, Duncan AMV, Brasch K et al. (1985) Molecular analysis of the supernumerary chromosome in Cat Eye Syndrome. 8th International Human Gene Mapping Workshop, Helsinki
59. Miny P, Pawlowitzki IH (1983) Unklare Chromosomenbefunde in Fruchtwasserproben – Häufigkeit und Bedeutung. 18. Tagung der Gesellschaft für Anthropologie und Humangenetik, Münster

60. Miny P, Pawlowitzki IH (1984) Trisomy 20 mosaicism. Prenat Diagn 4:411–419
61. Miny P, Basaran S, Lenz W, Pawlowitzki IH (1984) Falsch-negative Chromosomenbefunde bei zwei obligaten Überträgern für Cat-Eye-Syndrom. 9. Tagung der Sektion Zytogenetik der GAH, Mainz
62. Miny B, Miny P, Holzgreve W, Pawlowitzki IH (1986) Chorionbiopsie – Wie beurteilen Frauen die Alternative zur Amniozentese? Tagung der Arbeitsgemeinschaft Klinische Genetik der GAH, Erlangen
63. Miny P, Basaran S, Kuwertz E, Holzgreve W, Pawlowitzki IH (1986) Inv dup (15): prenatal diagnosis and postnatal follow up. Prenat Diagn, 6:303–306
64. Mishin M, Doran TA, Rudd N, Gardner MD, Liedgren S, Benzie R (1974) Use of Ultrasound for placental localization in genetic amniocentesis. Obstet Gynecol 43:872–877
65. Müller-Holve W, Stoeckenius U, Popp LW, Fabinger R, Martin K (1985) Amniocentese unter permanenter Ultraschallsicht – Vorteile eines speziellen Verfahrens. Ultraschall Med 6:200–207
66. NICHD National Registry for Amniocentesis Study Group (1976) Mid-trimester amniocentesis for prenatal diagnosis. Safety and accuracy. JAMA 236:1471–1476
67. Nielsen J, Sorensen AM, Sorensen K (1981) Mental development of unselected children with sex chromosome abnormalities. Hum Genet 59:324–332
68. Pallister PD, Hermann J, Meisner LF, Inhorn SL, Opitz JM (1976) Trisomy 20 syndrome in man. Lancet I:431
69. Pan SF, Fatora R, Haas JE, Steele MW (1976) Trisomy of chromosome 20. Clin Genet 9:449–453
70. Pawlowitzki IH, Miny P (in Vorbereitung) Counseling of parents after prenatal diagnosis of sex chromosome aneuploidies
71. Pawlowitzki IH, Miny P, Holzgreve W et al. (in Vorbereitung) Follow-up on two children born after selective termination in twin pregnancies
72. Peakmann DC, Moreton ME, Corn BJ, Robinson A (1979) Chromosomal mosaicism in amniotic fluid cell cultures. Am J Hum Genet 31:149
73. Pinter E, Rachur H, Schubert R (1984) Die Bedeutung der Galenik für die mikrobizide Wirksamkeit von Polyvinylpyrrolidon-Jod-Lösungen. Pharm Index 6:3–8
74. Platt LD, De Vore GR, Gimovsky MC (1982) Failed amniocentesis: The role of membrane tenting. Am J Obstet Gynecol 144:479–480
75. Polani PE, Alberman E, Alexander BJ et al. (1979) Sixteen years' experience of counselling diagnosis and prenatal detection in one genetic centre: progress, results and problems. J Med Genet 16:166
76. Report to the Medical Research Council by their Working Party of Amniocentesis (1978) An assessment of the hazards of amniocentesis. Br J Obstet Gynaecol 84 [Suppl] 2:21–41
77. Robert E, Guibaud P (1982) Maternal valproic acid and congenital neural tube defects. Lancet II:937
78. Robert E, Rosa F (1983) Valproate and birth defects. Lancet II:1142
79. Robinson A, Lubs HA, Bergsma D (eds) (1979) Sex chromosome aneuploidy: Prospective studies on children. Birth Defects Original Article Series XV (1)
80. Schaefer MSD (1983) Segregation und Pathologie autosomaler familiärer Translokationen beim Menschen. Dissertation, Kaiserslautern
81. Schinzel A (1984) Catalogue of unbalanced chromosome aberration in man. De Gruyter, Berlin
82. Schinzel A, Schmid W, Fraccaro M et al. (1981) The "Cat-Eye-Syndrome": dicentric small markerchromosome probably derived from a no. 22 (tetrasomy 22pter->q11) associated with a characteristic phenotype. Hum Genet 57:148
83. Schreck RR, Breg WR, Erlanger BF, Miller OJ (1977) Preferential derivation of abnormal human G-group-like chromosomes from chromosome 15. Hum Genet 36:1
84. Schröder-Kurth T (1983) Indikationen zur pränatalen Diagnostik – Grundsätze und Konflikte – 18. Tagung der GAH, Münster
85. Schweitzer D, Ambros P, Andrie M (1978) Modification of DAPI banding on human chromosomes by prestaining with a DNA-binding oligopeptide antibiotic, distamycin-A. Exp Cell Res 111:327
86. Scrimgeour JB (1971) The diagnostic use of amniocentesis: techniques and complications. Proc Roy Soc Med 64:1135–1137

87. Sigler AT, Lielienfeld AM, Cohen BH, Westlake JE (1965) Radiation exposure in parents of children with mongolism (Downs Syndrome). John Hopkins Med J 117:374

88. Simoni G, Fraccaro M, Arslanian A et al. (1982) Cytogenetic findings in 4952 prenatal diagnoses. An Italian collaborative study. Hum Genet 60:63–68

89. Simpson NE, Dallaire L, Miller JR, Simonovich L, Hamerton JL, Miller J, McKeen C (1976) Prenatal diagnosis of genetic disease in Canada: report of a collaborative study. Can Med Assoc J 115:739–748

90. Squire AJ, Nauth L, Ridler MAC, Sutton S, Timberlake C (1982) Prenatal diagnosis and outcome of pregnancy in 2036 women investigated by amniocentesis. Hum Genet 61:215–222

91. Steinbach P, Djalali M, Hansmann I et al. (1983) The genetic significance of accessory bisatellited marker chromosomes. Hum Genet 65:155

92. Stene J, Stene E, Stengel-Rutkowski S, Murken JD (1981) Paternal age and Down's syndrome. Hum Genet 59:119

93. Stevenson AC, Mason R, Edwards K (1970) Maternal diagnostic X-irradiation before conception and the frequency of mongolism in children subsequently born. Lancet II:1335

94. Terzian E, Boreham J, Cuckle HS, Wald NJ (1985) A survey of diagnostic amniocenteses in Oxford from 1974–1981. Prenat Diagn 5:401–414

95. Tharapel AT, Summitt RL, Wilroy RS, Martens P (1977) Apparently balanced de novo translocations in patients with abnormal phenotypes: Report of 6 cases. Clin Genet 11:255–269

96. Thermann E, Trunca C, Kuhn EM, Sarto G (1986) Dicentric chromosomes and the inactivation of the centromere. Hum Genet 72:191

97. Uchida IA (1977) Maternal radiation and trisomy 21. In: Hook GB, Porter IH (eds) Population cytogenetics. Studies in humans. Academic Press, New York, p 285

98. Uchida IA, Holunga R, Lawler C (1968) Maternal radiation and chromosome aberrations. Lancet II:1045

99. UK Collaborative Study (1977) Maternal serum alpha-fetoprotein measurement in the antenatal screening for anencephaly and spina bifida in early pregnancy. Lancet I:1323

100. Van Dyke DL, Weiss L, Logan M, Pai GS (1977) The origin and behaviour of two isodicentric bisatellited chromosomes. Am J Hum Genet 29:294

101. Vejerslev LO, Friedrich U (1984) Experiences with unexpected structural chromosome aberrations in prenatal diagnosis in a danish series. Prenat Diagn 4:181–186

102. Verjaal M, Leschot NJ, Trerfers PE (1981) Risk of amniocentesis and laboratory findings in a series of 1500 prenatal diagnoses. Prenat Diagn 1·173–181

103. Verp MS, Simpson JL (1985) Amniocentesis for cytogenetic studies. In: Filkins K, Russo JF (eds) Human prenatal diagnosis. Marcel Dekker, New York Basel, pp 13–48

104. Wahlström J, Borsgard J, Sabel KG (1976) A case of trisomy 20? Clin Genet 9:187–191

105. Warburton D (1982) De novo structural rearrangements: implications for prenatal diagnosis. In: Willey AM, Carter TP, Kelly S, Porter IH (eds) Clinical Genetics: Problems in Diagnosis and Counseling. Academic Press, New York, p 63

106. Warburton D (1984) Outcome of cases of de novo structural rearrangements diagnosed at amniocentesis. Prenat Diagn 4 (Special issue):69

107. Weißauer W (1985) Die Pränataldiagnostik aus rechtlicher Sicht. Wissenschaftliche Informationen 11:71–75

108. Worton RG, Stern R (1984) Canadian collaborative study of mosaicism in amniotic fluid cell cultures. Prenat Diagn 4 [Special issue]:131

109. Yip MY, Mark J, Hulten M (1982) Supernumerary chromosomes in six patients. Clin Genet 21:397

110. Young PE, Matson MR, Jones OW (1976) Amniocentesis antenatal diagnosis. Review of problems and outcomes in a large series. Am J Obstet Gynecol 125:495–501

111. Zannotti M, Preto A, Giovanardi PR, Dallapiccola B (1980) Extra dicentric 15pter→q21/22 chromosomes in five unrelated patients with a distinct syndrome of progressive psychomotor retardation, seizures, hyper-reactivity and dermatoglyphic abnormalities. J Ment Defic Res 24:235

2 Pränatale Diagnostik der kongenitalen Röteln und Toxoplasmose durch fetale Blutentnahme unter Ultraschallsicht

F. Daffos, F. Forestier

2.1 Einleitung

Durch die Fetoskopie ist es seit 1973 möglich geworden, reines fetales Blut im 2. Schwangerschaftstrimenon zu gewinnen; aber wegen der Schwierigkeit dieser Methode sind auf der ganzen Welt bisher erst einige Tausend solcher fetalen Blutentnahmen vorgenommen worden.

Die kürzlich erfolgte Entwicklung einer Technik zur direkten, ultraschallgeführten fetalen Blutentnahme mit einer Nadel, die für die Patientin sehr viel angenehmer und für den Fetus weniger gefährlich ist, erlaubt eine beachtliche Erweiterung der Indikationen zur pränatalen Diagnostik – einerseits der genetisch bedingten Krankheiten, andererseits aber auch der im Verlauf der intrauterinen Entwicklung erworbenen Erkrankungen des Fetus, z. B. Infektionskrankheiten. Hierdurch öffnet sich im Endeffekt die Tür zu einer wirklichen vorgeburtlichen Medizin.

Wir haben die Möglichkeiten der vorgeburtlichen Diagnostik zweier in Frankreich besonders häufiger Infektionskrankheiten, Toxoplasmose und Röteln, untersucht.

In Frankreich erkranken jährlich 2000–3000 schwangere Frauen an Toxoplasmose. Im selben Zeitabschnitt erkranken trotz Impfung 400–600 schwangere Patientinnen an Röteln.

Weil sich diese Infektionen zu jedem möglichen Zeitpunkt während der Schwangerschaft ereignen können, ist das Risiko der fetalen Infektion und entsprechender Folgeerkrankungen variabel, je nachdem wie weit die Schwangerschaft zum Zeitpunkt der Infektion fortgeschritten ist.

Erst in den letzten Jahren ist es möglich geworden, das Ausmaß der fetalen Erkrankung richtig zu bestimmen. Die Information der Patientinnen war bis dahin auf statistische Risikozahlen beschränkt. Die Entscheidung der Eltern, die Schwangerschaft abzubrechen oder weiterzuführen, führte sowohl zum induzierten Abort einer großen Anzahl nicht erkrankter Feten als auch zur Geburt von Kindern, die schwere kongenitale Anomalien aufwiesen.

Die Möglichkeit, auf einfache Weise von der 17. Woche nach der letzten Regel bis zum Ende der Schwangerschaft fetales Blut zu erhalten, erlaubt uns, biologische Vergleichswerte aufzustellen. Sowohl spezifische als auch unspezifische biologische Anzeichen einer bestimmten fetalen Infektion können eindeutig nachgewiesen werden.

Damit beschränkt sich die Indikation zum Schwangerschaftsabbruch nach einer Röteln- oder Toxoplasmoseinfektion der Mutter nur noch auf solche Feten, bei denen der direkte Nachweis dieser Röteln- oder Toxoplasmoseinfektion gelungen ist.

2.2 Die fetale Blutentnahme mit einer Nadel unter Ultraschallführung

2.2.1 Technik

Das Prinzip der Technik ist einfach. Mit Hilfe von "Real-time"-Sektorultraschall wird die Insertionstelle der Nabelschnur in der Plazenta so eingestellt, daß eine lange Nadel von 20 G Durchmesser durch die mütterliche Bauchwand unter kontinuierlicher sonographischer Kontrolle bis auf ungefähr 1 cm an die Umbilikalvene herangebracht werden kann (Abb. 2.1).

Diese Art der Entnahme hat zahlreiche Vorteile.

Sie ist ambulant und ohne Krankenhausaufenthalt durchführbar, außerdem erfordert sie keine Prämedikation oder Lokalanästhesie. Sie ist jedoch auch relativ angenehm für die Patientin und kann im Verlauf der Schwangerschaft mehrmals wiederholt werden. Es gibt weniger Kontraindikationen im Vergleich zur Fetoskopie. Die Entnahme kann jederzeit während der 2 letzten Schwangerschaftsdrittel und unabhängig von der Plazentalage und der Fruchtwasserfarbe durchgeführt werden.

2.2.2 Qualitätskontrolle der fetalen Blutprobe

Qualitätskontrollen der entnommenen fetalen Blutproben sind ein unerläßlicher Schritt, bevor eine pränatale Diagnostik durchgeführt werden kann. Schließlich würde die kleinste Spur einer Kontamination mit mütterlichem Blut oder Amnionflüssigkeit das Risiko eines falschen Ergebnisses bedingen. Zum Beispiel könnte die geringste Kontamination mit mütterlichem Blut, das spezifische IgM-Antikörper gegen Toxoplasmose oder Röteln enthält, zu der Annahme führen, daß es beim Fetus ebenfalls zu einer Synthese von IgM gekommen sei.

Die Kontrollen werden im Labor des Krankenhauses durchgeführt. Sie bestehen aus einer vollständigen hämatologischen Untersuchung an einem Coulter Counter S Plus II, einer zytologischen Untersuchung auf dem Objektträger nach Giemsa-Färbung, einem Kleihauer-Test, einer Hämoglobinelektrophorese, einer Untersuchung

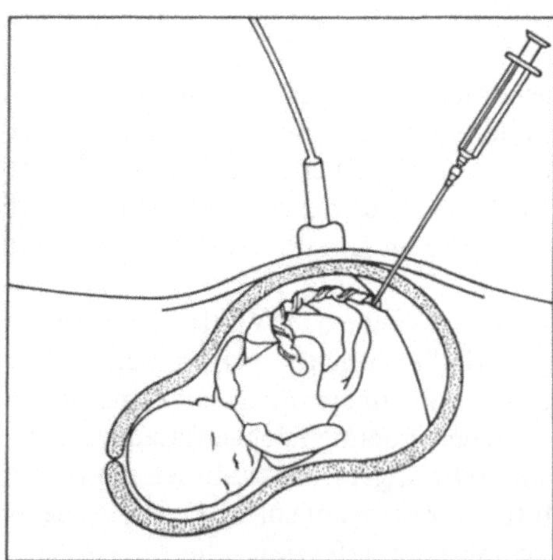

Abb. 2.1. Fetale Blutentnahme mit einer Nadel unter Ultraschallführung

Tabelle 2.1. Indikationen für fetale Blutentnahmen

Indikation	(n)
Toxoplasmose	519
Röteln	65
Virusinfektionen	11
Hämophilie A und B	58
Gerinnungsstörungen	6
(Faktor V, XIII, v. Willebrand-Jürgens-Syndrom, M. Glanzmann)	
Schnelle Karyotypisierung	45
Hämoglobinopathien	13
Rhesusinkompatibilität	3
Fetale Thrombopenie	10
(PLA_1, PTI)	
Sonstige	33
(Immundefizienz, ALD, TPI, Cory, $\alpha 1$ AT)	
Gesamt	763

der Antiglobine J und i, sowie einer Blutgruppen- und Rhesusantikörperbestimmung des Fetus. Erst wenn diese unterschiedlichen Kontrollen durchgeführt worden sind, kann die fetale Blutprobe diagnostisch bearbeitet werden.

2.2.3 Indikationen

Die Indikationen für unterschiedliche fetale Blutentnahmen, die wir durchgeführt haben, sind in Tabelle 2.1 zusammengefaßt.

Infektionen im Verlauf der Schwangerschaft stellen den größten Anteil der Indikationsstellungen dar.

2.2.4 Grenzen und Risiken der fetalen Blutentnahme unter Ultraschallführung

Bestimmte Risiken ergeben sich aus der fetalen Blutentnahme im allgemeinen. Das Gesamtvolumen fetalen Blutes, das entnommen werden kann, ist begrenzt (1–3 ml je nach Schwangerschaftsalter). Die Analysen müssen also an kleinstmöglichen Mengen durchgeführt werden. Die Verwendung automatischer Geräte mit Mikromethoden ist unerläßlich.

Die Risiken durch die Entnahme selbst sind nicht sehr zahlreich. Wir haben bisher 828 Entnahmen zwischen der 17. und 40. Schwangerschaftswoche im Verlauf von 763 Schwangerschaften durchgeführt. Nur bei 3 Feten gelang die Entnahme überhaupt nicht; 2 Entnahmeversuche waren nötig in 2,7% der Fälle. Das fetale Blut war in 2,5% der Fälle mit Fruchtwasser verdünnt. Eine Mischung von fetalem Blut mit mütterlichem Blut ist in keinem Fall festgestellt worden.

Obwohl die Technik der Entnahme einfach ist, erfordert sie doch ein hervorragendes Ultraschallgerät und gute Erfahrungen im Umgang mit der Sonographie, wozu auch eine perfekte Zusammenarbeit zwischen dem Personal am Ultraschallgerät und bei der Nadelführung gehört. Die beiden größten Schwierigkeiten bei dieser Art feta-

Tabelle 2.2. Nachfolgeuntersuchungen bei 464 vollständig dokumentierten Schwangerschaften

Schwangerschaftsverlauf	(n)	[%]
Entbindung am Termin, normales Gewicht	397	85,5
Frühgeburt (vor der 37. Schwangerschaftswoche)	20	4,3
Intrauterine Wachstumsretardierung (unterhalb der 10. Perzentile)	39	8,4
Intrauteriner Fruchttod	4	0,8
Spontanabort	4	0,8
Gesamt	464	100
Schwangerschaftsabbrüche	66	12,4

ler Blutentnahme sind einerseits Übergewicht der Patientin, wodurch die Bildqualität erheblich vermindert wird, und andererseits die Lage der Nabelschnurinsertion der Plazenta, da man, wenn sich diese unter dem Fetus befindet, darauf achten muß, daß sie nicht spontan oder durch externe Manipulation unerreichbar wird.

Entsprechend der Definitionen der FIGO beträgt die perinatale Mortalität 1,6%. Die Schwangerschaftsverläufe sind in Tabelle 2.2 zusammengefaßt. Der Anteil der Frühgeburten und der intrauterinen Wachstumsretardierung ist identisch mit dem i. allg. geburtshilflichen Kollektiv. Intrauteriner Fruchttod und Fehlgeburt sind seltene Ereignisse. In unserer Serie scheint ein intrauteriner Fruchttod direkt durch die fetale Blutentnahme bedingt gewesen zu sein. Die anderen Fälle eines intrauterinen Fruchttods und die Spontanaborte haben sich längere Zeit nach der Entnahme ereignet und scheinen damit nicht in direktem Zusammenhang zu stehen.

2.3 Die vorgeburtliche Diagnostik der kongenitalen Röteln

Durch ein wirksames und immer besser organisiertes Impfprogramm ist das Risiko der Rötelninfektion während der Schwangerschaft nur noch gering.

Man sollte jedoch bedenken, daß nach unserer Erfahrung die Infektion häufig bei Multiparae auftritt, die sich bei ihren erstgeborenen Kindern im Schulalter angesteckt haben. Eine systematische Impfung aller Frauen, die zum Zeitpunkt ihrer 1. Schwangerschaft noch nicht immunisiert sind, würde das Risiko einer Infektion während einer der folgenden Schwangerschaften um 70% verringern.

Die Folgen für den Fetus, die sich aus einer Rötelninfektion ergeben, sind beachtlich. Die Häufigkeit der kongenitalen Röteln beträgt ungefähr 80%, wenn die Mutter einen typischen Ausschlag während der ersten 12 Wochen der Schwangerschaft gehabt hat. Sie liegt bei 54% während der 13. und 14. Schwangerschaftswoche und bei 25% am Ende des 1. Schwangerschaftstrimenons. Nach den Angaben in der Literatur zeigen 90% der vor der 12. Schwangerschaftswoche infizierten Kinder zahlreiche Malformationen: Herzfehlbildungen, Katarakt, Taubheit usw. Zwischen der 12. und 16. Schwangerschaftswoche scheint das fetale Risiko auf die Taubheit beschränkt zu sein. Für den Fetus entstehen wahrscheinlich keine schwerwiegenden Folgen, wenn sich die Infektion nach der 16. Schwangerschaftswoche ereignet hat.

Die Einführung einer empfindlichen Nachweismethode der rötelnspezifischen IgM (Immunocapture anti μ) in Frankreich durch J. Pillot und L. Keros-Grangeot hat es uns ermöglicht, diese vorgeburtliche Diagnostik solchen Patientinnen anzubieten, die sich eine Rötelnerkrankung vor der 16. Schwangerschaftswoche zugezogen haben.

2.3.1 Spezifische Anzeichen für eine kongenitale Rötelninfektion

Spezifische Röteln-IgM können durch die Immunocapture-anti-μ-Methode im fetalen Blut ab der 18. Schwangerschaftswoche nachgewiesen werden. Jedoch sind zu diesem Zeitpunkt noch nicht alle Feten in der Lage, IgM-Antikörper zu synthetisieren. Ihr Auftreten im fetalen Blut nimmt zwischen der 18. und 22. postmenstruellen Woche rasch zu [1]. Nach der 22. postmenstruellen Woche scheint die fetale IgM-Synthese konstant zu bleiben und hoch genug zu sein, um mit empfindlichen Methoden nachgewiesen zu werden. Fand die maternale Infektion vor der 12. Schwangerschaftswoche statt, zeigten 80% der Feten spezifische IgM. In der Mehrzahl der Fälle wünschten die Mütter einen Schwangerschaftsabbruch, der durch Prostaglandininjektion vorgenommen wurde. Bei einer mütterlichen Infektion zwischen der 12. und 18. Schwangerschaftswoche waren 50% der Feten infiziert. In diesen Fällen entschlossen sich einige Patientinnen, die Schwangerschaft abzubrechen; andere haben sich dafür entschieden, die Schwangerschaft trotz des Risikos einer kindlichen Taubheit auszutragen.

Die pränatale Diagnose der fetalen Infektion ist bei der Geburt durch den spezifischen IgM-Nachweis im Neugeborenenblut oder nach Abortinduktion durch den Virusnachweis im fetalen Gewebe bestätigt worden.

Am Anfang unserer Studie gab es einen einzigen falsch-negativen Fall. Die Entnahme war zu früh vorgenommen worden, nämlich in der 18. Schwangerschaftswoche. Seitdem wir die pränatale Diagnostik routinemäßig erst nach der 22. Woche durchführen, ist kein falsch-negativer Fall mehr aufgetreten.

2.3.2 Unspezifische Anzeichen für kongenitale Röteln

Die Kenntnis der normalen Laborparameter des Fetus im entsprechenden Schwangerschaftsalter ermöglicht es uns, normale Bezugswerte aufzustellen. Retrospektiv gesehen ist es dann möglich, verschiedene höchstspezifische Parameter für eine fetale Infektion nachzuweisen. Diese verschiedenen Parameter sind in Abb. 2.2 zusammengefaßt.

- Eine Erythroblastosis fetalis ist immer vorhanden im Fall einer fetalen Infektion und entspricht wahrscheinlich einer intrahepatischen Erythrozytenstimulation, die durch die Hepatitis beim erkrankten Fetus verursacht wird.
- Auch die Erhöhung der γ-Glutamyltransferase entsteht wahrscheinlich durch die fetale Hepatitis.
- Häufig wird eine mäßige Thrombozytopenie beim rötelninfizierten Fetus gefunden. Die gesamten IgM-Antikörper, die durch Radioimmundiffusion aufgeteilt werden, sind konstant höher als 10 mg auf 100 ml.
- Das Vorhandensein einer labilen α-Interferonsäure, die ausschließlich im Fall der kongenitalen Röteln gefunden wird, ist eine höchstinteressante Beobachtung im Hinblick auf ihre Spezifität und das vorzeitige Auftreten beim Fetus. Ihre Persistenz

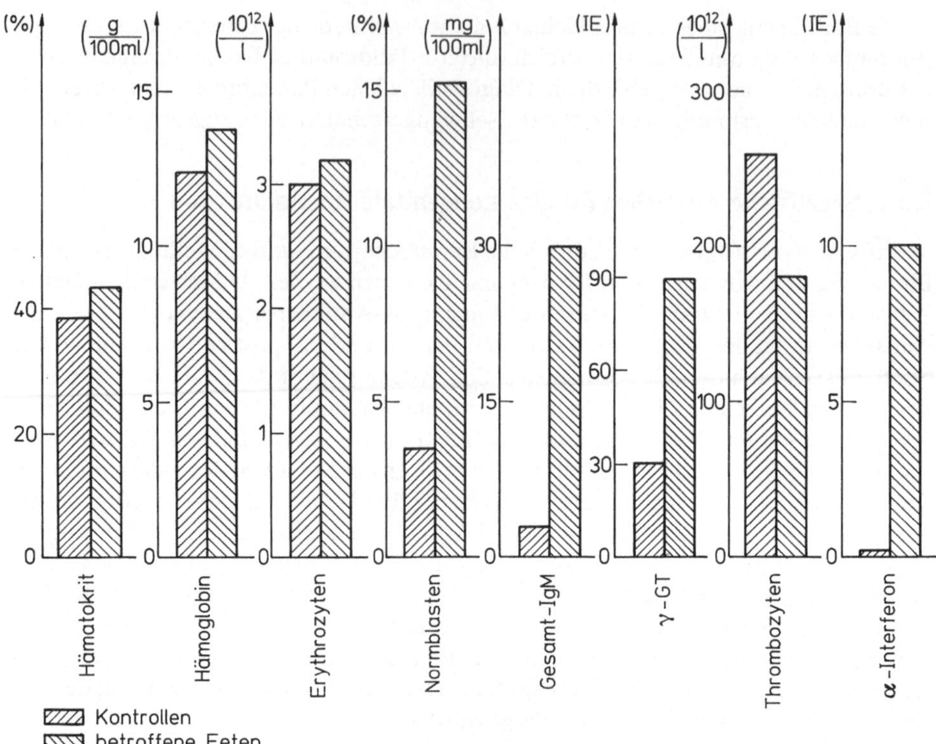

Abb. 2.2. Vergleich zwischen den Mittelwerten von 8 wichtigen biologischen Parametern (Hämatokrit, Hämoglobin, Erythrozyten, Normoblasten, Gesamt-IgM, γ-GT, Thrombozyten, α-Interferon) bei normalen und betroffenen Feten

im Verlauf des späteren Lebens derjenigen Individuen, bei denen eine kongenitale Rötelninfektion nachgewiesen worden war, eröffnet interessante Ausblicke auf die immunologischen Veränderungen, die dieses Virus auslöst [5].

2.4 Die vorgeburtliche Diagnostik der kongenitalen Toxoplasmose [5]

Hat die Mutter sich im Verlauf des 1. Schwangerschaftstrimenons mit Toxoplasma gondii infiziert, ist das Risiko einer Ansteckung für den Fetus gering (in ungefähr 5% der Fälle), aber die möglichen Folgeerscheinungen für den Fetus sind im Gegensatz dazu von großer Bedeutung, v. a. die schweren neurologischen Schäden, wie z. B. Hydrozephalus und Mikrozephalus.

Die Aufdeckung der wenigen betroffenen Feten ist von höchster Wichtigkeit, um einen unberechtigten therapeutischen Abort bei den restlichen 95% gesunden Feten zu vermeiden.

Wenn die Infektion der Mutter im späteren Verlauf der Schwangerschaft erfolgt (zwischen der 15. und 25. postmenstruellen Woche), ist das Risiko der Übertragung auf den Fetus höher. Andererseits sind die Auswirkungen auf den Fetus dann unterschiedlich stark. Die frühzeitige pränatale Diagnostik zu diesem Zeitpunkt ermöglicht es, eine intensive pränatale Therapie auf der Basis von Pyrimethamin und Sulfonamiden einzuleiten, die das Ziel haben soll, die Schädigungen des Fetus so weit wie möglich einzuschränken.

Die vorgeburtliche Diagnostik der kongenitalen Toxoplasmose ist komplizierter als die der Röteln. In jedem Fall muß eine Vielzahl von biologischen und sonographischen Parametern untersucht werden, um eine verläßliche Diagnose zu erarbeiten. In Zusammenarbeit mit Dr. Desmonts haben wir ein umfassendes Protokoll entwickelt und eingeführt. Bisher ist es bei 500 Patientinnen angewandt worden, die im Verlauf ihres 1. oder am Anfang ihres 2. Schwangerschaftsdrittels an einer Toxoplasmose erkrankt waren. Es umfaßt folgende Schritte:

1) Verläßlicher Nachweis der mütterlichen Infektion. Dies ist schwierig, wenn die Untersuchungen des mütterlichen Serums in auswärtigen Labors mit nicht vergleichbaren Techniken durchgeführt werden. Häufig ist es daher unerläßlich, die mütterlichen Blutproben im eigenen Referenzlabor mit einer vergleichbaren Methode parallel untersuchen zu lassen.

Die maternale Infektion während der Schwangerschaft wird bestätigt durch die Tatsache, daß eine am Anfang der Schwangerschaft negative Serologie bei einer späteren Blutuntersuchung mit dem Nachweis von IgM positiv wird. Die Beobachtung einer positiven Serologie mit Nachweis von IgM schon bei der 1. Untersuchung am Anfang der Schwangerschaft bedeutet nicht unbedingt, daß es sich um eine frische Infektion handelt, die eine kongenitale Infektion hervorrufen könnte. Allein Untersuchungen zur Entwicklung der serologischen Reaktionen nach einem 3 wöchigen Intervall erlauben es uns, die Infektion zur Schwangerschaft in Beziehung zu setzen. Diese schwierige Situation ist häufig; sie könnte aber vermieden werden durch die systematische Durchführung einer Serodiagnostik vor Beginn der Schwangerschaft oder zumindest zu einem sehr frühen Schwangerschaftszeitpunkt. Das französische Gesetz fordert eine Serodiagnostik im Augenblick des Bekanntwerdens einer Schwangerschaft. Eine Wiederholung erfolgt nach negativer Erstuntersuchung einmal pro Monat bis zum Ende der Schwangerschaft. Leider wird aber die Erstuntersuchung oft erst im 2. oder 3. Schwangerschaftsmonat durchgeführt, und wenn diese positiv ist, ist die Bestimmung des Infektionstermins oft schwierig.

2) Behandlung mit Spiramycin. Eine Behandlung mit Spiramycin in der Dosierung von 3 g/Tag wird eingeleitet, sobald die Diagnose bestätigt wurde. Sie wird ohne Unterbrechung bis zum Ende der Schwangerschaft durchgeführt.

3) Gewebsentnahmen. Eine Entnahme von reinem fetalen Blut und von Amnionflüssigkeit wird ungefähr in der 22. Schwangerschaftswoche durchgeführt, wenn die Infektion im Verlauf des 1. Schwangerschaftstrimenons stattgefunden hat. Hat sie im 2. Schwangerschaftsdrittel stattgefunden, werden Gewebsentnahmen zwischen der 24. und 28. Woche p.m. durchgeführt.

Zusätzlich zu diesen Entnahmen wird noch eine Untersuchung auf toxoplasmosespezifische IgM und eine Mäusebeimpfung zum Nachweis von Toxoplasma gondii durchgeführt. Auch unspezifische Zeichen einer Infektion werden im fetalen Blut untersucht. Ihr Nachweis hat in diesem Zusammenhang besondere Bedeutung. Es handelt sich um das Vorhandensein einer Eosinophilie, einer Thrombozytopenie, eines

Anstiegs der Gesamt-IgM oder um Zeichen einer manifesten fetalen Hepatitis: Erhöhung der γ-Glutamyltransferase und der Lactatdehydrogenase. Diese verschiedenen Parameter werden interpretiert im Vergleich zu ihren Normalwerten.

4) Sonographische Überwachung des Fetus. Eine Ultraschalluntersuchung der Risikoschwangerschaften wird ungefähr 7 Monate lang – vom Zeitpunkt der fetalen Blutentnahmen bis zum Geburtstermin – alle 2 Wochen durchgeführt. Besonderes Augenmerk wird auf die spezifischen Anomalien der kongenitalen Toxoplasmose gerichtet, d. h. Erweiterung der Hirnventrikel (Verhältnis Hemisphäre/dilatierter Ventrikel), fetaler Aszites, Hepatomegalie (Abweichung der Umbilikalvene, Querdurchmesser des Abdomens über der 90. Perzentile), Plazentitis (auffällige Plazentadichte) und intrakranielle Verkalkungen.

5) Kontrolle der vorgeburtlichen Diagnose bei der Geburt oder anhand des Abortmaterials. Der Parasit kann am infizierten Fetus in der Plazenta und in unterschiedlichen Organen, speziell im Gehirn, nachgewiesen werden. Zum Beweis, daß der Fetus gesund ist, wird eine Plazentakultur bei der Geburt durchgeführt, ebenfalls eine Untersuchung zum Ausschluß von spezifischen IgM im Nabelschnurblut. Die Entwicklung von Antikörpern des Typs IgG, die dem Kind von der Mutter übertragen wurden, wird alle 2 Monate überwacht. Normalerweise sind sie nach 6–8 Monaten nicht mehr nachweisbar.

6) Ergebnisse. Die Beziehung zwischen vorgeburtlichen Untersuchungen, die bei der toxoplasmoseinfizierten Mutter im Verlauf der Schwangerschaft vorgenommen werden, und dem Zustand des Fetus oder des Kindes nach der Geburt sind in Tabelle 2.3 zusammengefaßt. Dabei sind 2 falsch-negative Diagnosen zu bemerken. Diese beiden Kinder waren bei der Geburt völlig gesund; das eine zeigte eine mäßige Chorioretinitis und das andere eine isolierte intrakranielle Verkalkung mit einer positiven Plazentakultur. In diesen beiden Fällen sind die Schädigungen einer Toxoplasmosis congenitalis trotz einer frühzeitigen Infektion der Mutter während der Schwangerschaft außergewöhnlich gering gewesen. Es ist wahrscheinlich, daß die Übertragung der Toxoplasmose auf den Fetus 2mal stattgefunden hat und daß, trotz der fortgesetzten Behandlung mit Spiramycin, die Toxoplasmose die Plazentaschranke am Ende der Schwangerschaft und nach dem Zeitpunkt der Gewebsentnahme sekundär durchbrochen hat.

Tabelle 2.3. Verhältnis von pränataler Diagnose zur kongenitalen Toxoplasmose des Abortus oder Neugeborenen

	Pränatale Untersuchungen	Anhalt für kongenitale Toxoplasmose
Positiv	20	20[a]
Negativ	460	2
Gesamt	480	22 (4%)

[a] Schwangerschaftsabbruch in 17 Fällen, Behandlung mit Pyr+Sulf in 3 Fällen.

Tabelle 2.4. Signifikante Befunde bei Fällen mit der pränatalen Diagnose einer kongenitalen Toxoplasmose (n = 20)

Art der Untersuchung	(n)
Spezifische Untersuchungen:	
Isolierte Toxoplasmose	19
– im fetalen Blut	17 (15 aus der 1. Probe)
– im Fruchtwasser	15 (13 aus der 1. Probe)
Spezifische IgM-Antikörper	7 (4 in der 1. Probe)
Unspezifische Untersuchungen:	
Pathologischer Ultraschallbefund	12 (8 zum Zeitpunkt der 1. Entnahme)
Pathologische Laborwerte	18 (16 in der 1. Probe)

Die Ergebnisse der verschiedenen pränatalen Untersuchungen sind in Tabelle 2.4 zusammengefaßt. Eine 2. Entnahme von fetalem Blut und Fruchtwasser ist in einigen Fällen kurz vor dem induzierten Abort der Schwangerschaft durchgeführt worden, wenn die vorgeburtliche Diagnostik sich als positiv erwiesen hatte.

Keine Untersuchung reicht für sich allein aus, um eine sichere Diagnose zu erarbeiten. Die prognostisch unbedeutendste Untersuchung scheint der Nachweis spezifischer IgM im fetalen Blut zu sein. Tatsächlich waren nur 4 Fälle positiv zum Zeitpunkt der pränatalen Diagnostik. Dagegen hat die Isolierung der Toxoplasmen im fetalen Blut und im Fruchtwasser in 19 von 20 Fällen zu einer Diagnosestellung geführt. Sonographische Anomalien waren zum Zeitpunkt der vorgeburtlichen Diagnostik 8 mal vorhanden; es handelte sich im wesentlichen um die Erweiterung der Lateralventrikel und in einem Fall um fetalen Aszites; in 4 Fällen war die sonographische Untersuchung auffällig geworden, als wir die Patientin wegen der Ergebnisse der übrigen Untersuchungen wieder einbestellen mußten. Die unspezifischen biologischen Parameter für eine Infektion sind in Abb. 2.3 dargestellt. In der überwältigenden Mehrzahl der Fälle zeigte der Fetus das eine oder andere dieser indirekten biologischen Zeichen. Sicherlich sind sie für sich allein nicht ausreichend, um eine tatsächliche Infektion des Fetus zu bestätigen, aber ihr Vorhandensein rechtfertigt eine verstärkte Kontrolle und sogar eine 2. Blutentnahme, falls kein spezifisches Zeichen gefunden werden kann. In 3 Fällen fand die mütterliche Infektion erst relativ spät in der Schwangerschaft statt (ungefähr in der 20. Woche post menstruationem). Obwohl die pränatale Diagnostik ein positives Ergebnis erbrachte, wurden diese Schwangerschaften fortgeführt; die Behandlung mit Spiramycin wurde sofort durch eine Behandlung auf der Grundlage von Pyrimethamin (50 mg/Tag) plus Sulfonamiden (3 g/Tag) ersetzt. Diese 3 Schwangerschaften sind voll ausgetragen worden. Nur eines der Kinder zeigte kleinere intrakranielle Verkalkungen; die anderen beiden boten überhaupt keine Anzeichen für eine Schädigung durch ihre kongenitale Toxoplasmose. In diesen 3 Fällen ist die vorgeburtliche Diagnostik postnatal durch den Nachweis spezifischer IgM im Nabelschnurblut und den Toxoplasmennachweis in der Plazentakultur bestätigt worden.

Eine Studie mit einer größeren Anzahl von Fällen ist nötig, um die Effektivität dieser pränatalen Behandlung der Toxoplasmose zu bestätigen. Die ersten Ergebnisse sind jedoch ermutigend.

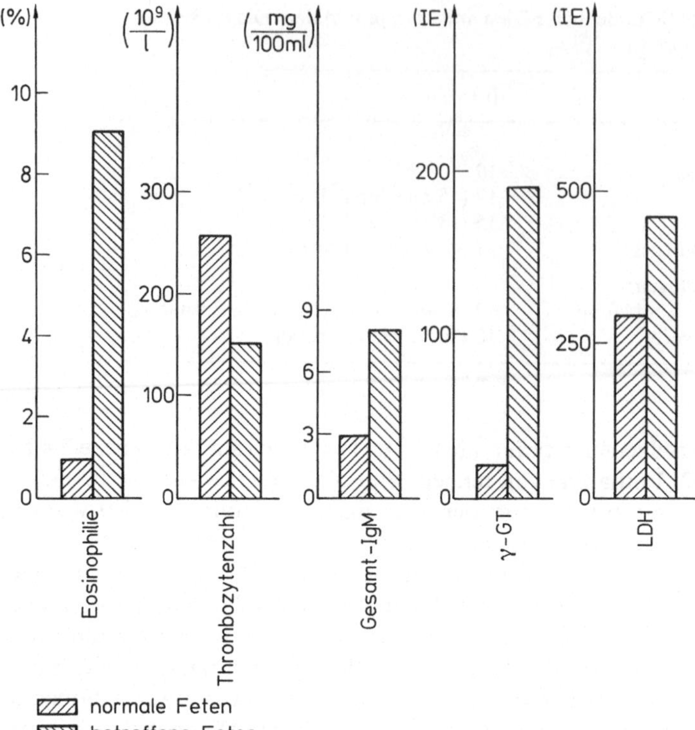

Abb. 2.3. Vergleich zwischen den Durchschnittswerten der 5 wichtigsten biologischen Parameter (Eosinophilie, Thrombozytenzahl, Gesamt-IgM, γ-GT, LDH) bei normalen und betroffenen Feten

2.5 Schlußfolgerung

Die Möglichkeit, eine Infektion des Fetus während der Schwangerschaft mit Sicherheit zu diagnostizieren, verdeutlicht, welche Richtung auf dem Gebiet der während der Schwangerschaft erworbenen kongenitalen Erkrankungen eingeschlagen werden muß.

Diese Art der pränatalen Diagnostik schafft die therapeutischen Aborte aus statistischen Überlegungen ab bzw. begrenzt sie auf Fälle mit einer tatsächlichen, nachgewiesenen fetalen Infektion. Falls ein Schwangerschaftsabbruch aus ethischen oder legalen Gründen nicht möglich ist, erlaubt die frühzeitige Diagnose einer Infektion darüber hinaus, eine spezifische pränatale Therapie einzuleiten und so das Risiko einer fetalen Schädigung auf ein Minimum zu reduzieren.

Schließlich verändert die vorgeburtliche Erkennung fetaler Infektionskrankheiten das traditionelle Bild der Pränataldiagnostik. Bis vor wenigen Jahren war die vorgeburtliche Untersuchung im wesentlichen eine biologische Diagnostik, die darauf beschränkt war, das Vorhandensein oder die Abwesenheit eines besonderen Merkmals nachzuweisen. Bei den fetalen Infektionskrankheiten verbinden sich klinische Untersuchungen, Ultraschall, spezifische und unspezifische Laborparameter zu einer umfassenden fetalen Medizin.

Literatur

1. Daffos F, Forestier F, Grangeot-Keros L, Capella-Pavlovsky M (1984) Gradual appearance of total IgM in fetal serum during the second trimester of pregnancy. Application to the prenatal diagnosis of fetal infections. Ann Biol Clin 42:135
2. Daffos F, Forestier F, Grangeot-Keros L, Capella-Pavlovsky M, Lebon P, Chartier M, Pillot J (1984) Prenatal diagnosis of congenital rubella. Lancet II:1–3
3. Daffos F, Capella-Pavlovski M, Forestier F (im Druck) Fetal blood sampling during pregnancy with use a needle guided by ultrasound. A study of 606 consecutives cases. Am J Obstet Gynecol
4. Desmonts G, Daffos F, Forestier F, Capella-Pavlovsky M, Thulliez P, Chartier M (1985) Prenatal diagnosis of congenital toxoplasmosis. Lancet I:500–504
5. Lebon P, Daffos F, Checoury A, Grangeot-Keros L, Forestier F, Toublanc JE (1985) Presence of an acid labile alpha-interferon in serum from fetuses and children with congenital rubella. J Clin Microbiol 21:775–778

3 Pränatale DNA-Diagnostik
unter besonderer Berücksichtigung
der Hämoglobinopathien und Thalassämien

J. Horst

3.1 Einleitung

In den industrialisierten Ländern gewinnen in zunehmendem Maße genetisch bedingte Erkrankungen an Bedeutung, seit die großen Seuchen (Infektionen) hier nicht mehr existieren. Man schätzt beispielsweise, daß die 3–4% aller Neugeborenen, die an Krankheiten oder Abnormalitäten leiden, bei denen genetische Faktoren eine größere Rolle spielen, in den größeren klinischen Zentren der Grund sind für bis zu einem Drittel aller stationären Einweisungen bei Kindern und für die Hälfte aller Todesursachen im Kindesalter. Bei ca. der Hälfte dieser Erkrankungen oder Abnormalitäten handelt es sich um sog. monogene Erbleiden (etwa 1% der Neugeborenen) und um Chromosomenstörungen (0,5%), wobei die letzteren mikroskopisch diagnostizierbar sind.

Bei der Entwicklung genanalytischer Verfahren stehen im Augenblick und auch in näherer Zukunft die Einzelgendefekte im Vordergrund. Von diesen monogenen Erbleiden, also solchen Störungen, bei denen ein Gen defekt ist, hat man bisher 3907 katalogisiert, überwiegend auf der Basis von Familienuntersuchungen [37]. Nur etwa 10% davon sind mit Hilfe konventioneller Proteinanalysen diagnostizierbar. Die proteinchemischen Methoden sind unter gängigen pränataldiagnostischen Bedingungen jedoch nur in weniger als einem Drittel dieser Fälle einsetzbar.

Bei vielen relativ häufigen und schweren Erkrankungen, wie z.B. der Duchenne-Muskeldystrophie, ist der primäre Gendefekt nicht bekannt. Es ist meist mit proteinchemischen Methoden nicht möglich, gesunde Träger des defekten Gens auszumachen und eine pränatale Diagnose zu stellen.

Unter Berücksichtigung dieser Zusammenhänge verfolgt man mit genanalytischen Methoden zwei Hauptziele: Das erste Ziel ist der Einsatz von isolierten menschlichen Genen für eine Diagnostik in Bereichen, in denen risikoreichere Techniken dadurch abgelöst werden können, z.B. bei der pränatalen Diagnostik von Hämoglobinopathien und Thalassämien. Hier wird inzwischen die Fetoskopie ersetzt durch die risikoärmere Amniozentese oder die zu einem noch früheren Zeitpunkt mögliche Chorionbiopsie mit nachfolgender Genanalyse. Im Vordergrund steht hier die Tatsache, daß das Hämoglobingenprodukt in Amnionflüssigkeitszellen oder Chorionzotten nicht gebildet und daher die Genanalyse notwendig wird. Das zweite Hauptziel ist die Entwicklung von Methoden zur Erfassung von Erkrankten und Merkmalsträgern, bei denen mit Hilfe konventioneller Methoden eine Diagnostik in absehbarer Zukunft nicht zu erwarten ist (z.B. bei der Duchenne-Muskeldystrophie etc.).

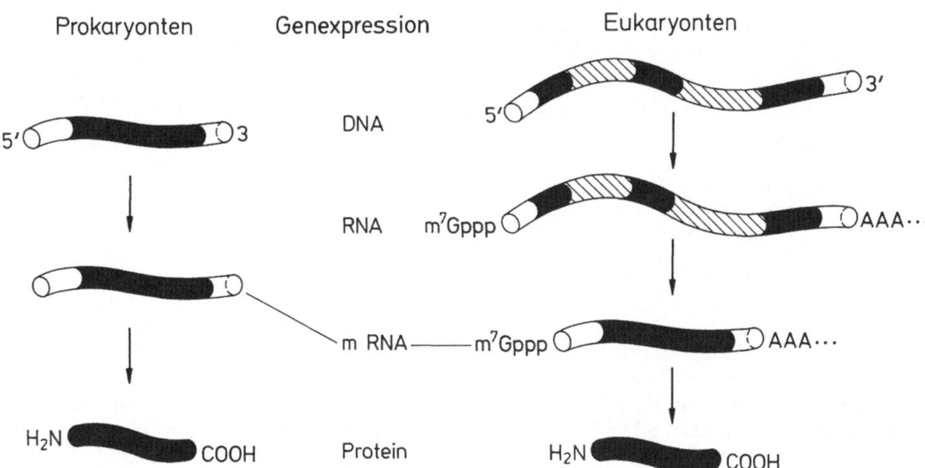

Abb. 3.1. Umsetzung der DNA-Information in das Genprodukt bei Pro- und Eukaryonten. *Schwarz* (bei DNA und RNA): kodierende Abschnitte; *weiß:* nichtkodierende Regionen; *gestreift:* Introns

Bezüglich der Zusammensetzung sowie der Struktur und Funktion des Erbmaterials wird auf entsprechende Lehrbücher der molekularen Genetik verwiesen [31]. Ganz grob sei dazu angemerkt, daß sich das genetische Material in der animalen Zelle – also auch der menschlichen – im Zellkern auf den Chromosomen befindet, sieht man von den mitochondrialen Genen einmal ab. Dieses Erbmaterial, bestehend aus langen Desoxyribonukleinsäure (DNA)-Fäden, beinhaltet schätzungsweise mindestens 50 000 Gene und zusätzlich einen sehr hohen Anteil an DNA-Sequenzen, deren Funktion größtenteils noch unklar ist. Man kann jedoch davon ausgehen, daß bestimmte Anteile hiervon regulatorischen Aufgaben vorbehalten sind.

Der Weg vom Gen zum Protein, also die Umsetzung der DNA-Information in das Genprodukt, beinhaltet eine Reihe von Schritten, die in Abb. 3.1 skizziert sind. Entsprechend dem komplexeren Genaufbau bei Eukaryonten (kernhaltigen Zellen; hierzu gehören auch die animalen Zellen) gegenüber dem bei Prokaryonten (kernlosen Zellen, also den Bakterien) sind auch die Fertigungsschritte zum Protein komplizierter. So müssen bei den meisten eukaryoten Genen während dieses Prozesses zunächst aus der kopierten Ribonukleinsäure (RNA) Zwischengensequenzen (Introns) eliminiert werden, und es erfolgt u. a. zusätzlich eine Reihe weiterer Modifikationsschritte (wie die Anheftung einer m⁷-Gppp-Kappe an das 5'-Boten-RNA (mRNA)-Ende und eines Poly-(A)-Restes an das 3'-Ende), bevor in den Proteinfabriken der Zelle, den Ribosomen, das Genprodukt hergestellt werden kann.

Die Voraussetzungen für die Erfüllung der oben genannten gendiagnostischen Ziele wurden durch neue methodische Entwicklungen der molekularen Biologie und Genetik innerhalb der letzten 10–15 Jahre geschaffen. Heute ist es prinzipiell leichter, mit DNA, also der Erbsubstanz, zu arbeiten als mit jedem anderen Makromolekül – eine Umkehr der Verhältnisse von vor 10 Jahren. Die Ursache dieser Entwicklung basiert auf der Entdeckung der Restriktionsenzyme (Abb. 3.2), der Möglichkeit des molekularen Klonens und der Einführung einfacher Methoden zur Auftrennung, Sichtbar-

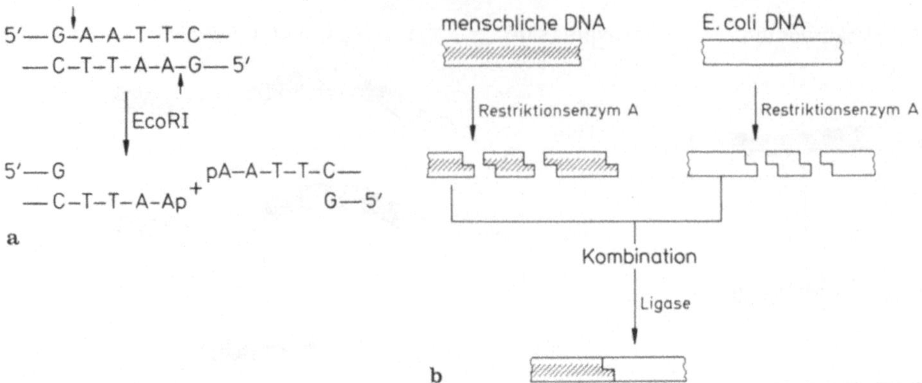

Abb. 3.2 a, b. Spaltung von DNA mit einer Restriktionsendonuklease und Ligierung der Spalt-produkte mit DNA-Ligase. **a** Die Spaltstellen innerhalb der Erkennungssequenz für EcoRI sind mit *kleinen Pfeilen* bezeichnet. *A, C, G, T* sind Abkürzungen für die Desoxyribonukleotide. **b** DNA jeglicher Herkunft (hier menschliche und bakterielle) lassen sich nach spezifischer Spaltung miteinander kombinieren

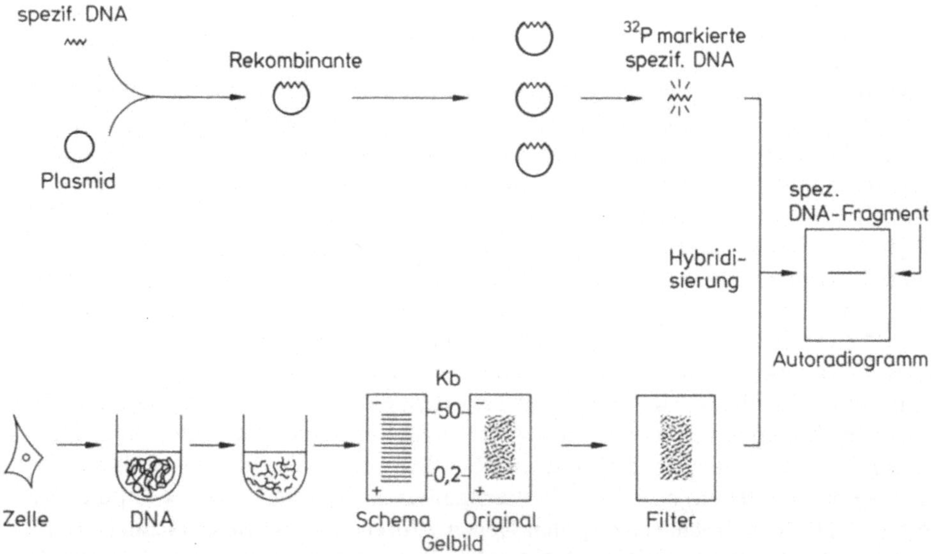

Abb. 3.3. Nachweis spezifischer DNA-Fragmente. Extrahierte zelluläre DNA wird mit Restrikti-onsenzymen gespalten, die Bruchstücke gelelektrophoretisch der Größe nach aufgetrennt und auf einen Filter (z. B. Nitrozellulose) übertragen. Mit Hilfe einer radioaktiv markierten DNA-Sonde (oberer Bildteil zeigt deren Vermehrung und Markierung) werden zu ihr komplementäre Sequenzen auf dem Filter aufgespürt. Eine Röntgenfilmexposition führt zu diagnostischen DNA-Mustern

machung und Sequenzierung von DNA. Ohne auf Einzelheiten einzugehen, sollte er-wähnt werden, daß man mit Restriktionsenzymen jede DNA in ganz definierte Bruch-stücke zerlegen, daß man Gene, Gen- bzw. DNA-Fragmente verknüpfen und mit Klo-nierungsmethoden beliebig vermehren kann; all diese DNA-Bruchstücke lassen sich größenmäßig auftrennen und selektiv sichtbar machen (Abb. 3.3).

Die Anwendung dieser Methoden hat zu einer qualitativen Veränderung unseres Bildes von der menschlichen Genstruktur und Organisation geführt und zu solch neuen Ausdrücken wie Genbibliothek, gespaltene Gene, Pseudogene, Transposons und bildhaften Begriffen wie Schrotschußexperiment oder das Entlanggehen bzw. -springen an Chromosomen; diese Begriffe veranschaulichen diese Revolution und bereichern das Lexikon der modernen Humangenetik.

Die Entwicklung einer Gendiagnostik ist zunächst für alle Erbkrankheiten möglich, bei denen man den Gendefekt kennt und bei dem man das normale Gen oder Teile davon isoliert hat. Die Diagnostik auf der Genebene ist gekoppelt an die Analyse der DNA in Zellen, wobei es unerheblich ist, welchen Zellen die DNA entnommen wird, Blutzellen oder anderen, da alle Körperzellen (von wenigen Ausnahmen abgesehen) die gleiche Geninformation tragen. Sie unterscheiden sich im wesentlichen nur dadurch voneinander, daß unterschiedliche DNA-Bereiche aktiviert sind.

Von den bisher isolierten Genen spielen für die Diagnostik z. Z. die wichtigste Rolle die Globingene, und zwar im Zusammenhang mit der Gendiagnostik bei Hämoglobinopathien und Thalassämien. Das gendiagnostische Prozedere wird deshalb im folgenden auch anhand dieser Erkrankungsgruppen erläutert.

3.2 Das menschliche Hämoglobinsystem

Einführend sollen hier die normalen Verhältnisse des menschlichen Hämoglobinsystems kurz in Erinnerung gebracht werden. Entsprechend der Präsenz unterschiedlicher Globine in der Embryonal-, der Fetal- und der Erwachsenenperiode beim Menschen – Hb Gower I, Hb Gower II und Hb Portland beim Embryo; HbF beim Fetus und in der Hauptsache HbA und HbA_2 beim Erwachsenen – finden wir zu unterschiedlichen Zeitpunkten unseres Lebens die Produktion unterschiedlicher Globinketten (Abb. 3.4).

Über den Mechanismus des sequentiellen Ab- und Anschaltens der Globinsynthese gibt es heute noch keine genauen Erkenntnisse. Sicher scheint zu sein, daß bei inaktiven Genbereichen das Cytidin von CG-Dimeren häufiger methyliert ist als in aktiven Genbereichen [4]. Die Regelung der sequenziellen Expression ist z. Z. Gegenstand mehrerer Forschungsprogramme.

Die Globine werden kodiert von zwei Globingenkomplexen, dem α-Globingenkomplex, lokalisiert auf dem kurzen Arm des Chromosoms 16, und dem β-Globingenkomplex, lokalisiert auf dem kurzen Arm des Chromosoms 11, in der Nachbarschaft des Insulingens, des H-ras-1-Onkogens und des Parathormongens [25]. Die Gruppe der α-Globingene (5'-3'-Richtung: ζ, $\psi\zeta$, $\psi\alpha1$, $\alpha2$, $\alpha1$) nimmt etwa 30 000 Basenpaare (Bp) [= 30 Kilobasenpaare (Kb)] ein und die β-Globingengruppe (5'-3'-Orientierung: ε, $^G\gamma$, $^A\gamma$, $\psi\beta1$, δ, β) etwa 50 Kb. Neu in der Genetik sind die Pseudogene ($\psi\alpha1$, $\psi\beta1$, $\psi\zeta$), die den bekannten Genen ähneln und wohl durch Genduplikationen entstanden sind. Durch Punktmutationen, Deletionen und Additionen sind sie jedoch „verkrüppelt" und nicht in der Lage, für Proteine zu kodieren.

Bei der Maus hat man inzwischen mehrere α-Pseudoglobingene gefunden, die z. T. auf andere Chromosomen verteilt sind [32]. Dieser Umstand und vergleichbare Beobachtungen bei anderen Genen legen durchaus einen Gedanken nahe, den P. Leder geäußert hat, nämlich daß die Globingenfamilie und auch andere Gengruppen Pseu-

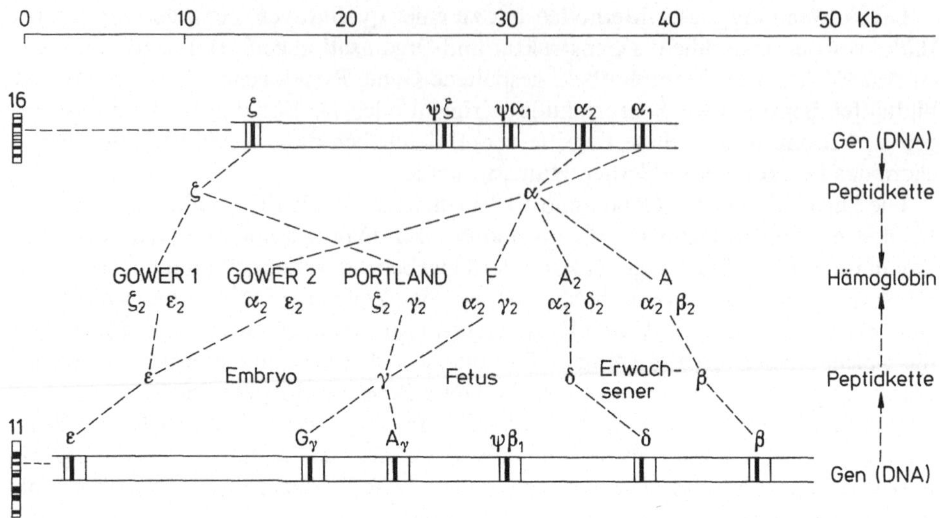

Abb. 3.4. Das normale menschliche Hämoglobinsystem. α- und β-Globingenkomplexe (Ausdehnung angegeben in Kb), lokalisiert auf den Chromosomen 16 bzw. 11, kodieren für die entsprechenden Globine der Embryonal-, Fetal- und Erwachsenenperiode

dogene in andere Chromosomen schleudern wie ein Vulkan Gesteinsmassen in die Umgebung. Über Funktion und weitere Möglichkeiten von Pseudogenen gibt es bisher nur Spekulationen: Vielleicht enthalten sie bestimmte regulatorische Elemente. Vielleicht sind es aber auch die Ausgangsstufen für potentielle neue Gene. Man könnte sich vorstellen, daß infolge fehlenden Selektionsdrucks solche Gene frei divergieren können, bis schließlich eine neue Funktion aus solchen Prozessen hervorgeht. Eines ist jedoch sicher: Im Rahmen der Gendiagnostik haben sie inzwischen einen festen Platz.

Die Globinpeptidketten werden von den aktiven Genen kodiert und bilden zusammen mit dem Häm das Hämoglobinmolekül. Dieses Molekül besteht beim Fetus und Erwachsenen aus zwei α-ähnlichen und zwei β-ähnlichen Peptidketten und das überaus komplexe molekulare Atmen – die Aufnahme und Abgabe von O_2 bzw. CO_2 – beruht auf spezifischen Wechselwirkungen, die die 4 Hämpeptidketten bei diesem Vorgang miteinander vollziehen. Es ist deshalb verständlich, daß ein Aminosäureaustausch, eine Deletion oder Insertion katastrophale Folgen haben kann, wenn dadurch Bindungen zwischen den Globinketten nicht mehr möglich sind, neue hinzukommen oder Konformationsänderungen bestimmte Molekülbewegungen erschweren oder gar vereiteln. Hämoglobinopathien unterschiedlichen Schweregrads sind häufig die Folge.

Die Globingene (Abb. 3.5) wurden mit als erste menschliche Gene überhaupt isoliert und liegen heute sequenziert vor [8]. Zusammen mit der Fülle weiterer klinischer und proteinchemischer Daten haben die hier gemachten Erfahrungen Modellcharakter für die Analyse anderer monogener Defekte.

Die Feinstruktur der Globingene ist im unteren Teil der Abb. 3.5 dargestellt; am Beispiel eines α-Globingens stellvertretend für die α-Globingengruppe und eines β-Globingens für die β-Globingengruppe. Etwa 80–100 Nukleotide 5′ vom Transkripti-

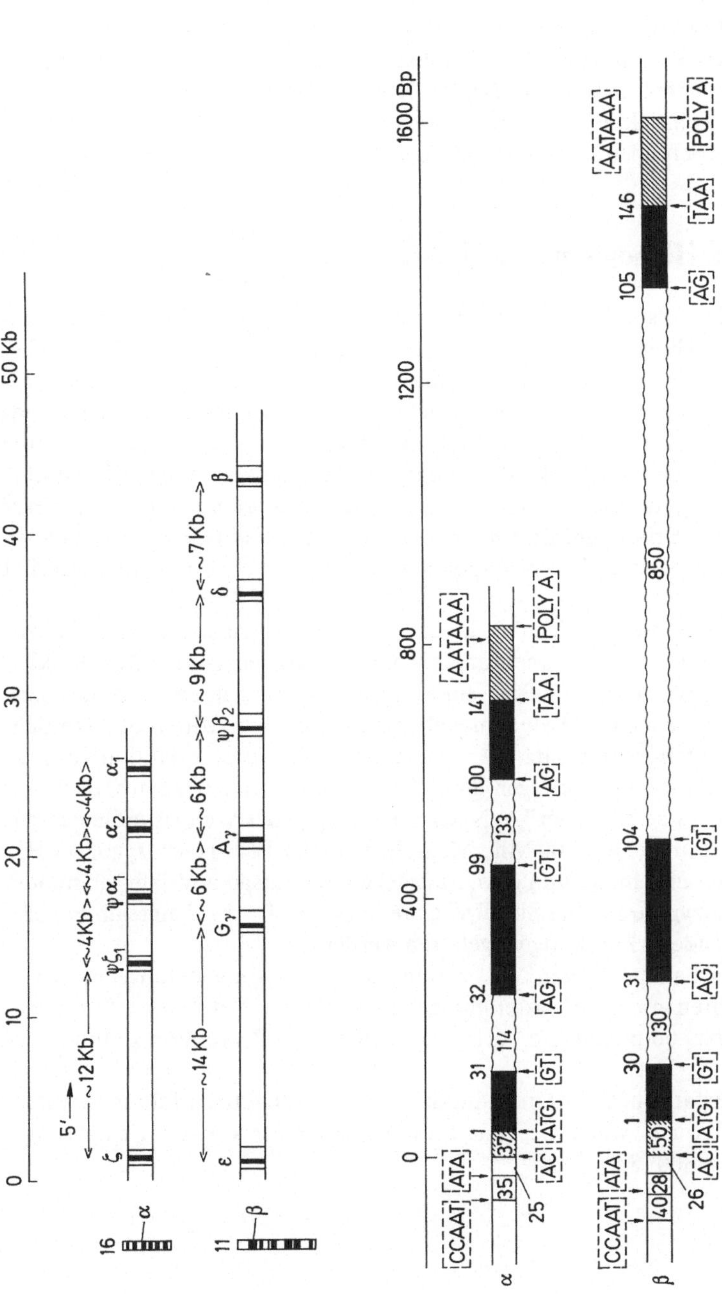

Abb. 3.5. *Oben:* Dimensionen der menschlichen Globingenregionen in Kilobasenpaaren (*Kb*). *Unten:* Feinstruktur eines α- und β-Globingens. Zahlen innerhalb der Genregionen entsprechen den Distanzen in Basenpaaren (*Bp*); Kodonnummern sind darüber angegeben

onsbeginn findet sich der RNA Polymerase-II-Anheftungsbereich und etwa 40 Nukleotide stromabwärts die ATA-Region, wohl notwendig für die Präzision des Transkriptionsbeginns; die schwarzen Blöcke entsprechen den kodierenden Genanteilen, dazwischen die Introns, die während des mRNA-Fertigungsprozesses dem Spleißvorgang zum Opfer fallen, und schließlich am 3'-Ende die Poly-A-Anheftungsstelle. Eine Reihe von Störungen der normalen Globinproduktion beruht auf Mutationen im einen oder anderen Bereich solcher Funktionsdomänen. Interessant ist, daß die auf einer relativ niedrigen Evolutionsstufe stehenden Leguminosenhämoglobine drei Introns besitzen. Das dritte Intron trennt den mittleren Globingenbereich an einer Stelle, an der zwei der vier kompakten Globinregionen miteinander verknüpft sind. Vielleicht ist man mit diesem Befund früheren Funktionen von Introns auf der Spur [41].

3.3 Menschliche Hämoglobingendefekte

Die Entwicklung diagnostischer Methoden bei Hämoglobingendefekten, den Hämoglobinopathien und Thalassämien war jahrzehntelang eine Domäne der Proteinchemiker und Hämatologen. So waren neben dem klinischen Bild die hämoglobinelektrophoretischen Daten, Aminosäureanalysen von Globinen und Blutbildbefunde grundlegende Mosaiksteine für eine Diagnose. Viel hat sich in dieser Hinsicht auch bis heute nicht geändert. Eine Erweiterung der diagnostischen Möglichkeiten hat sich seit kurzem aufgetan in bezug auf die Analyse des zugrundeliegenden molekularen Defekts und seiner pränatalen Erfassung. Zu den Proteinchemikern und Hämatologen haben sich Nukleinsäurechemiker und Gentechnologen gesellt, d. h. der Analytikerkreis hat sich erweitert.

Die Hämoglobinopathien und Thalassämien spielten in der täglichen Praxis in Mitteleuropa früher nur eine sehr untergeordnete Rolle. Sie müssen in die differentialdiagnostischen Überlegungen erst häufiger einbezogen werden, seitdem Bevölkerungsgruppen aus anderen Teilen der Welt in manchen Kommunen in Mittel- und Nordeuropa einen signifikanten Prozentsatz ausmachen. Ein ernsthaftes, quantitatives Problem jedoch bilden diese Erkrankungen im Mittelmeerraum, in Afrika, in Teilen von Asien, sowie in Nord- und Südamerika. Nach Schätzungen der Weltgesundheitsorganisation (WHO) [57] sind einige 100 Mill. Menschen auf der Erde heterozygot für Hämoglobingendefekte, und man kann davon ausgehen, daß insgesamt jährlich mindestens 200 000 Homozygote für die Sichelzellenanämie und für β-Thalassämien, also beides letal verlaufende Erkrankungen, geboren werden.

Hochrechnungen haben ergeben, daß zumindest in den Entwicklungsländern in den nächsten 20 Jahren mit einer Verdopplung der betroffenen Neugeborenen zu rechnen ist, und die WHO empfiehlt u. a., dringend Schritte zur Prävention zu unternehmen [57].

Entsprechende Erfahrungen hat man auf Sardinien in den letzten Jahren gemacht; die β-Thalassämiefrequenz wurde bei Neugeborenen innerhalb kürzerer Zeit herabgesetzt von 1:250 auf 1:800 [5].

3.4 DNA-diagnostische Analyse bei Hämoglobinopathien

Die Globingendefekte teilt man gewöhnlich ein in Hämoglobinopathien und Thalassämien. Während es sich bei den Hämoglobinopathien um eine qualitative Störung der normalen Globinproduktion handelt, liegt bei den Thalassämien eine Störung quantitativer Art vor. Von den bis heute mehreren Hundert bekannten Hämoglobinvarianten, hierzu gehören die Hämoglobinopathien, sind die meisten durch einen einzelnen Aminosäureaustausch bedingt. Bekannt geworden sind aber auch Peptidkettenverlängerungen oder -verkürzungen. Entdeckt wurden die Hämoglobinvarianten zumeist im Rahmen klinischer Untersuchungen, sei es aufgrund unterschiedlicher elektrophoretischer Mobilitäten, veränderter Sauerstoffaffinitäten oder eines abweichenden Löslichkeitsverhaltens des Hämoglobins. Die durch die Hämoglobinvarianten hervorgerufene klinische Symptomatik ist für jeden Typ unterschiedlich und reicht von unauffällig bis prognostisch ungünstig. Molekulargenetisch gehen die Varianten zurück auf Punktmutationen, Deletionen und Insertionen.

Am bekanntesten, weil am häufigsten vorkommend, ist das Sichelzellenhämoglobin HbS. Merkmalsträger für HbS, d. h. Personen, die heterozygot für HbS sind und damit ein normales und ein defektes Gen tragen, sind klinisch unauffällig, es sei denn, sie nehmen bestimmte Arzneimittel, etwa Antimalariamittel, oder sie werden einer Hypoxie ausgesetzt. HbS wird sowohl in den gesamten tropischen Regionen Afrikas, als auch bei der schwarzen Bevölkerung in den USA und in anderen Staaten gefunden, deren Vorfahren aus Afrika stammen. In einigen Teilen Afrikas sind bis zu 45% der Bevölkerung Träger des Sichelzellengens.

Das technische Vorgehen bei der Hämoglobingendiagnostik bzw. bei der Gendiagnostik ganz allgemein ist in Abb. 3.3 schematisch dargestellt. Die zelluläre DNA wird mit Restriktionsenzymen an spezifischen Stellen gespalten. Entscheidend ist, daß bei

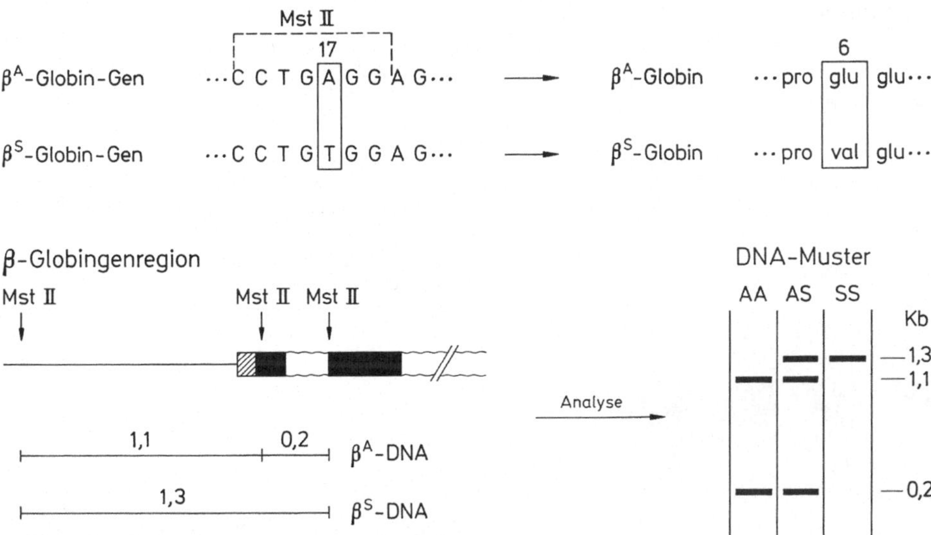

Abb. 3.6. DNA-Diagnose der Sichelzellenanämie. Normalallele sind durch *A*, Sichelzellenallele durch *S* gekennzeichnet

der Spaltung menschlicher Gesamt-DNA unzählige Bruchstücke entstehen, die elektrophoretisch der Größe nach aufgetrennt werden, daß aber nur diejenigen mit einer spezifischen DNA-Sonde sichtbar werden, die das in Frage kommende Gen oder Teile davon enthalten. In Abb. 3.3 rechts oben ist die DNA-Sonde sowie ihre Vermehrung mit Klonierungstechniken und ihre radioaktive Markierung angedeutet. Diese spezifische radioaktiv markierte Gensonde verbindet sich unter entsprechenden Hybridisierungsbedingungen nur mit komplementären Sequenzen, und man findet so unter den bis zu vielen Millionen vorliegenden anderen DNA-Fragmenten das gesuchte komplementäre heraus. Die Suche nach der „Nadel im Heuhaufen" hat hier Erfolg.

Bei der DNA-Diagnostik unterscheidet man prinzipiell zwei Analyseformen: die direkte und die indirekte. Die direkte DNA-Diagnostik soll am Beispiel der Sichelzellenanämie verdeutlicht werden (Abb. 3.6). Charakterisiert ist die Sichelzellenanämie durch eine Mutation im β-Globingen in Position 17 von Adenin (A) zu Thymin (T). Dies führt zu einem Aminosäureaustausch in Position 6 des Globins von Glutaminsäure zu Valin. Das Restriktionsenzym Mst II spaltet die normale menschliche DNA u. a. an dieser Stelle; die zu βS mutierte DNA wird jedoch aufgrund der Mutation in Position 17 des β-Globinkodons von dem Enzym Mst II an dieser Stelle nicht mehr erkannt, und statt zweier kleiner DNA-Fragmente entsteht ein größeres. Gesunde βS-Genträger haben sowohl das große als auch die kleineren Fragmente. Damit ist eine Pränataldiagnostik an der DNA der Amnionflüssigkeitszellen oder von Chorionbiopsiematerial möglich. Eine entsprechende Analyse zeigt die Abb. 3.7. Hier wurde die pränatale HbS-Diagnostik an Chorionzotten vorgenommen.

Das zweite Beispiel beschreibt die direkte DNA-Diagnostik beim HbM-Milwaukee, bei dem im Gegensatz zum HbS-Gen durch die Punktmutation eine neue Restriktionsschnittstelle entstanden ist. Es handelt sich hier um eine Hämoglobinopathie, deren wesentlichstes klinisches Charakteristikum die Zyanose ist. Das defekte Globinmolekül ist unfähig, Sauerstoff reversibel zu binden, was letztlich zur Methämoglobinbildung führt.

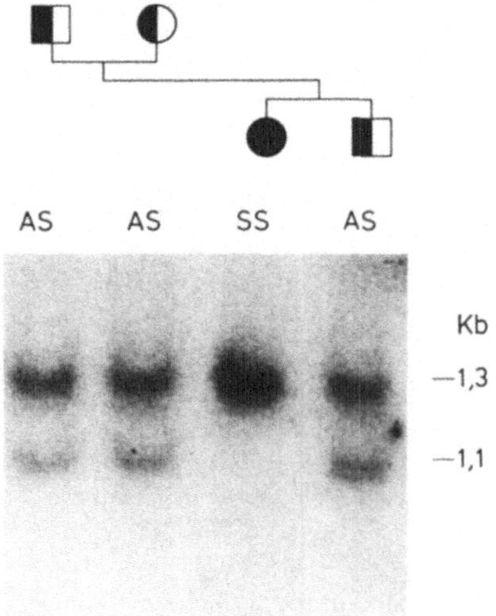

Abb. 3.7. Diagnostische DNA-Muster (*unten*) bei einer Familie mit Sichelzellengenträgern. □ männlicher bzw. ○ weiblicher Merkmalsträger für Sichelzellenanämie; ● weiblicher Sichelzellenanämiker

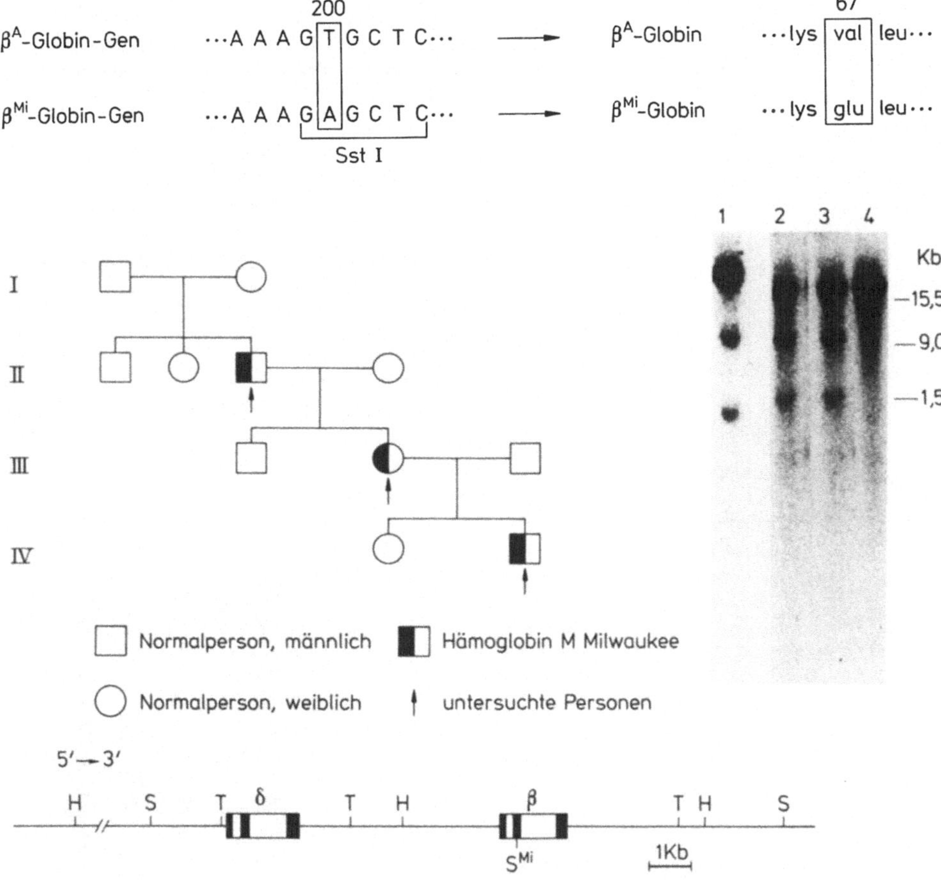

Abb. 3.8. Diagnostische DNA-Restriktionsmuster bei HbM Milwaukee

In Abb. 3.8 sind die wesentlichen Charakteristika für das HbM-Milwaukee auf der DNA- und Proteinebene verdeutlicht. Das Restriktionsenzym Sst I spaltet die normale menschliche DNA u. a. an den angegebenen Stellen; die zu HbM Milwaukee mutierte DNA wird aber zusätzlich im β-Globingen aufgrund der Transversion von T nach A in Position 200 des β-Globingens von diesem Enzym erkannt, und es entstehen zwei kleinere Fragmente. Die aufwendige Hämoglobindiagnostik kann jetzt durch eine einfache DNA-Analyse ersetzt werden [20].

Bei dem Gros der bekannten Hämoglobinopathien steht jedoch heute noch kein Restriktionsenzym für eine direkte Erfassung des Gendefekts zur Verfügung. Um aber auch hier wenigstens in einem hohen Prozentsatz der Fälle zu einer Diagnose zu kommen, bedient man sich der Tatsache, daß unsere Genome sich durch Punktmutationen voneinander unterscheiden, welche dazu geführt haben, daß sie übersät sind mit polymorphen Restriktionsendonukleasestellen. Das ist auch der Grund, warum bei verschiedenen Individuen bestimmte DNA-Bereiche gleicher Information nach Enzymspaltungen unterschiedliche DNA-Muster ergeben. Ohne den Gendefekt direkt zu er-

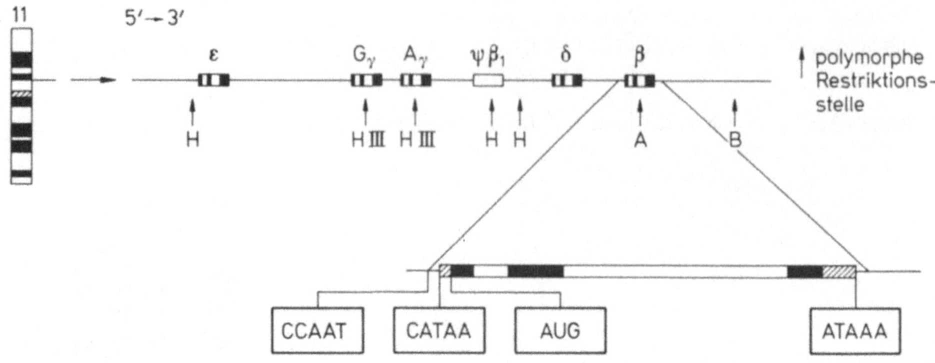

Familie mit Hb Köln/DNA-Muster

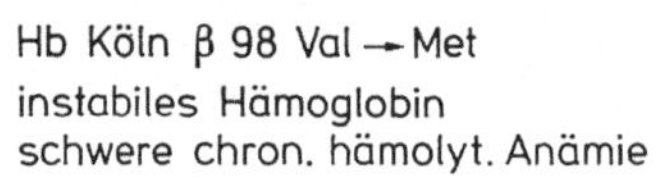

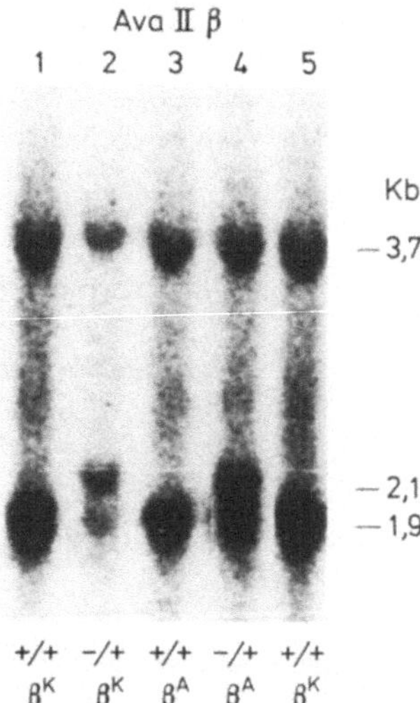

Abb. 3.9. Indirekte DNA-Diagnostik bei Familie mit Hb Köln

fassen, ist es dann möglich, mit der indirekten DNA-Diagnostik herauszufinden, mit welcher Konstellation das Defektgen gekoppelt ist (Abb. 3.19).

Polymorphe Restriktionsstellen korrelieren manchmal direkt mit einem speziellen defekten Gen. So hatte man vor einigen Jahren, als bei der Sichelzellenanämie eine direkte Gendiagnose noch nicht möglich war, herausgefunden, daß das β-Globingen von zwei Hpa-I-Schnittstellen eingerahmt ist. Die im 3'-Bereich gelegene ist variabel, und es entstehen nach Hpa I-Spaltung 7,0, 7,6 oder 13,0 Kb β-Genfragmente.

In diesem speziellen Fall war bei amerikanischen Schwarzen das HbS-Gen in etwa 87% der Fälle mit dem 13,0-Kb-Fragment gekoppelt, so daß in ca. 60% der Fälle eine DNA-Diagnose gestellt werden konnte, bei nordafrikanischen Arabern sogar in fast 100% der Fälle [27, 38].

Unser Kenntnisstand bezüglich polymorpher Restriktionsstellen im β-Globingenbereich hat sich bis heute deutlich erweitert, und von den hier bisher bekannten mindestens 13 polymorphen Restriktionsstellen eignen sich für diagnostische Zwecke in unseren Breiten besonders die in Abb. 3.9 (oben) aufgeführten.

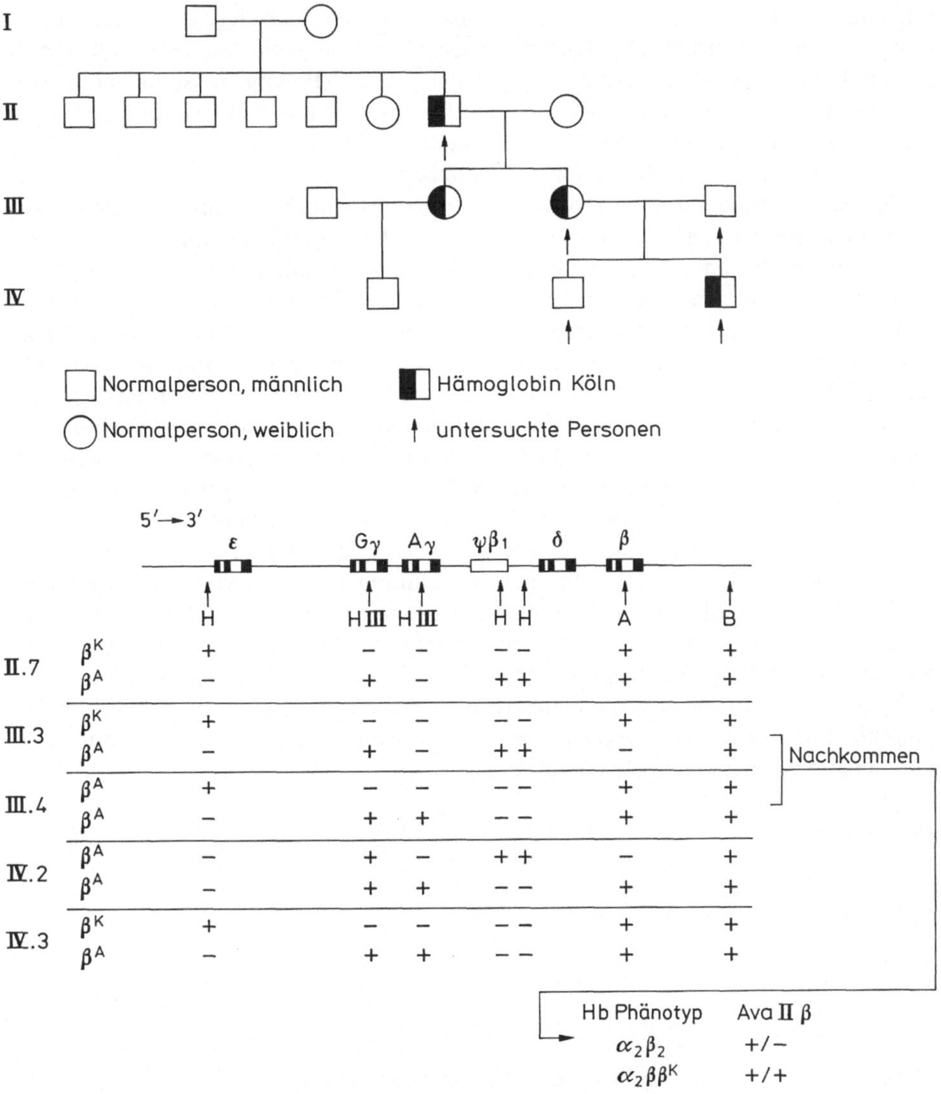

Abb. 3.10. DNA-Haplotypkonstellationen bei einer Familie mit Hb Köln

Die indirekte DNA-Diagnostik soll an entsprechenden Analysen bei der Hämoglobinopathie Hb Köln erläutert werden. Für die DNA-Analyse dieses Defekts wurden sieben DNA-Restriktionsschnittstellen im β-Globingenkomplex einbezogen, die polymorph sind und für deren Erfassung man vier Gensonden benötigt: β, $\psi\beta$, γ und ε. Bei dieser indirekten DNA-Analyseform ist die Untersuchung der chromosomalen DNA beider Eltern sowie eines betroffenen oder gesunden Kindes notwendig. In den Abb. 3.9 und 3.10 sind die Analyseergebnisse bei einer Familie mit Hb-Köln dargestellt. Bei Hb Köln ist in Position 98 der β-Kette Valin gegen Methionin ausgetauscht, was zu einem instabilen Hämoglobin und damit zu einer schweren chronischen hämolytischen Anämie führt. Eine Auswertung der sieben hier analysierten polymorphen DNA-Spaltstellen bei den bezeichneten Familienmitgliedern zeigt, daß für eine pränatale Diagnostik der γHind III- oder der βAva II-Polymorphismus herangezogen werden kann. Zukünftige Kinder mit einer Plus-Minus-Konstellation bezüglich des Ava II-Polymorphismus werden gesund sein, während solche mit der Plus-Plus-Konstellation den Hb Köln-Defekt geerbt haben.

Die beschriebene indirekte DNA-Analyseform ist jedoch – ebenso wie die bei anderen Gendefekten – nur dann erfolgreich, wenn die genannten Kopplungskonstellationen informativ sind. Andernfalls wäre z. B. eine pränatale Erfassung des Hb Köln unmöglich, da mit den herkömmlichen Hämoglobinanalyseverfahren die β-Anomalie im fetalen Blut nicht mit absoluter Sicherheit erkennbar ist. Diese diagnostische Lücke kann im Falle von Hb Köln und in zunehmendem Maße auch bei anderen Gendefekten, z. B. bei bestimmten Thalassämien etc., seit kurzem geschlossen werden durch die Verwendung synthetischer Oligonukleotidsonden, die eine direkte Analyse von Punktmutationen – bei Hb Köln die G-A-Transition [25] – zulassen. Es handelt sich hierbei um eine Genotypanalyse, bei der im Falle von Erkrankungen mit einem dominanten Vererbungsmuster, wie beim Hb Köln, normale Homozygote von Hb Köln-Betroffenen unterschieden werden. Die Analyse rezessiv vererbter Defekte verläuft analog. Die Genotypisierung läßt sich durchführen aufgrund von 2 Sätzen unterschiedlicher DNA-Muster nach Hybridisierung mit Oligonukleotiden, die komplementär zur normalen bzw. zur mutierten Gensequenz sind (Abb. 3.11 und 3.12). Nach Restriktionsspaltung, Elektrophorese und Transfer der DNA im oben erwähnten Sinne hybridisieren die spezifischen Genbereiche nur dann mit radioaktiv markierten Oligonukleotiden, wenn eine vollständige Übereinstimmung zwischen Oligonukleotid und entsprechendem Genbereich vorliegt.

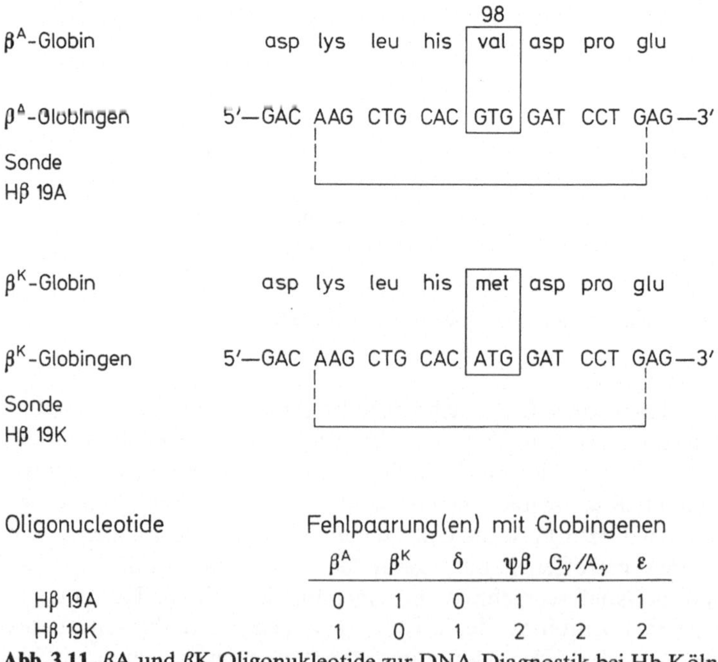

Oligonucleotide   Fehlpaarung(en) mit Globingenen

	β^A	β^K	δ	$\psi\beta$	G_γ/A_γ	ε
Hβ 19A	0	1	0	1	1	1
Hβ 19K	1	0	1	2	2	2

Abb. 3.11. βA und βK Oligonukleotide zur DNA-Diagnostik bei Hb Köln

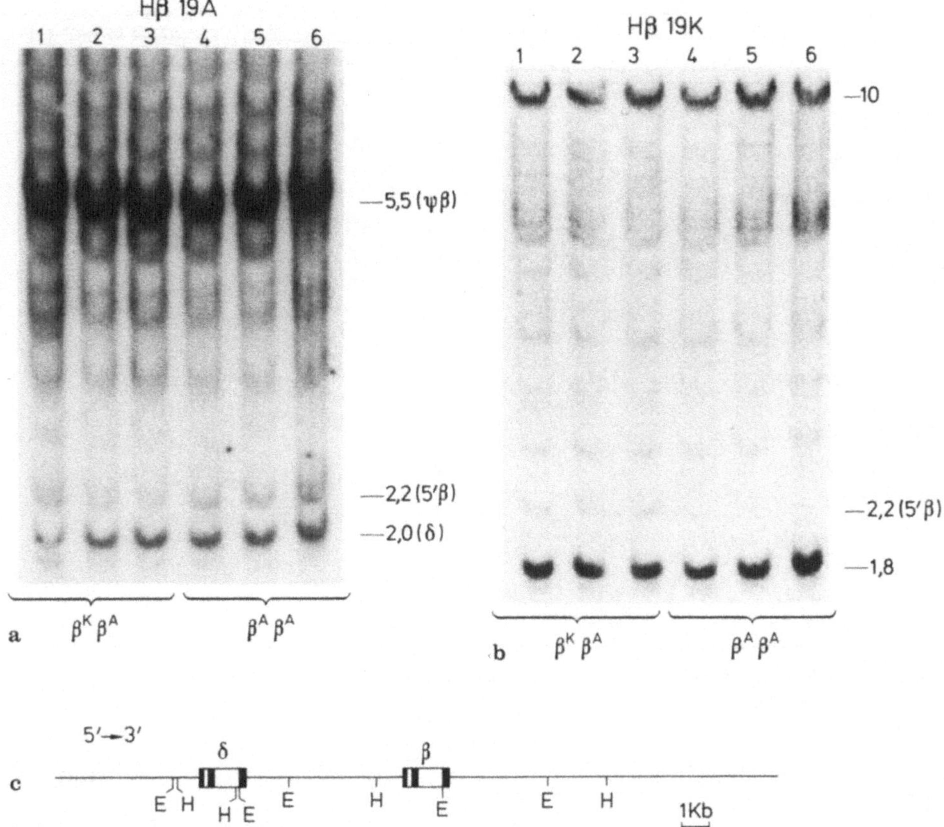

Abb. 3.12 a–c. Hb Köln. Diagnostische DNA-Muster mit Hilfe synthetischer Oligonukleotide. **a** Bei DNA von Hb Köln-Genträgern (*1–3*) hybridisiert das „Normaloligonukleotid" Hβ 19A deutlich schwächer (s. 2.2 Kb-Bande) als bei DNA von Normalpersonen (*4–6*). **b** Das „Defektoligonukleotid" Hβ 19K hybridisiert mit dem Defektgen von Hb Köln-Patienten (*1–3*), nicht aber mit dem β-Globingen von Normalpersonen (*4–6*). **c** EcoRI(*E*)-und HpaI(*H*)-Restriktionsstellen im δ-β-Globingenbereich

3.5 DNA-Diagnostik bei Thalassämien

Die Thalassämien gehören einer heterogenen Gruppe von Störungen der Hämoglobinsynthese an, in der unterschiedliche Typen molekularer Läsionen identifiziert werden konnten. Deletionen von Globinstrukturgenen oder Teilen davon sind ebenso beteiligt wie Punktmutationen, die entweder die Transkription, die mRNA-Fertigung oder die mRNA-Funktion beeinträchtigen.

Es lassen sich unter den Thalassämien im wesentlichen zwei Haupttypen unterscheiden: die α- und die β-Thalassämien; nur auf diese soll im folgenden eingegangen werden. Bei beiden Krankheitsformen haben die produzierten Globine normale Aminosäuresequenzen, jedoch sind sie mengenmäßig reduziert. Die α- und β-Thalassämien sind definiert durch eine herabgesetzte oder fehlende α- oder β-Globinkettenproduktion. Die pathophysiologischen Mechanismen bei diesen Erkrankungen werden letzt-

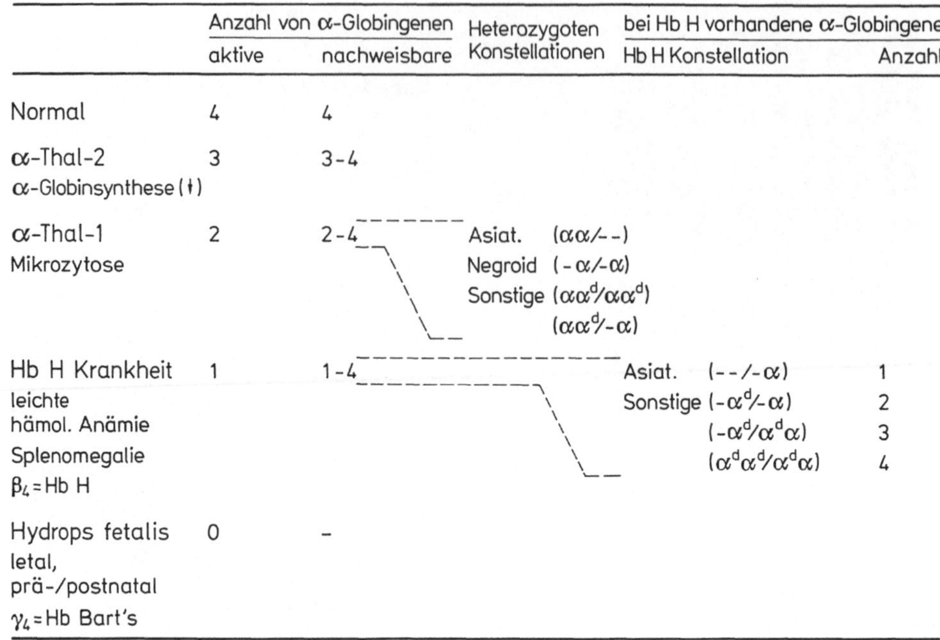

Abb. 3.13. Phänotyp und Genotyp bei α-Thalassämiesyndromen; d = defekt

lich durch das Ungleichgewicht zwischen α- und β-ähnlichen Globinketten ausgelöst.

Bisherige Befunde auf der Genebene bei α-Thalassämien sind in Abb. 3.13 zusammengefaßt. Klinisch lassen sich bekanntlich vier charakteristische Syndrome zunehmenden Schweregrads voneinander unterscheiden: 1) Die α-Thalassämie-2, klinisch stumm, mit nur geringfügig herabgesetzter α-Globinsynthese. Aktiv sind drei, vorhanden 3–4 α-Globingene. 2) Die α-Thalassämie-1, auch heterozygote α-Thalassämie genannt, mit Mikrozytose der Erythrozyten, aber ohne signifikante Anämie. Aktiv sind zwei und vorhanden 2–4 α-Globingene. 3) Die Hämoglobin-H-Erkrankung, die gekennzeichzet ist durch eine leichte hypochrome hämolytische Anämie und Splenomegalie, bedingt durch das instabile HbH (β_4). Aktiv ist ein α-Globingen, vorhanden sind 1–4 α-Globingene. 4) Die Homozygotie des α-Thalassämie-1-Defekts, die zum letalen Hydrops fetalis-Hb Bart's (γ_4)-Syndrom führt. Aktiv ist kein α-Globingen, vorhanden sind 0–4.

Die α-Thalassämiesyndrome sind bei der schwarzen und asiatischen Bevölkerung fast ausschließlich bedingt durch α-Globingendeletionen. Das Ausmaß der Deletionen im α-Genkomplex ist sehr unterschiedlich in einzelnen Populationen und z. T. auch noch nicht bekannt. Besonders bei Mittelmeeranrainern, aber auch bei Mitteleuropäern kommen neben den Deletionsmutanten auch α-Thalassämien vor, bei denen wahrscheinlich Punktmutationen vorliegen [18]. In Abb. 3.14 sind die bisher bekannten Deletionsbereiche zusammengefaßt. Die schwarzen Anteile entsprechen dem nachgewiesenen Deletionsumfang; schraffierte Bereiche zeigen an, daß die genaue Ausdehnung des Defekts unbekannt ist. DNA-diagnostische Untersuchungen können bei α-Tha-

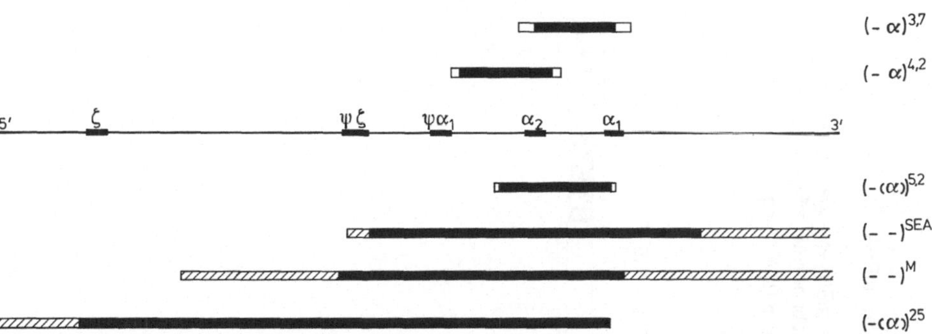

Abb. 3.14. Deletionen im α-Globingenkomplex bei α-Thalassämien in Kb (3,7; 4,2; 5,2; 25) unter Berücksichtigung bestimmter Verhältnisse im Mittelmeerraum (*M*) und in Südostasien (*SEA*). (Nach: Griese et al. [18])

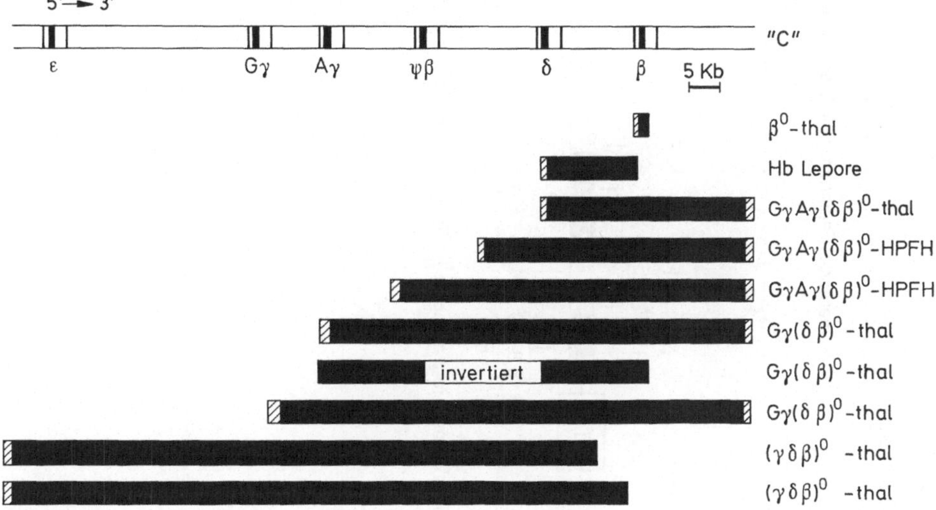

Abb. 3.15. Deletionen im β-Globingenkomplex. (Nach: Weatherall et al. [52])

lassämien indiziert sein, um α-Thalassämie-1- und α-Thalassämie-2-Zustände in Familien voneinander abzugrenzen. Die Hauptindikation zur Pränataldiagnostik bei α-Thalassämien liegt im Ausschluß eines Hydrops-fetalis-Hb Bart's Syndrom.

Was die β-Thalassämien angeht, so handelt es sich in der Regel um schwere und schwerste Erkrankungsbilder, die häufig schon im Kindes- bis Jugendlichenalter zum Tode führen. Auch bei den β-Thalassämien ist der zugrundeliegende molekulare Defekt im wesentlichen eine Punktmutation, Deletion oder Insertion. Die Abb. 3.15 zeigt eine Zusammenstellung bisher gefundener Deletionstypen, die den β-Globingenkomplex betreffen. Das Gros der bei β-Thalassämien bisher genauer analysierten Defekte machen jedoch die Punktmutationen aus, und die Klonierung der Defektgene mit nachfolgenden DNA-Sequenzanalysen [28, 43, 49]; auch Genexpressionsexperimente [50] haben wesentlich zum Verständnis der molekularpathologischen Zustände beigetragen.

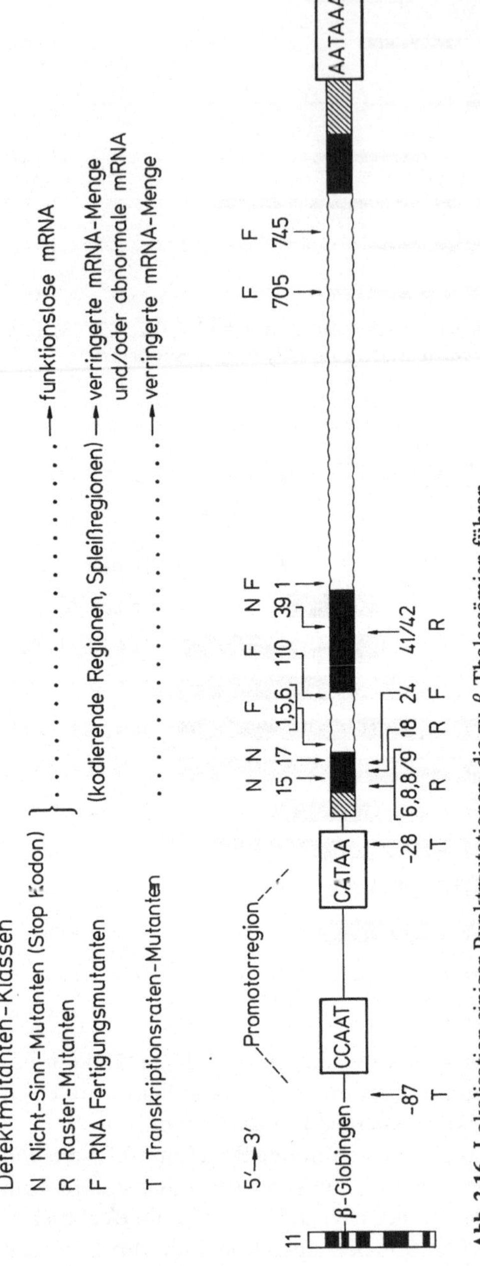

Abb. 3.16. Lokalisation einiger Punktmutationen, die zu β-Thalassämien führen

Diesen Untersuchungen zufolge lassen sich die β-Thalassämien im wesentlichen bezüglich der Bildung von RNA-Mutantenklassen gruppieren [43]. Es werden also RNA-Moleküle gefertigt, die nicht für normale Globinketten kodieren können. Die Positionen einiger der bisher über 30 bei den β-Thalassämien gefundenen Mutationen sind in Abb. 3.16 wiedergegeben; zwei dieser Mutationen, mit T bezeichnet, liegen in der

Promotorregion in Position -87 und -27. Bei diesen β^+-Thalassämien ist die verringerte β-Globinproduktion auf deutlich verminderte RNA-Transkriptionsraten zurückzuführen. Die mit N bezeichneten Positionen zeigen Punktmutationen an, die zu Stoppkodonen führen (die zumindest in mediterranen Gebieten am häufigsten vorkommende befindet sich im Kodon 39); die mit R bezeichneten verursachen Rasterverschiebungen und damit letztlich eine funktionslose mRNA. Besonders interessant sind auch solche Mutationen (F), die die Spleißstellen betreffen. Durch sie werden neue Spleißstellen geschaffen oder sekundäre, bis dahin inaktive, in Funktion gesetzt, wodurch dann letztlich Proteine entstehen, die mit den Globinpeptidketten nicht mehr viel gemein haben.

Spleißvorgänge dienen der Eliminierung nichtkodierender Zwischengensequenzen, auch Introns genannt (s. o. bei Genaufbau). Die Spleißvorgänge werden durch kurze Signalsequenzen (am 5'-Beginn durch GT und am 3'-Ende durch AG) initiiert, wobei die den Spleißvorgang steuernden Moleküle kurze Nukleotidfolgen zu erkennen scheinen, sowohl an den Intronenden als auch im Intron, und unter bestimmten sterischen Voraussetzungen optimal den Spleißvorgang regulieren. Andere Sequenzen, die Spleißregionen ähneln, werden möglicherweise ebenfalls von Spleißenzymen erkannt. Wegen besserer sterischer Voraussetzungen der eigentlichen Spleißregion werden sie aber wahrscheinlich erst dann berücksichtigt, wenn die ursprünglichen – beispielswei-

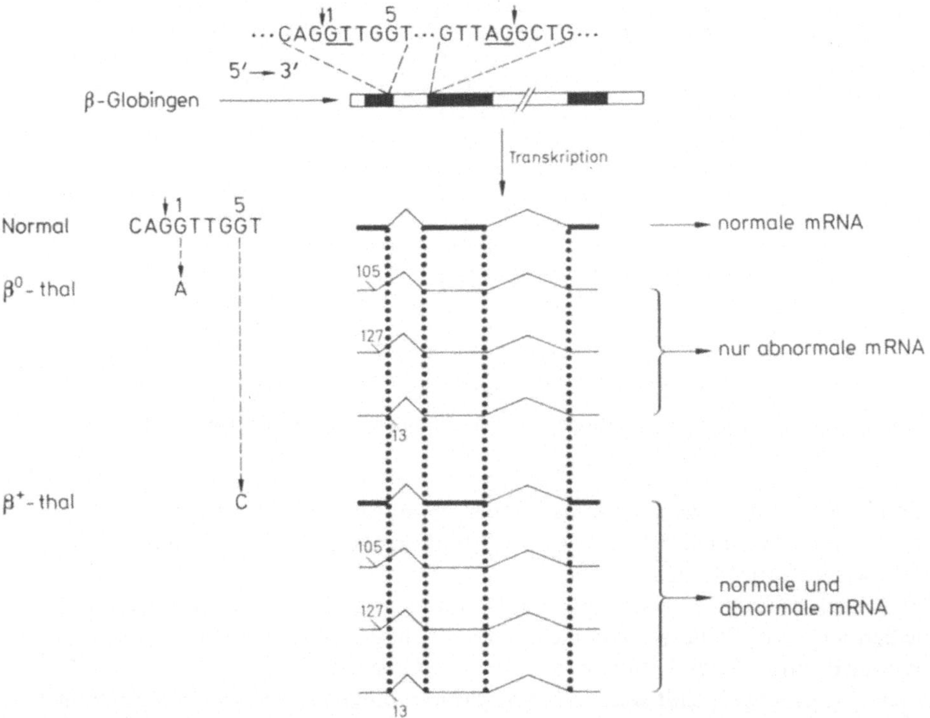

Abb. 3.17. Einfluß von Punktmutationen auf Spleißvorgänge. Bedingt die Mutation ausschließlich abnormale mRNA bei abnormalen Spleißern in Exonpositionen 105 und 127 bzw. Introposition 13, so führt dies zur β°-Thalassämie. Eine nur teilweise fehlerhafte mRNA Produktion hat eine β^+-Thalassämie zur Folge. (Nach: Treismann et al. [50])

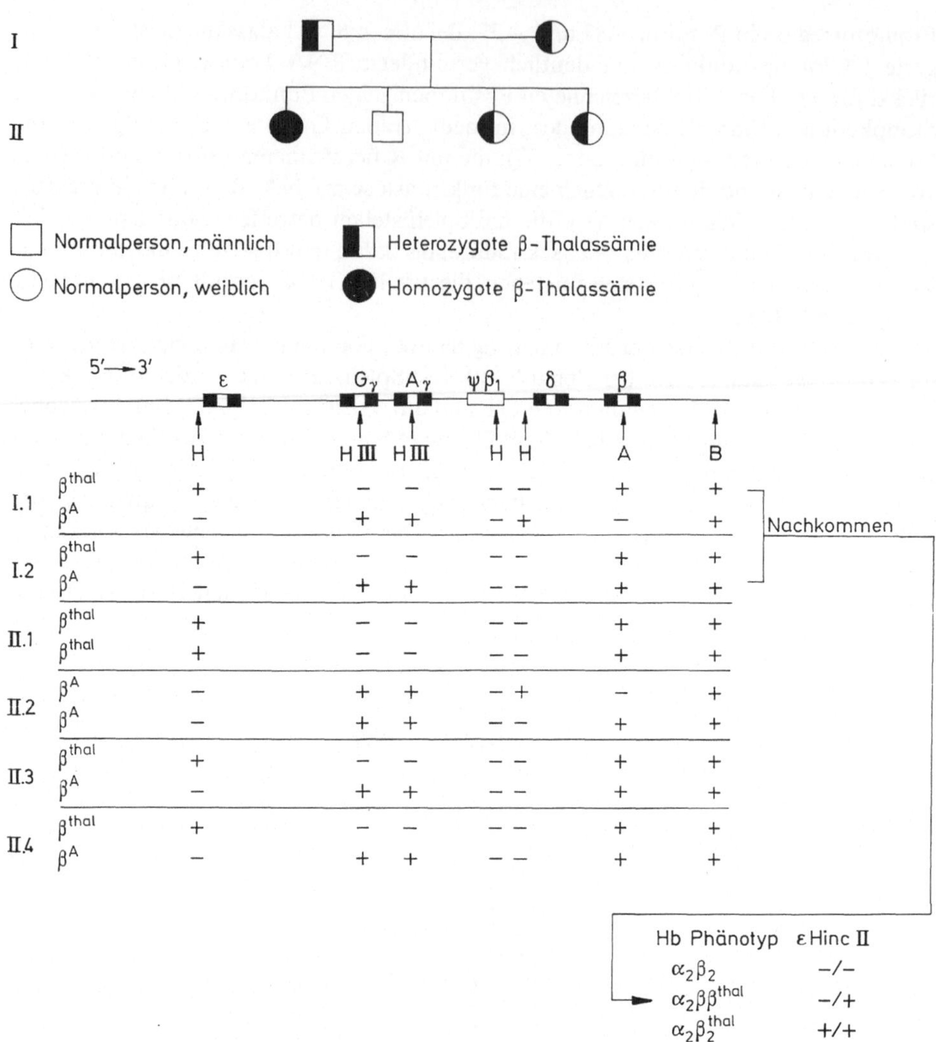

Abb. 3.18. DNA-Haplotypkonstellationen bei einer Familie mit β-Thalassämiegenträgern

se durch Mutationen – ausfallen. Das Fehlen der normalen bzw. die Bildung von abnormaler mRNA sind hier die Folgen der Mutation und der Grund für die β-Thalassämien, wie in Abb. 3.17 ausgeführt.

Der Austausch des 1. Intronnukleotids von G nach A unterbindet das korrekte Spleißen an dieser Stelle vollkommen. Eine β°-Thalassämie ist die Folge. Ein Austausch in Position 5 des 1. Introns von G nach C bewirkt, daß nur noch etwa 50% der RNA korrekt gespleißt werden kann, was hier im Gegensatz zu oben genanntem Defekt zur β^+-Thalassämie führt. In beiden Fällen findet man abnormale mRNA vom gleichen Typ. Diese molekularbiologischen Erkenntnisse nutzt man für diagnostische Zwecke wiederum durch Anwendung der oben beschriebenen DNA-Analyseverfahren, den direkten und indirekten.

Die direkte DNA-Diagnostik, wie sie beispielsweise für die Erkennung des Sichelzellengens gewählt werden kann, ist bei β-Thalassämien nur in Ausnahmefällen möglich, da hier in den meisten Fällen kein Restriktionsenzym für die direkte Erfassung des Gendefekts bekannt ist. Um dennoch zu einer Diagnose zu kommen, muß man in der Mehrzahl der Fälle die oben erwähnte indirekte Genanalysemethode wählen. In Abb. 3.18 ist die Haplotypanalyse bei einer Familie mit einem an β-Thalassämie erkrankten Kind angegeben. Gendiagnostisch verwertbar ist u. a. der ε Hinc II-Polymorphismus. In diesem Beispiel ist das Vorhandensein der ε Hinc II-Stelle gekoppelt mit dem β-Thalassämiegen, und es läßt sich voraussagen, welche Konstellationen vorliegen werden bei einem gesunden, bei einem homozygot erkrankten und einem Kind mit nur einem normalen β-Globingen. Wichtig ist hierbei die Erkenntnis, daß trotz Einbeziehung so vieler polymorpher Stellen nur in etwa 60–90% der β-Thalassämien eine eindeutige Diagnose möglich ist.

Diese Situation kann durch den zusätzlichen Einsatz der auch oben schon erwähnten Oligonukleotiddiagnostik verbessert werden. Besonders in Populationen, in denen bestimmte Mutationen gehäuft vorliegen, läßt sich durch den Einsatz dieser Techniken dann eine deutliche diagnostische Verbesserung herbeiführen [45, 46].

Untersuchungen chromosomaler Haplotypkonstellation sind aber nicht nur für DNA-diagnostische Vorgehensweisen von Interesse, sondern auch im Zusammenhang mit der Beantwortung vieler anderer Fragen. So haben beispielsweise Gianni et al. kürzlich mit Hilfe von Haplotypanalysen bei Familien mit einer heterozellulären hereditären Persistenz des fetalen Hämoglobins (HPFH) und β-Thalassämie feststellen können, daß hier die Aktivierung der γ-Globingene zumindest nicht durch Genbereiche bedingt ist, die enger mit dem β-Globingenkomplex gekoppelt sind. Nach diesen Untersuchungen ist die Lokalisation eines hierfür verantwortlichen Gens auf einem anderen Chromosom nicht ausgeschlossen (16). Bezogen auf eine Azacytidinbehandlung, z. B. bei β-Thalassämikern besagt dies auch, daß die erfolgte Demethylierung im γ-Globingenbereich wahrscheinlich nur ein Schritt eines komplexeren molekularen Wechselspiels ist, das schließlich zur Aktivierung der fetalen Gene führt.

3.6 DNA-Diagnostik bei anderen monogenen Defekten

Bei keiner anderen monogenen Erkrankung sind die DNA-diagnostischen Möglichkeiten zum gegenwärtigen Zeitpunkt so effizient wie bei den Globingendefekten. Jedoch wird sich im Zuge der ständigen Neuisolierungen von DNA-Sonden und der Entdeckung weiterer polymorpher Restriktionsstellen diese Situation mittelfristig ändern. So sind bei anderen monogenen Defekten inzwischen stetig zunehmende Erfolge zu verzeichnen, sei es auf der Ebene der Kartierung, der Isolierung und Charakterisierung von Normal- und Defektgenen (beispielsweise bei den Hämophilien) oder aber im Hinblick auf den Nachweis von Erkrankungen oder deren Anlage, bei denen auslösende Ursachen nicht einmal auf der Stoffwechselebene bekannt sind (z. B. Mukoviszidose). Gerade für die zuletzt genannte Erkrankungsgruppe bietet die indirekte DNA-Diagnostik erstmalig die Möglichkeit, mit Hilfe von Familienuntersuchungen DNA-Regionen auszumachen, die mit dem Defektgen gekoppelt sind. Schematisch ist die DNA-diagnostische Grundlage hierfür in Abb. 3.19 wiedergegeben. Aus ihr geht hervor, daß ein bestimmtes DNA-Stück von homologen Chromosomen durch dassel-

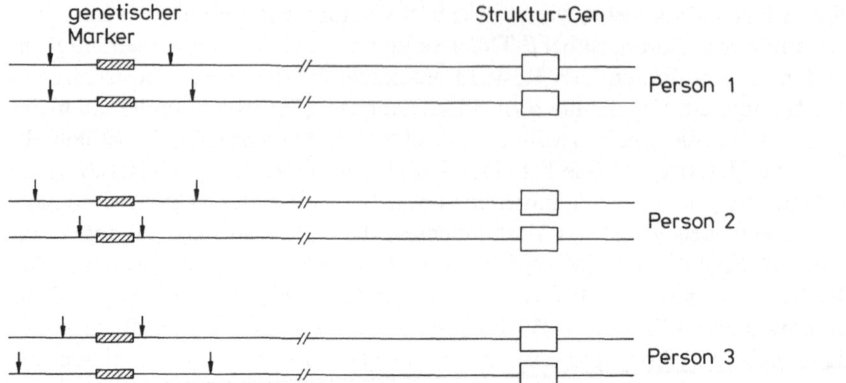

Abb. 3.19. Schema zur Kopplungsanalyse mit Hilfe von Restriktionsfragment-Längenpolymorphismen

be Restriktionsenzym mit unterschiedlich langen flankierenden Anteilen herausgeschnitten werden kann. Wegen seiner Kopplung mit einem bestimmten Zielgen (Abb. 3.19, rechts) läßt sich in Familienuntersuchungen herausfinden, welche Fragmentgröße dieses DNA-Bereichs mit dem defekten oder normalen Zielgen gekoppelt ist. In analoger Weise wurde oben die indirekte DNA-Diagnostik bei den Globingendefekten beschrieben, nur daß dabei das Zielgen bekannt und die Distanz zu ihm wesentlich geringer war, als dies beispielsweise für das Mukoviszidosegen der Fall ist (Distanz ε- bis β-Globingen ca. 50 Kb; Distanz pJ3.11 bis Muskoviszidosegen ca. 1000 Kb [36] (Tabelle 3.1)).

Die DNA-Diagnostik befindet sich, abgesehen von der günstigeren Situation bei den Globingendefekten, noch in einem Anfangsstadium, wenn auch in einer steten und raschen Weiterentwicklung. Aufgabe dieses Beitrags soll deshalb nur sein, auf einige wichtige Bereiche hinzuweisen. Aus diesem Grund sind in Tabelle 3.1 auch nur einige wichtige monogene Defekte aufgeführt, die in pränataldiagnostische Überlegungen einbezogen worden sind und bei denen sich die DNA-Diagnostik zusehends verbessert. Der interessierte Leser sei auf diesbezügliche detaillierte Zusammenfassungen hingewiesen [9, 25]. Es muß allerdings deutlich gesagt werden, daß 1) vor einer pränatalen indirekten DNA-Diagnostik jeweils anhand von Familienuntersuchungen geklärt werden muß, ob und mit welcher Sicherheit eine Diagnose gestellt werden kann – eine direkte DNA-Diagnostik ist bisher nur in den seltensten Fällen möglich; 2) die Meinungen über eine Indikationsstellung für die pränatale Erfassung verschiedener Defekte gehen noch stark auseinander. Es handelt sich hierbei um therapierbare Erkrankungen wie das Gros der Hämophilien und die Phenylketonurie oder Erkrankungen, bei denen das durchschnittlich zu erwartende Lebensalter relativ hoch ist (z. B. Chorea Huntington, Zystennieren vom Erwachsenentyp etc.). 3) Nicht alle isolierten Sonden sind auch für diagnostische Zwecke frei verfügbar (z. B. G8 für Chorea Huntington). 4) Es gibt bisher nur wenige Labors in der Welt, die spezielle DNA-Analysen durchführen können bzw. entsprechende Kapazitäten für eine Routinediagnostik besitzen. Eine Vermittlerfunktion für diesbezügliche Fragestellungen übernehmen vorerst deshalb die humangenetischen Beratungsstellen. 5) Wie Tabelle 3.1 zeigt, sind die Distanzen zwischen Zielgen und gekoppeltem DNA-Segment bei vielen Defekten noch

Tabelle 3.1. DNS-diagnostische Möglichkeiten bei einigen monogenen Erbleiden

Erkrankung	DNA-Sonde[a]	Distanz zwischen Sonde und Zielgen [cM][b]	DNA-Diagnostik		Literatur
			Direkt	Indirekt	
α_1-Antitrypsin-Defizienz	Oligo		+		[29]
α-Thalassämien	α-ähnliche Globingene		+		[18, 44]
β-Thalassämien	β-ähnliche Globingene		(+)	+	[3, 35, 46, 52]
	Oligo		+		
Chorea Huntington	G8	<10		+	[19]
Diabetes mellitus (Typ II)	Insulin			+	[2]
Fragiles X-Syndrom	Faktor IX	10–30		+	[2, 6]
Hämoglobinopathien					
Hb Köln	β-Globin, Oligo		+	+	[21, 22]
Hb M Milwaukee	β-Globin		+		[20]
Hb M Iwate	α-Globin		+		[23]
Hb S (Sichelzellenanämie)	β-Globin		+	+	[27, 55]
Hämophilie A	Faktor VIII, Oligo		+	+	[1, 11, 17]
Hämophilie B	Faktor IX		+	+	[15, 56]
Hypercholesterinämie	LDL-Rezeptorgen		+	+	[24, 26]
Lesch-Nyhan-Syndrom	HPRT		+	+	[42]
Mukoviszidose	c-met, pJ 3,11	~ 1		+	[36, 51, 53]
Muskeldystrophie, Becker	C7	gering		+	[12, 13]
Muskeldystrophie, Duchenne	99,6	3		+	[39, 54]
Myotonische Dystrophie	Apolipoprotein-CII-Gen	4		+	[48]
Norrie-Defekt	L 1,28	gering		+	[14]
Okularalbinismus	DXS85	gering		+	[30]
Osteogenesis imperfecta Typ II	Pro-α1(1)-Kollagen			+	[7]
Phenylketonurie	Phenylalaninhydroxylase			+	[10, 33, 34]
Zystennieren vom Erwachsenentyp	α-Globin	~ 5		+	[47]

[a] Oligo = synthetisches Oligonukleotid.
[b] Bedingt durch die genetische Heterogenität der monogenen Defekte kann je nach vorliegender Mutation im Einzelfall eine direkte oder indirekte DNS-Analyse erforderlich sein.

so groß, daß eine sichere Diagnostik momentan noch nicht geleistet bzw. nur prozentuale Risikoziffern angegeben werden können.

Die mit der Intensivierung der Diagnostik verbundene Kostensteigerung im prä- und postnatalen gesundheitsmedizinischen Bereich wird nicht ausbleiben. Auch nicht die Diskussion zum Thema „Kosten-Nutzen-Analyse" und noch viel weniger die Materialsammlung zur Beantwortung des kontroversen Fragenkomplexes: Was sollte, müßte oder dürfte diagnostiziert werden von dem insgesamt auch später Machbaren, prä- oder postnatal.

Sicherlich ist die Situation in der Pränataldiagnostik sehr unbefriedigend, wenn man an die evtl. daraus resultierenden Konsequenzen – nämlich den induzierten Abort – denkt. Die Pränataldiagnostik trägt zwar dazu bei, Ängste bei der Schwangeren zu beseitigen. Aber auch bei rechtlich eindeutiger und daraus gerechtfertigter Abortindikation bleibt die Konfliktsituation bei Schwangerschaftsabbruch häufig für Arzt und Patient bestehen, der 1) für die Schwangere öfter psychisch schwer zu verkraften und 2) für manche, besonders konfessionelle Gruppen unserer Gesellschaft überhaupt nicht vertretbar ist. Das langfristige Ziel kann also nicht eine ständige zeitliche Vorverlegung der Pränataldiagnostik sein, sondern die Entwicklung therapeutischer, also auch gentherapeutischer Maßnahmen, ggf. auch für den pränatalen Zeitraum, so daß die Pränataldiagnostik letztlich in den therapeutischen Bereich der Medizin eingegliedert wird. Ansätze dazu existieren bereits.

Danksagung. Danken möchte ich an dieser Stelle den Damen und Herren Dr. C. Aulehla-Scholz, Dr. A. Eigel, Dipl.-Biol. E. U. Giese, Prof. Dr. K.-H. Grzeschik, Dr. P. Miny und Dr. R. Oehme für Diskussionen bzw. kritische Durchschicht des Manuskripts. Die Arbeiten wurden unterstützt durch das Bundesministerium für Forschung und Technologie und die Deutsche Forschungsgemeinschaft.

Literatur

1. Antonarakis SE, Copeland KL, Carpenter et al (1985) Prenatal diagnosis of haemophilia A by factor VIII gene analysis. Lancet I:1407–1409
2. Bell GI, Horita S, Karam JH (1984) A polymorphic locus near the human insulin gene is associated with insulin-dependent diabetes mellitus. Diabetes 33:176–183
3. Boehm CD, Antonarakis SE, Phillips JA, Stetton G, Kazazian HH (1983) Prenatal diagnosis using DNA polymorphism. Report on 95 pregnancies at risk for sickle-cell disease or β-thalassemia. N Engl J Med 308:1054–1058
4. Busslinger M, Hurst J, Flavell RA (1983) DNA Methylation and the Regulation of Globin Gene Expression. Cell 34:197–206
5. Chao MV, Mellon P, Charnag P, Maniatis T, Axel R (1983) The regulated Expression of β-Globin Genes Introduces into Mouse Erythroleukemia Cells. Cell 32:483–493
6. Choo KH, George D, Filby G, Halliday JL, Leversha, Webb G, Danks DM (1984) Linkage analysis of X-linked mental retardation with and without fragile-X using factor IX gene probe. Lancet II:349
7. Chu M-L, Williams CJ, Pepe G, Hirsch JL, Prockop DJ, Ramirez R (1983) Internal deletion in a collagen gene in a perinatal lethal form of osteogenesis imperfecta. Nature 304:78–80
8. Collins FS, Weissman SM (1984) The molecular genetics of human hemoglobin. Prog Nucleid Acid Res Mol Biol 31:315–421
9. Cooper DN, Schmidtke J (1986) Diagnoses of genetic disease using recombinant DNA. Hum Genet 73:1–11
10. Dilella AG, Brayton K, Woo SLD (1985) Insertional polymorphism in the human phenylalanine hydroxylase gene: characterization and application for prenatal diagnosis of PKU. Am J Hum Genet 37:A151

11. Din N, Schwartz M, Kruse T et al. (1985) Factor VIII gene specific probe for prenatal diagnosis of haemophilia A. Lancet I:1446–1447

12. Dorkins H, Junien C, Mandel JL et al. (1985) Segregation analysis of a marker localised Xp21.2-Xp21-2. in Duchenne and Becker muscular dystrophy families. Hum Genet 71:103–107

13. Francke U, Ochs HD, DeMartinville B et al. (1985) Minor Xp21 chromosome deletion in a male associated with expression of Duchenne muscular dystrophy, chronic granulomatous disease, retinitis pigmentosa and McLeod syndrome. Am J Hum Genet 37:250–267

14. Gal A, Stolzenberger C, Wienker T et al. (1985) Norrie's disease: close linkage with genetic markers from proximal short arm of the X Chromosome. Clin Genet 27:282–283

15. Giannelli F, Choo KH, Winship PR et al. (1984) Characterization and use of an intragenic polymorphic marker for detection of carriers of haemophilia B (factor IX deficiency). Lancet I:239–249

16. Gianni AM, Bregni M, Cappellini MD et al. (1983) A gene controlling fetal hemoglobin expression in adults is not linked to the non-α globin cluster. EMBO J 2:921–925

17. Gitschier J, Wood WL, Tuddenham EGD, Shuman MA, Goralka TM, Chen EY, Lawn RM (1985) Detection and sequence of mutations in the factor VIII gene of haemophiliacs. Nature 315:427–430

18. Griese EU, Kohne E, Horst J (1985) Heterogeneity of the α-thalassemia affected families. Hum Genet 71:134–137

19. Gusella JF, Tanzi RE, Anderson MA et al. (1984) DNA markers for nervous system diseases. Science 225:1320–1326

20. Horst J, Schäfer R, Kleihauer E, Kohne E (1983) Analysis of the Hb M Milwaukee mutation at the DNA level. Br J Haematol 54:643–648

21. Horst J, Oehme R, Kleihauer E, Kohne E (1984) Hemoglobin Köln: Analysis of linkage relationships between the mutant gene and polymorphic restriction sites in the β-globin gene cluster. Blut 48:213–219

22. Horst J, Oehme R, Kohne E (to be published) Hemoglobin Köln: Direct analysis of the gene mutation by synthetic DNA probes. Blood

23. Horst J, Assum G, Griese EU, Hampl W, Kohne E, Eigel A (submitted) Hemoglobin M Iwate is caused by a C→T transition in codon 87 of the human α1-globin gene

24. Horstemke B, Kessling AM, Seed M, Wyun V, Williamson R, Humphries SE (1985) Identification of a deletion on the low density lipoprotein (LDL) receptor gene in a patient with familial hypercholesterolaemia. Hum Genet 71:75–78

25. Human Gene Mapping 8 (1985) Eighth International Workshop on Human Gene Mapping. Cytogenet Cell Genet 40:1–4

26. Humphires SE, Kessling AM, Horstemke B et al. (1985) A common DNA polymorphism of the low-density lipoprotein (LDC) receptor gene and its use in diagnosis. Lancet I:1003

27. Kan YM, Dozy AM (1978) Polymorphism of DNA sequence adjacent to the human β-globin structural gene: Relationship to sickle mutation. Proc Natl Acad Sci USA 75:5631–5635

28. Kazazian HH Jr, Orkin SH, Markham AF, Chapman CR, Youssoufian HA, Waber PG (1984) Quantification of close association between DNA haplotypes and specific β-thalassemia mutations in Mediterraneans. Nature 300:152–154

29. Kidd VJ, Golbus MS, Wallace RB, Hakura K, Woo SCL (1984) Prenatal diagnosis of α1-antitrypsin deficiency by direct analysis of the mutation site in the gene. N Engl J Med 310:639–641

30. Kidd JR, Castiglione CM, Pakstis AJ, Sparkes RS, Cugella J, Davies K, Pearson P, Kidd KK (1985) Close linkage of ocular albinism (OA) with DXS85 (p782) on the short arm of the X chromosome. Human Gene Mapping 8:667

31. Knippers R (1985) Molekulare Genetik. 4. Aufl. Thieme, Stuttgart New York

32. Leder A, Swan D, Ruddle F, D'Eustachio P, Leder Ph (1981) Dispersion of α-like globin genes of the mouse to three different chromosomes. Nature 293:196–200

33. Lidsky AS, Guttler F, Woo SCL (1985a) Prenatal diagnosis of classic phenylketonuria by DNA analysis. Lancet I:549–551

34. Lidsky AS, Ledley FD, Dilella AG, Kwok SCM, Daiger SP, Robson KJH, Woo SCL (1985b) Extensive restriction site polymorphism at the human phenylalanine hydroxylase lo-

cus and application in prenatal diagnosis of phenylketonuria. Am J Hum Genet 37:619–634

35. Little PFR, Annison G, Darling S, Williamson R, Camba L, Modell B (1980) Model for antenatal diagnosis of β-thalassaemia and other monogenic disorders by molecular analysis of linked DNA polymorphisms. Nature 285:144–147

36. Mathy L, Kampmann W, Higuchi M et al. (submitted) Cystic Fibrosis: Typing 46 German families with linked DNA probes

37. McKusick VA (1986) Mendelian inheritance in man, 7th edn. Johns Hopkins University Press, Baltimore

38. Mears JG, Beldjord C, Benabadji M, Belghiti YA, Baddou M-A, Labie D, Nagel RL (1981) The Sickle Gene Polymorphism in North Africa. Blood 58, vol 3:599–601

39. Monaco AP, Bertelson CJ, Middlesworth W et al. (1985) Detection of deletions spanning the Duchenne muscular dystrophy locus using a tightly linked DNA segment. Nature 316:842–845

40. Mulligan LM, Phillips MA, Foster-Gibson CJ et al. (1985) Genetic mapping of DNA segments relative to the locus for the fragile-X syndrome at Xq 27.3. Am J Hum genet 37:463–472

41. Nei M, Koehn RK (eds) (1983) Evolution of Genes and Protein. Sinauer, Sunderland

42. Nussbaum RL, Crowler WE, Nyhan WL, Caskey CT (1983) A three allele restriction-fragment-length polymorphism at the hypoxanthine phosphoribosyltransferase locus in man. Proc Natl Acad Sci USA 80:4035–4039

43. Orkin SH, Kazazian HH Jr (1984) The mutation and polymorphism of the human β-globin gene and its surrounding DNA. Ann Rev Genet 18:131–171

44. Orkin SH, Old J, Lazarus H, Altay C, Gurgey A, Weatherall DJ, Nathan DG (1979) The molecular basis of alpha thalassemia: Frequent occurrence of dysfunctional alpha loci detected by restriction endonuclease mapping. Cell 17:33–42

45. Orkin SH, Markham AF, Kazazian HH Jr (1983) Direct detection of the common Mediterranean β-thalassemia gene with synthetic DNA probes. An alternative approach for prenatal diagnosis. J Clin Invest 71:775–779

46. Pirastu M, Kan YW, Cao A, Conner BJ, Teplitz RL, Wallace RB (1983) Prenatal diagnosis of β-thalassemia. Detection of a single nucleotide mutation in man. N Engl J Med 309:284–287

47. Reeders ST, Breuning MH, Davies KE et al. (1984) A highly polymorphic DNA marker linkes to adult polycystic kidney disease on chromosome 16. Nature 317:542–544

48. Shaw DJ, Meredith AL, Sarfarazi M, Huson SM, Brook ID, Mykleboct O, Harper PS (1985) The apolipoprotein CII gene: sub-chromosomal localization and linkage to the myotonic dystrophy locus. Hum Genet 70:271–273

49. Spence SE, Pergolizzi RG, Donnovan, Peluso M, Kosche KA, Dobkin CS, Bank A (1982) Five nucleotide changes in the large intervening sequence of a β globin gene in a β^+ thalassemia patient. Nucleic Acids Res 10:1283–1294

50. Treisman R, Orkin SH, Maniatis T (1983) Specific transcription and RNA splicing defects in five cloned β-thalassemia genes. Nature 302:591–596

51. Wainwright BJ, Scambler PJ, Schmidtke J et al. (1985) Localization of cystic fibrosis locus to human chromosome 7 cen -q22. Nature 318:384–385

52. Weatherall DJ, Clegg JB (1982) Thalassemia revisited. Cell 29:7–9

53. White PC, Grossberger D, Onufer BJ, Chaplin DD, New MI, Dupont B, Strominger JL (1985) Two genes encoding steroid 21-hydroxylase are located near the genes encoding the fourth component of complement in man. Proc Natl Acad Sci USA 82:1089–1093

54. Wilcox DE, Affara NY, Yates JRW, Ferguson-Smith MA, Pearson PL (1985) Multipoint linkage analysis of the short arm of the human X-chromosome in families with X-linked muscular dystrophy. Hum Genet 70:365–375

55. Wilson JT, Milner PF, Summer ME (1982) Use of restriction endonucleases for mapping the allele for β^s-globin. Proc Natl Acad Sci USA 79:3628–3631

56. Winship PR, Anson DS, Rizza CR, Brownlee GG (1984) Carrier detection in haemophilia B using two further intragenic RFLPs. Nucleic Acids Res 12:8861–8872

57. World Health Organization (1981) Human Genetics Programme, Geneva

4 Entwicklung der Fetoskopie –
Visualisierung und andere seltene Indikationen

A. Zwinger, W. Holzgreve

4.1 Einleitung

Die Fetoskopie ist eine endoskopische Methode, die es erlaubt, den Fetus und die Plazenta im 2. Trimenon der Schwangerschaft direkt zu betrachten und unter kontinuierlicher Sicht fetale Proben (Blut, Leber, Haut) zur pränatalen Diagnostik zu entnehmen. Der Begriff wurde Anfang der 70er Jahre von Scrimgeour [40] eingeführt und stellt eine Verschmelzung des lateinischen Wortes „Fetus" mit dem griechischen Wort für „betrachten" ($\sigma\kappa o\pi\varepsilon\iota\omega$)dar.

Die ersten Versuche zur intrauterinen Visualisierung wurden von Westin [43, 44] ab Mitte der 50er Jahre mit einem Hysteroskop von 10 mm Durchmesser, das transvaginal eingeführt wurde, unternommen. Mandelbaum et al. [26] setzten später transabdominale Fetoskopien ein, um bei Rhesusinkompatibilität intraperitoneale Transfusionen unter Sicht durchführen zu können. Valenti [42] berichtete 1972 über die erste erfolgreiche fetoskopische Blutaspiration mit einem modifizierten Kinderzystoskop von 6 mm Durchmesser, und Hobbins u. Mahoney [15] führten 2 Jahre danach das sog. Needlescope (Dyonics Inc., Woburn/Mass., USA) ein, das zur Bildübertragung eine selbstfokussierende, stabförmige „Linse" (sog. "selfoc" rod lens) bei einem Außendurchmesser von 1,7 bzw. 2,2 mm besitzt.

In Deutschland wurden die ersten Fetoskopien von Semm, Zahn und Saling [20] durchgeführt. Von den deutschen Fetoskopikern in etwa 5 Zentren wurden seit Mitte der 70er Jahre klinisch hauptsächlich die Fetoskope der Firmen Wolf und Storz mit einem Außendurchmesser von 2,2 bzw. 2,7 mm und einer Trokarhülse von 2,7 bzw. 3,2 mm verwendet. Der Lichtleiter des Fetoskops „Modell Gießen" (Fa. Wolf, Knittlingen) besteht im Gegensatz zum Needlescope aus einem Glasfaserbündel, das optische System aus Glaslinsen, das Gesichtsfeld umfaßt 50°, die Tiefenschärfe beträgt 2–3 mm bis unendlich, und die Okularvergrößerung ist etwa 25fach [33].

4.2 Technik

Eine Fetoskopie wird am besten zwischen der 17. und 20. Schwangerschaftswoche durchgeführt, da dann die Fruchtwassermenge ein ausreichendes Volumen von über 150 ml hat und die Frucht für eine umfassende Visualisation noch nicht zu groß ist. Vor Beginn des Eingriffs muß eine sorgfältige Ultraschalluntersuchung durchgeführt werden, um die Vitalität der Schwangerschaft zu beurteilen, Mehrlingsschwangerschaften zu diagnostizieren, das Schwangerschaftsalter festzustellen und je nach fetaler Position und Plazentalage die optimale Insertionsstelle festzulegen [10]. Ursprünglich hatten Hobbins et al. [16] einen A-mode-Schallkopf mit Perforation zur Einführung des Fetoskops angegeben. Inzwischen wird aber meist ein Real-time-Ultraschallkopf benutzt, und das Fetoskop wird unter kontinuierlicher Kontrolle des Ultraschallkopfs, welcher von einer 2. Person gehalten wird, frei eingeführt. Das Abdomen der Patientin wird vor dem Eingriff mit einer aseptischen Lösung abgewischt [2]. Wir geben vor der Fetoskopie Diazepam i.v., insbesondere wenn fetale Gewebsproben gewonnen werden sollen, da dieses Sedativum die Plazentaschranke passieren und damit zu einer relativen Beruhigung der fetalen Aktivität beitragen kann. Nach Injektion eines Lokalanästhetikums wird an der ausgewählten Insertionsstelle ein 5 mm langer Hautschnitt angelegt, durch den die Fetoskopkanüle mit Trokar eingeführt werden kann. Nach Entfernung des Trokars kann das gelungene Eindringen in die Amnionhöhle durch Aspiration von Amnionflüssigkeit gesichert werden. Wegen des begrenzten Gesichtsfelds ist die Orientierung mit dem Fetoskop gelegentlich schwierig, so daß die gleichzeitige Führung der Fetoskopspitze unter Ultraschall zu den markanten intrauterinen Strukturen sehr hilfreich sein kann. Wir teilen die Erfahrung von Rodeck u. Campbell [35] sowie Benzie u. Pirani [4], daß auch bei einer sonographisch gesicherten Vorderwandplazenta in der Regel ein „Fenster" zu finden ist, durch welches das Fetoskop sicher eingeführt werden kann, ohne eine signifikante Blutung in die Fruchthöhle mit nachfolgender Sichtverschlechterung zu verursachen.

Am Institut für Mutter- und Kindfürsorge in Prag wurden die Eingriffe zur Visualisierung des Fetus im Operationssaal zwischen der 13. und 17. Schwangerschaftswoche mit einem Fetoskop von 2,2 bzw. 2,7 mm Durchmesser und einem Blickrichtungswinkel von 100–170° (Fa. Wolf, Knittlingen) nach Anlegen einer Minilaparatomie von 2–3 cm Länge in Allgemeinnarkose durchgeführt. Die Fetoskopien dauern maximal 20–25 min, die optimale Einstellung der fetalen Körperregion kann durch Manipulation der Patientin mit dem Operationstisch und des Fetus mit dem Fetoskop erreicht werden. Zur Verbesserung der Transparenz des Fruchtwassers wird in einigen Fällen eine größere oder kleinere Menge des durch hämolysiertes Blut gefärbten Fruchtwassers mit physiologischer Kochsalzlösung ersetzt.

4.3 Komplikationen

Die bei 145 Fetoskopien zur fetalen Visualisierung in Prag beobachteten Komplikationen sind in Tabelle 4.1 zusammengefaßt. Nur einmal wurde bei den nach Fetoskopie geborenen Kindern eine Verletzung festgestellt, und zwar eine 2 cm lange Narbe, die sich vom linken Mundwinkel zum unteren Rand der Ohrmuschel zog und wahrscheinlich durch die Spitze des Trokars verursacht worden war. Ein Fruchtwasserabgang innerhalb der ersten 12 h – möglicherweise aus einem Depot zwischen Decidua und Eihäuten – wurde nur bei denjenigen Schwangerschaften beobachtet, in denen Tokolytika gegeben wurden, so daß die Verabreichung von β-Mimetika nach Fetoskopien nicht mehr empfohlen wird. Die 3 Frauen mit zeitweiligem Fruchtwasserabgang im 2. bzw. die 2 mit "leakage" im 3. Schwangerschaftstrimenon brachten alle gesunde Kinder zur Welt, bis auf eine Schwangerschaft, bei der nach frühem Fruchtwasserabgang eine Fehlgeburt eintrat. Bei den weiteren 4 Spontanaborten unter den 113

Tabelle 4.1. Komplikationen nach 145 Fetoskopien zur fetalen Visualisierung am Institut für Mutter- und Kindfürsorge in Prag

	(n)	[%]
Mütterliche Komplikationen	0	0
Verletzung des Fetus	1	0,7
Verletzung der Plazenta mit Blutung in die Amnionhöhle	2	1,3
Verletzung der Uteruswand mit Blutung in die Amnionhöhle	1	0,7
Unzureichende Visualisierung bei der 1. Fetoskopie	3	2,0
Mehr als eine Insertion mit dem Trokar erforderlich	3	2,0
Fortzusetzende Schwangerschaften nach fetaler Visualisierung (32 Schwangerschaftsabbrüche aufgrund der pränatalen Diagnose) Davon:	113	100
– Spontanaborte (bis zur 27. Schwangerschaftswoche)	5	4,4
– Frühgeburten	10	8,8
– Perinatale Mortalität	4	3,5
Einmaliger Fruchtwasserabgang unmittelbar nach Fetoskopie	6	5,3
Intermittierender Fruchtwasserabgang		
Im II. Schwangerschaftstrimenon	3	2,6
Im III. Schwangerschaftstrimenon	2	1,7
Intrauterine Infektionen	4	3,5

Schwangerschaften, die weiterbestehen sollten, fanden sich histologische Hinweiszeichen auf eine Chorioamnionitis, obwohl ein typischer septischer Verlauf mit hohen Temperaturen nicht beobachtet wurde. Prophylaktische Antibiotikagaben, wie in Prag nach Fetoskopien üblich, werden im Anschluß an den Eingriff nur in einigen Zentren durchgeführt (Umfrage auf dem 7. Internationalen Treffen über „Pränatale Diagnose und Fetale Therapie" in Gießen, 11. bis 12. September 1985).

4.4 Indikationen zur Fetoskopie

Die Fetoskopie hat sich außer zur Visualisierung fetaler Fehlbildungen und zur fetalen Blutentnahme in einigen Zentren inzwischen auch bei intrauterinen Hautbiopsien zum Nachweis schwerer angeborener Hautkrankheiten und seit kurzem auch in wenigen Zentren bei fetalen Leberbiopsien zum Nachweis von im Fruchtwasser nicht diagnostizierbaren Stoffwechselleiden als komplikationsarme Methode bewährt [14]. Auch zur fetalen Therapie ist das Fetoskop von Rodeck et al. [37] bereits eingesetzt worden, um bei schwerer Rhesusinkompatibilität frühe Bluttransfusionen über die Nabelschnurgefäße durchzuführen. (Zu den genannten Indikationsbereichen sei auf die speziellen Kapitel in diesem Buch verwiesen.)

4.4.1 Fetoskopie zur Visualisierung von Fehlbildungen

Scrimgeour [41] setzte die Fetoskopie nach Minilaparatomie ursprünglich bei 6 Frauen ein, die bereits jeweils 2 Kinder mit Neuralrohrdefekt zur Welt gebracht hatten. Bei 4 dieser Patientinnen erbrachte die Fetoskopie einen offensichtlich normalen Befund, und die Patientinnen wurden nachfolgend von einem gesunden Kind entbunden. Bei

Tabelle 4.2. Zusammenfassung der Indikationen zur fetalen Visualisierung am Institut für Mutter- und Kindfürsorge in Prag

Indikationen	(n)	[%]	Betroffener Fetus	Unauffälliger Fetus	Unsicher
Gesamt	145	100	32 (22,1%)	112 (77,2%)	1 (0,7%)
Extremitätenanomalien, isoliert oder als Merkmal eines Syndroms	55	37,9	8	47	0
Kraniofaziale Anomalien, isoliert oder als Merkmal eines Syndroms	56	38,6	18	38	0
Extremitäten- und kraniofaziale Anomalien als Merkmal eines Syndroms	25	17,2	4	21	0
Andere Malformationen	9	6,3	2	6	1

einer 5. Schwangerschaft war eine ausreichende Visualisierung nicht möglich. Die Schwangerschaft wurde abgebrochen ohne Angabe, ob beim Fetus post abortum Auffälligkeiten gefunden wurden. Bei einer 6. Patientin wurden keine fetalen Anomalien entdeckt; in der 34. Schwangerschaftswoche wurde aber ein Kind mit einer kleinen Spina bifida geboren.

Anfang der 80er Jahre berichtete Zwinger [45–47] über seine Ergebnisse mit der Fetoskopie zur Visualisierung, z. B. des Spalthand- und -fußsyndroms, des Van-der-Woude-, Treacher-Collins- und Majewski-Syndroms sowie der Lippen-Kiefer-Gaumen-Spalte. Die Indikationen für die fetale Visualisierung am Institut für Mutter- und Kindfürsorge in Prag sind in Tabelle 4.2 zusammengefaßt. Die pränatalen Diagnosen wurden jeweils post abortum bzw. bei der Geburt bestätigt. Beispiele hierfür sind eine fetoskopisch erkannte schwere Form von Pes equinovarus (Abb. 4.1 a) bzw. einer Spalthand (Abb. 4.2 a), welche jeweils post abortum (Abb. 4.1 b und 4.2 b) konfirmiert werden konnten. In einem Fall mit unzulänglicher Beurteilbarkeit bei Vorderwandplazenta wurde ein Kind mit fetoskopisch nicht erkanntem Van-der-Woude-Syndrom geboren. Typische fetoskopische Bilder fetaler Körperpartien bei normalen Schwangerschaften sind in den Abb. 4.3–4.6 dargestellt. Als Beispiel für fetoskopisch visualisierbare Syndrome wurden u. a. das Carpenter-, Grebe-, Holt-Oram-, Lawrence-Moon-Biedl-, Roberts-, Smith-Lemli-Opitz- und Ellis-van-Crefeld-Syndrom genannt [39]. Die diagnostische Potenz der Fetoskopie kann am Beispiel eines pränatal visualisierten Ellis-van-Crefeld-Syndroms verdeutlicht werden, da die Fetoskopie hier eindeutig die typischen Symptome wie Polydaktylie der Füße (Abb. 4.7 a) und Hände (Abb. 4.7 b) sowie die charakteristische partielle Lippenspalte (Abb. 4.8) zeigt. Bereits 1977 haben aber Mahoney u. Hobbins [24] darauf hingewiesen, daß die Diagnose eines Ellis-van-Crefeld-Syndroms auch mit rein sonographischen Mitteln möglich ist, und dies gilt sicher auch für die pränatale Erfassung von Lippen-Kiefer-Gaumen-Spalten, die mit Ultraschall (Abb. 4.9 a) erreicht werden kann, so daß das erhöhte Risiko einer fetoskopischen Visualisierung dieser bei vielen Syndromen vorhandenen Gesichtsfehlbildung nicht mehr eingegangen werden muß. Die gleichwertige diagno-

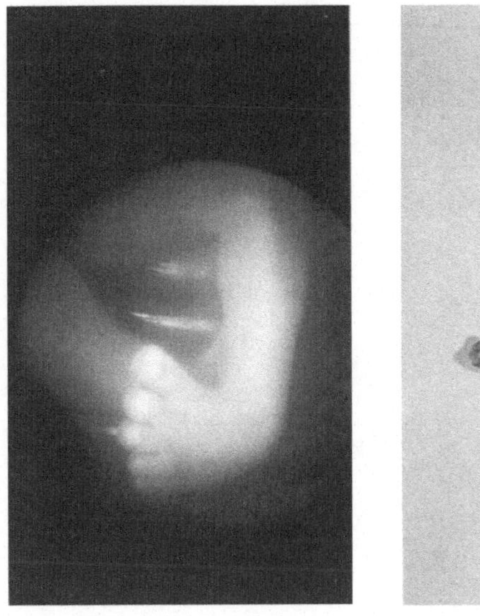
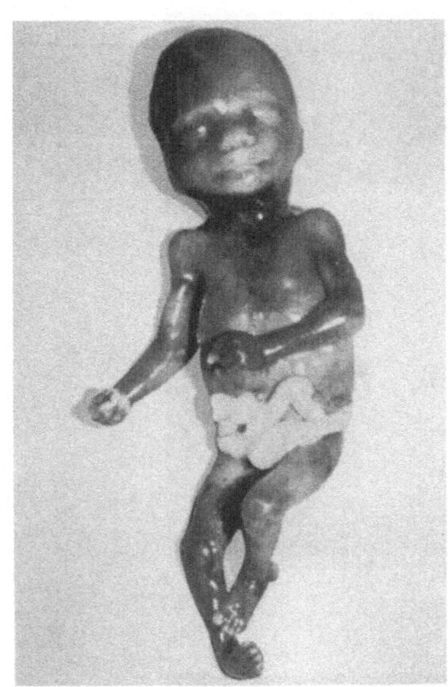

a b

Abb. 4.1. a Fetoskopisches Bild einer schweren Form von Pes equinovarus als Teil eines Syndroms. **b** Bestätigung der fetoskopisch gewonnenen Diagnose post abortum

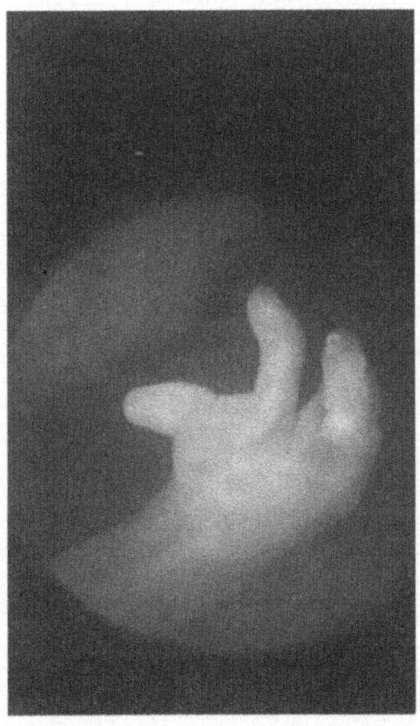
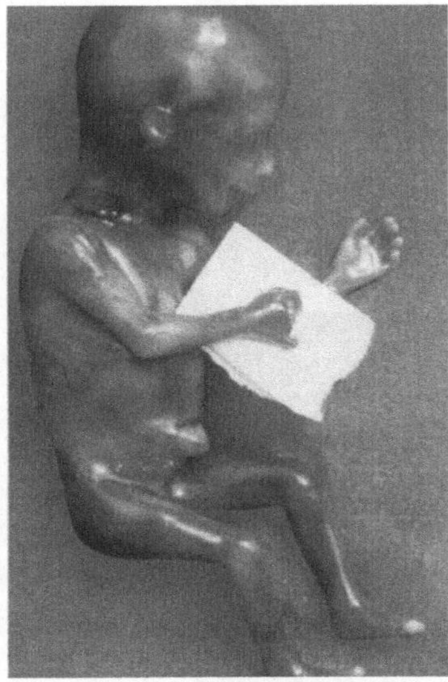

a b

Abb. 4.2. a Fetoskopisches Bild einer Spalthand als Teil eines Syndroms. **b** Bestätigung der fetoskopisch gewonnenen Diagnose post abortum

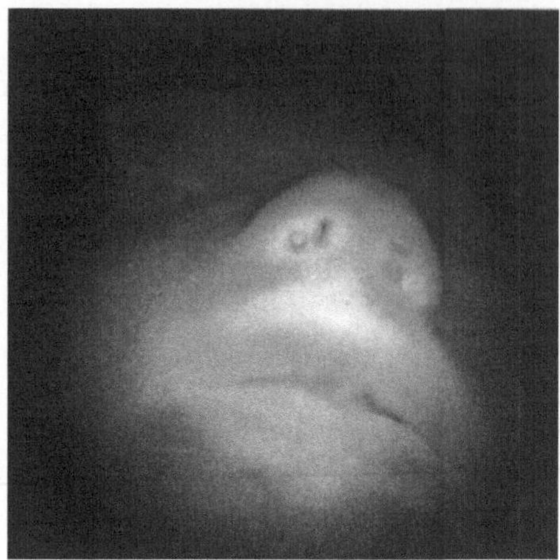

Abb. 4.3. Fetoskopisches Bild der fetalen Mund- und Nasenregion von unten her gesehen

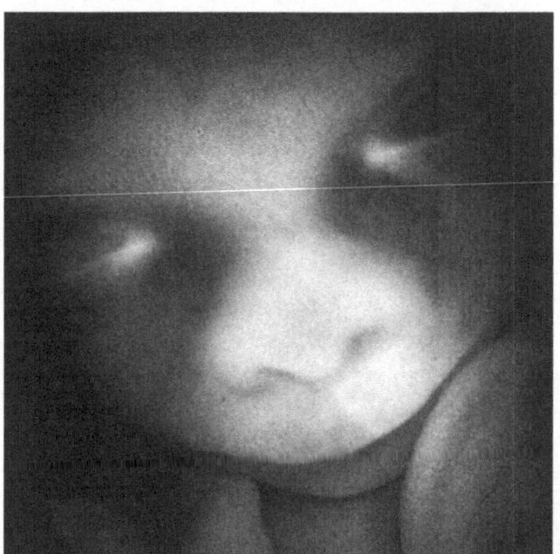

Abb. 4.4. Fetoskopisches Bild der fetalen Augen- und Nasenregion. Die Augen sind in der 19. SSW geschlossen

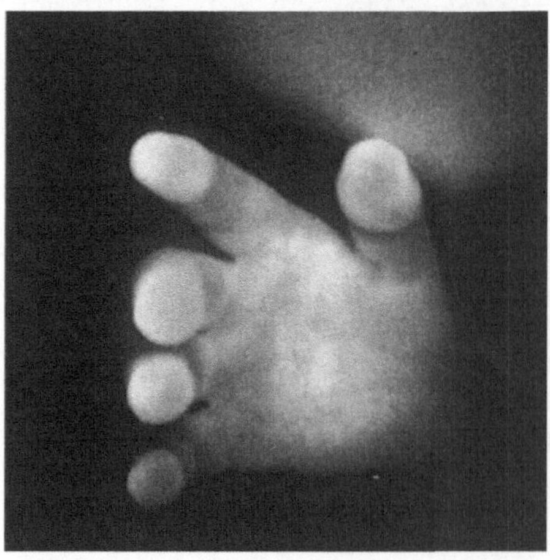

Abb. 4.5. Fetoskopisches Bild der normalen fetalen Hand (18. SSW)

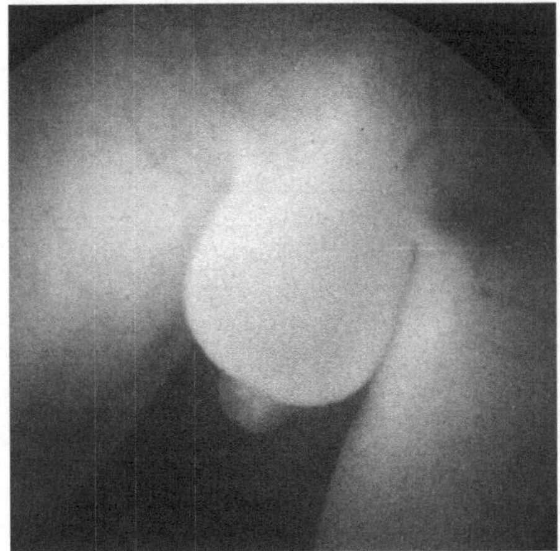

Abb. 4.6. Fetoskopisches Bild der männlichen Genitale in der 19. SSW

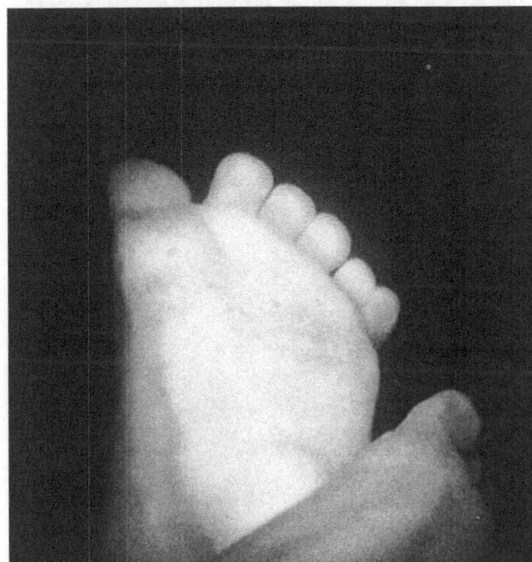

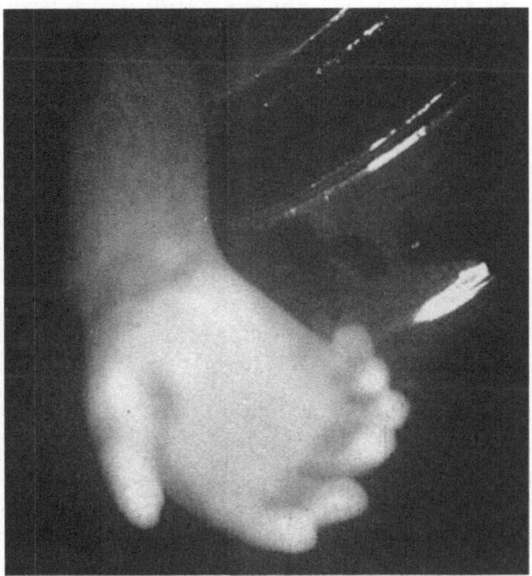

a b

Abb. 4.7a, b. Fetoskopisch erkannte Polydaktylie des Fußes (**a**) und der Hand (**b**) beim fetalen Ellis-van-Crefeld-Syndrom

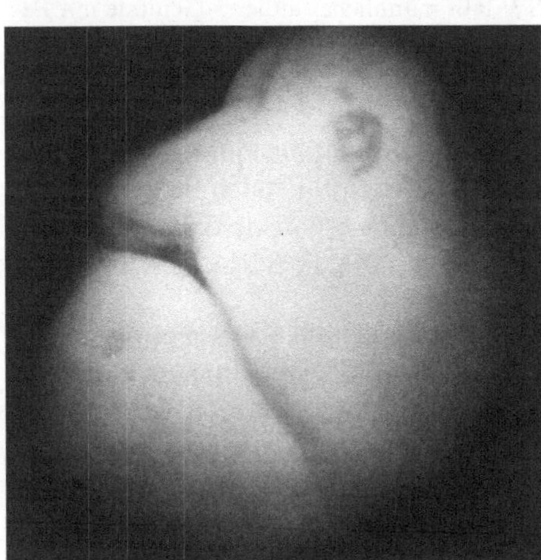

Abb. 4.8. Typische partielle Lippenspalte bei fetoskopisch erkanntem fetalen Ellis-van-Crefeld-Syndrom

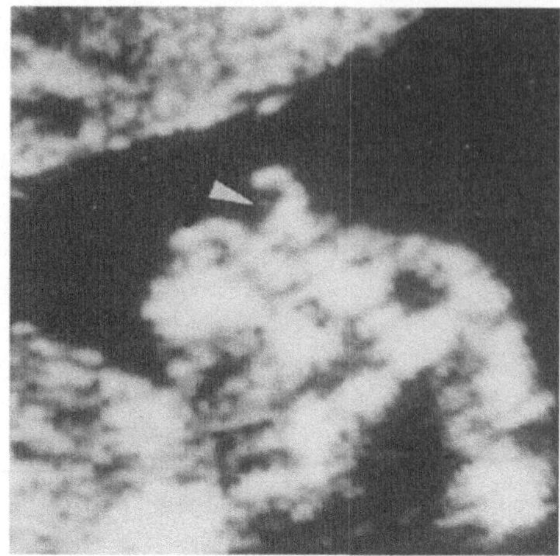
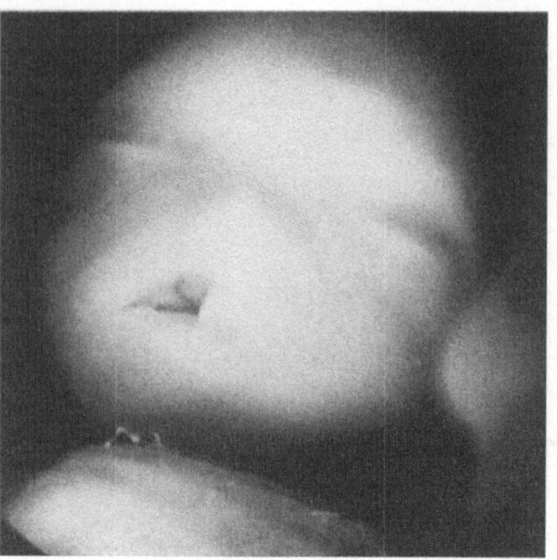

Abb. 4.9. a Sonographische (*Pfeil*) und **b** fetoskopische Diagnose einer fetalen Lippen-Kiefer-Gaumen-Spalte

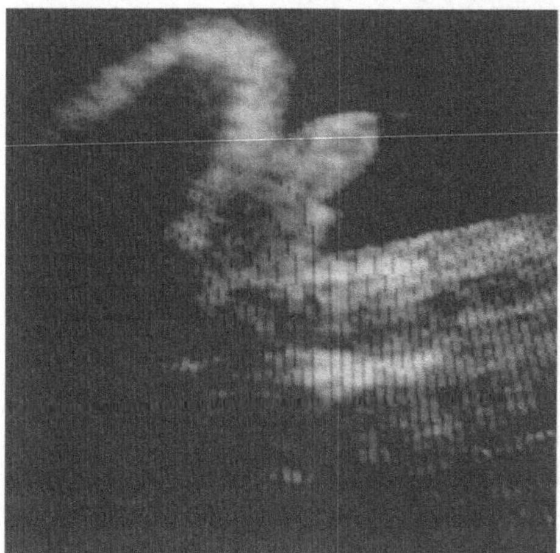
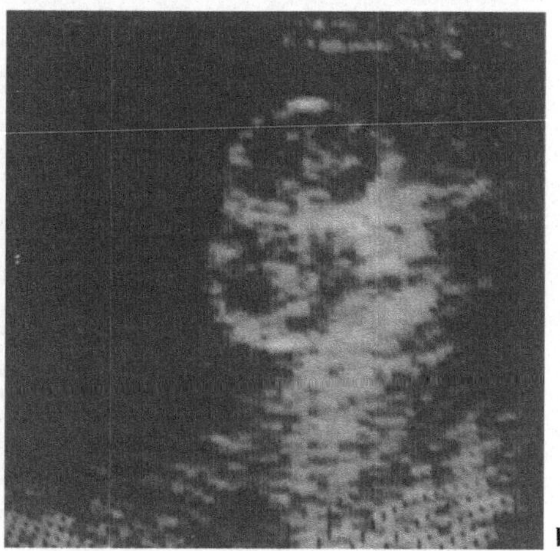

Abb. 4.10 a, b. Sonographisches Bild aus der 19. SSW läßt männliches äußeres Genitale mit Penis (a) und Hodensack (b) genauso gut erkennen wie die fetoskopische Aufnahme (s. Abb. 4.6)

stische Aussagekraft der Fetoskopie und modernen Sonographie kann auch am Beispiel der fetalen Geschlechtsdiagnostik, wie sie z. B. bei der pränatalen Beurteilung eines x/xy-Mosaiks von Bedeutung sein kann, verdeutlicht werden, da das sonographische Bild (Abb. 4.10 a und 4.10 b) hier ebenso eindeutig wie die fetoskopische Visualisierung (Abb. 4.6) ist.

Insgesamt kann die gegenüber der Sonographie ständig sinkende Bedeutung der fetoskopischen Visualisierung am besten durch die rapide fallenden Untersuchungszahlen dieses speziellen fetoskopischen Indikationsbereichs illustriert werden. So wurde auf den jeweiligen Internationalen Jahrestreffen der Fetoskopiker in Athen 1981 über 230, in San Francisco 1982 über 304, in Prag 1983 über 362, in Beaune 1984 über 412 und in Gießen 1985 über 435 Fetoskopien zur reinen Visualisierung berichtet, wobei nicht nur die jährlichen Zuwachsraten gefallen sind, sondern 1985 neben Prag insgesamt nur noch 2 weitere Zentren (in Paris und London) Fetoskopien wegen dieser Indikationsstellung durchführten.

4.4.2 Andere seltene Indikationen zur Fetoskopie

Die Fetoskopie ist in ihrer Bedeutung als Instrument zur Visualisierung des Fetus gegenüber neueren Indikationen wie fetalen Gewebsentnahmen, insbesondere der Blutentnahme, deutlich zurückgegangen. Bereits in den 70er Jahren konnten aus fetalem Blut neben der Diagnose von Thalassämien (s. Kap. 5) auch die Diagnose der Hämophilien A und B sowie der Willebrandt-Erkrankung mit Hilfe von Radioimmunassays gestellt werden [17, 27]. Bei der Diagnose von Hämoglobinopathien ist eine besonders sorgfältige Fetoskopietechnik erforderlich, da eine Kontaminierung des Blutes mit Fruchtwasser die Aktivitäten der Faktoren VIII und IX kritisch verändern kann.

Die 1977 von Mahoney et al. [25] angegebene Diagnosemöglichkeit von Feten mit Duchenne-Muskeldystrophie (DMD) mittels CPK-Bestimmung aus fetoskopisch gewonnenem Blut wurde von Golbus et al. [12] später als fehlerhaft erkannt, so daß z. Z. kein verläßlicher Test für die DMD zur Verfügung steht, wenn man von der DNA-Analyse in Familien mit informativen Polymorphismen absieht [28].

Die α_1-Antitrypsindefizienz wurde erstmals 1981 durch Messung dieses Proteins in reinem fetalen Blut nachgewiesen, aber auch diese Indikationsstellung zur Fetoskopie ist inzwischen überholt, da nun auch die Mutationsstelle der α_1-Antitrypsindefizienz direkt gentechnologisch untersucht werden kann [20].

Die pränatale Diagnostik der chronischen Granulomatose wurde dadurch erreicht, daß fetale neutrophile Zellen mit dem Nitroblau-Tetrazolium-Test untersucht wurden [29]. Das schwere, x-gekoppelt rezessiv vererbte Wiskott-Aldrich-Syndrom konnte durch den pränatalen Nachweis von Thrombozytopenie und Mikrothrombozyten in fetalem Blut nachgewiesen werden [18]. Eine andere schwere angeborene Immundefizienzform, bei der außer einer Knochenmarktransplantation von HLA-identischen Geschwistern bisher keine effektive Therapie zur Verfügung steht, ist die schwere kombinierte Immundefizienz. Mit Hilfe von monoklonalen Antikörpern gegen Lymphozytensubpopulationen und einem indirekten Immunfluoreszenztest unter Verwendung des "Fluorescence activated cell sorter" wurden in 2 Zentren aus kleinen, fetoskopisch gewonnenen Blutmengen angeborene Immundefizienzsyndrome nachgewiesen [9, 23]. Wir wendeten einen Objektträgerimmunfluoreszenztest an, da bei kleinen Blutmengen in der Größenordnung von 100–200 µl die Unterscheidung zwischen betroffenen und gesunden Feten (Abb. 4.11a und 4.11b) bei dieser Methode leichter möglich ist [19].

Auch zum schnellen Nachweis biochemischer Defekte [32] bzw. zytogenetischer Anomalien [7] bei Erreichen eines späten Gestationszeitpunkts im 2. Trimenon wurde die Fetoskopie erfolgreich eingesetzt. Die für eine schnelle Karyotypisierung aus Amnionzellen alternativ geeignete Pipettenmethode nach Claussen [6] scheint technisch schwieriger zu sein, und ihre Reproduzierbarkeit hängt offensichtlich stark vom Anwender ab. Ebenso sind fetoskopische Blutentnahmen durchgeführt worden, um nach Amniozentese echte fetale Mosaikzustände von Pseudomosaiken zytogenetisch besser unterscheiden zu können [30].

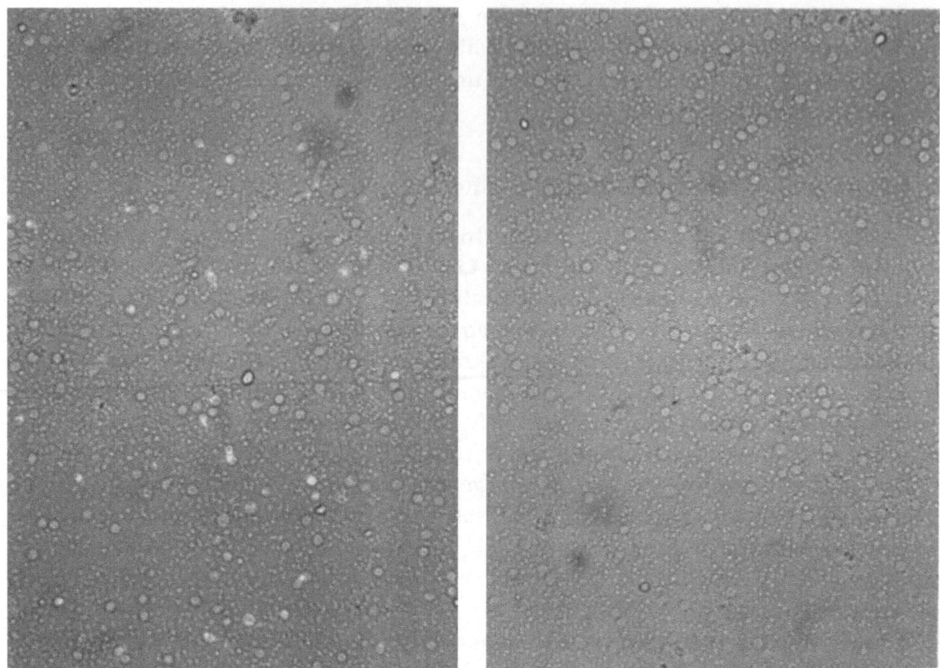

Abb. 4.11 a, b. Mikroskopisches Bild auf Objektträgern von fetalen Lymphozyten nach Markierung mit monoklonalen Mausantikörpern und fluoreszierendem Ziegen-AntiMaus-IgG bei normalem Fetus in der 18. SSW (**a**) und Fetus mit schwerer kombinierter Immundefizienz (**b**). Der Prozentsatz der immunofluoreszierenden („positiven") Zellen wird durch mikroskopische Auswertung von 200 Zellen festgelegt

Die Gewinnung fetalen Plasmas eröffnet die Möglichkeit weiterer Diagnosestellungen. Der direkte Nachweis einer fetalen Infektion, z. B. mit dem Zytomegalievirus ist schon heute durch IgM-Nachweis bzw. durch Studien der antigenstimulierten Lymphozytentransformation [22] im fetalen Blut möglich (s. Kap. 2).

Auch bei der stufenweisen Differentialdiagnostik eines nichtimmunologischen Hydrops fetalis hat die Fetoskopie nach Ausschöpfung der wenigen invasiven Methoden einen festen Stellenwert [21], da zytogenetische, hämatologische, biochemische und virologische Untersuchungen zur raschen ätiologischen Abklärung durchgeführt werden können [31].

Eine seltenere Anwendungsmöglichkeit der fetoskopischen Blutentnahmetechnik betrifft den Vaterschaftsnachweis durch Bestimmung der Blutzellantigene, z. B. bei einer Frau, die durch eine Vergewaltigung schwanger geworden sein könnte [13].

Schließlich kann die Fetoskopie helfen, unser wissenschaftliches Verständnis vom Fetus zu erweitern, z. B. durch Bestimmung der Aminosäurespiegel im fetalen Blutplasma bei intrauteriner Mangelentwicklung, wodurch letztlich eine postnatale spezifische Substitutionstherapie denkbar werden könnte.

Eine außergewöhnliche Einsatzmöglichkeit der Fetoskopie als Methode zum selektiven Fetizid eines betroffenen Zwillings (z. B. mit Chromosomenaberration) durch intrauterine Luftembolisierung über die Nabelschnur wurde kürzlich von Rodeck et al.

[38] entwickelt. Diese Methode scheint gegenüber den früher angewandten Techniken der selektiven Herzpunktion [1] bzw. der Sectio parva mit Entfernung des betroffenen Zwillings [3] Vorteile zu bieten, denn von 6 so behandelten Zwillingsschwangerschaften verliefen 5 völlig unauffällig, und nur eine führte zur Frühgeburt eines ansonsten gesunden Kindes [36].

In einigen Zentren wird der Einsatz der Fetoskopie bei der intrauterinen Therapie sonographisch erkannter Anomalien erforscht. So wurde z. B. bereits über erste Erfolge mit der Anwendung des fetoskopisch geführten Neodynium-YAG-Lasers berichtet [8]. Insbesondere die Arbeitsgruppe um Rodeck hat die Fetoskopie erfolgreich therapeutisch eingesetzt bei der Rhesusinkompatibilität zur intravasalen fetalen Transfusion (s. Kap. 11). Es ist von dieser Arbeitsgruppe auch spekuliert worden, ob nicht die Infusion von normalen hämatopoietischen Stammzellen i.v. in den Fetus bei Thalassämien zu einem stabilen erythropoietischen Chimärismus führen könnte, vorausgesetzt, daß eine Graft-versus-host-Reaktion verhindert werden kann.

4.5 Zusammenfassung

Die Indikationen der Fetoskopie haben sich von der ursprünglich vorrangigen Visualisierung auf neuere Bereiche verlagert, insbesondere auf die Entnahme von fetalen Gewebsproben [45]. Die modernen Techniken der ultraschallgeführten Gewebsentnahme mit der Nadel sowie der Chorionbiopsie im Zusammenhang mit der Möglichkeit der DNA-Analyse erlauben heute häufig eine für den Fetus gefahrlosere Diagnosestellung, als dies mit der Fetoskopie möglich ist (s. die entsprechenden Kapitel in diesem Buch). Auch über perkutane ultraschallgeführte Transfusionen in utero wurde bereits berichtet [5].

Golbus [11] hat in seinem Aufsatz über die „Etablierung eines Fetoskopieprogramms" betont, daß Fetoskopien möglichst nur in Zentren mit starkem Forschungshintergrund durchgeführt werden sollten, in denen erfahrene Humangenetiker, Ultraschallexperten und Perinatologen in einem gut funktionierenden Team kontinuierlich interdisziplinär zusammenarbeiten können. Bei jeder fetalen Blutentnahme sollte in demselben Raum, in dem die Fetoskopie durchgeführt wird, ein Gerät (z. B. Coulter Counter mit Channelyzer) zur schnellen Analyse des Blutzellvolumens vorhanden sein, um fetale von mütterlichen Zellen schnell und sicher differenzieren zu können. Die fetoskopischen Eingriffe müssen unter sterilen Bedingungen in einem Raum, der groß genug für das beteiligte Team ist, durchgeführt werden.

Wenn alle diese Bedingungen gewährleistet sind, kann die Fetoskopie trotz ihres heute – im Vergleich zu ihrem Beginn – veränderten Stellenwerts eine erhebliche Bereicherung der medizinischen Versorgung für die jeweilige Bevölkerung im Einzugsgebiet eines Zentrums darstellen, da einige seltene Krankheitszustände des Fetus nach wie vor nur auf fetoskopischem Wege erfolgreich in utero angegangen werden können.

Literatur

1. Aberg A, Mitelman F, Cantz M, Gehler J (1978) Cardiac puncture of fetus with Hurler's disease avoiding abortion of unaffected co-twin. Lancet II:990–991
2. Antsaklis AJ, Benzie RJ, Hughes RM (1985) Fetoscopy. Fetal blood sampling in prenatal diagnosis. In: Filkins K, Russo JF (eds) Human Prenatal Diagnosis. Marcel Dekker, New York Basel, pp 109–137
3. Beck L, Terinde R, Röhrborn G, Claussen U, Gebauer HJ, Rehder H (1981) Twin pregnancy abortion of one fetus with Down's syndrome by sectio parva, the other delivered mature and healthy. Eur J Obstet Gynecol Reprod Biol 12:267–269
4. Benzie RJ, Pirani BBK (1977) Fetoscopy and anterior placentas. N Engl J Med 296:573
5. Berkowitz RL, Chitkara U, Goldberg JD, Wilkins I, Chervenak FA (1986) Intravascular transfusion in utero: The percutaneous approach. Am J Obstet Gynecol 154:622–623
6. Claussen U (1980) The pipette method: A new rapid technique for chromosome analysis in prenatal diagnosis. Hum Genet 54:277–278
7. Cordesius E, Gustavii B, Mitelman F (1980) Prenatal chromosomal analysis of fetal blood obtained at fetoscopy. Br Med J 280:1107
8. DeVore GR, Dixon JA, Hobbins JC (1983) Fetoscope-directed neodynium-YAG laser: A potential tool for fetal surgery. Am J Obstet Gynecol 145:379–380
9. Durandy A, Oury C, Griscelli C, Dumez Y, Oury JF, Henrion R (1982) Prenatal testing for inherited immune deficiencies by fetal blood sampling. Prenat Diagn 2:109–113
10. Elias S (1980) The role of fetoscopy in antenatal diagnosis. Clin Obstet Gynaecol 7:73–82
11. Golbus MS (1981) Establishing a fetoscopy program. In: Rocker I, Lawrence KM (eds) Fetoscopy. Elsevier North Holland Biomedical Press, Amsterdam New York Oxford, pp 221–232
12. Golbus MS, Stephens JD, Mahoney MJ, Hobbins JC, Haseltine FP, Caskey CT, Banker BQ (1979) Failure of fetal creatine phosphokinase as a diagnostic indicator of Duchenne muscular dystrophy. N Engl J Med 300:360–361
13. Golbus MS, Stephens JD, Cann HM (1980) In utero paternity testing utilizing fetal blood obtained by midtrimester fetoscopy. Am J Hum Genet 32:88–91
14. Golbus MS, Antsaklis A, Bang J et al. (1984) The status of fetoscopy and fetal tissue sampling. Prenat Diagn 4:79–81
15. Hobbins JC, Mahoney MJ (1974) In utero diagnosis of hemoglobinopathies: technique for obtaining fetal blood. N Engl J Med 290:1065–1067
16. Hobbins JC, Mahoney MJ, Goldstein LA (1974) New method for intrauterine evaluation by the combined use of fetoscopy and ultrasound. Am J Obstet Gynecol 118:1069–1072
17. Holmberg L, Gustavii B, Cordesius E et al. (1980) Prenatal diagnosis of hemophilia B by an immunoradiometric assay of factor IX. Blood 56:397
18. Holmberg L, Gustavii B, Jonsson A (1983) A prenatal study of fetal platelet count and size with application to fetus at risk for Wiskott-Aldrich syndrome. J Pediatr 102:773–776
19. Holzgreve B, Goldsmith PC, Holzgreve W, Golbus MS (1984) A monoclonal antibody micromethod for studying fetal lymphocytes: potential for prenatal diagnosis of inherited immunodeficiencies. J Reprod Immunol 6:341–344
20. Holzgreve W (1984) Der veränderte Stellenwert der Fetoskopie im Rahmen der pränatalen Diagnostik. Med Welt 21:38–46
21. Holzgreve W, Curry CJR, Golbus MS, Callen PW, Filly RA, Smith JC (1984) Investigation of nonimmune hydrops fetalis. Am J Obstet Gynecol 150:805–812
22. Lange J, Rodeck CH, Morgan-Capner P (1982) Prenatal diagnosis of intrauterine cytomegalovirus infection. Br Med J 284:1673–1674
23. Linch DC, Beverly PC, Levinsky RJ, Rodeck CH (1982) Phenotypic analysis of fetal blood leucocytes: potential for prenatal diagnosis of immunodeficiency disorders. Prenat Diagn 2:211–218
24. Mahoney MJ, Hobbins JC (1977) Prenatal diagnosis of chondroectodermal dysplasia (Ellis-van Crefeld syndrome) with fetoscopy and ultrasound. N Engl J Med 297:258–260
25. Mahoney MJ, Haseltine FP, Hobbins JC, Banker BQ, Caskey CT, Golbus MS (1977) Prenatal diagnosis of Duchenne's muscular dystrophy. N Engl J Med 297:969–973
26. Mandelbaum B, Pontarelli D, Brushenko A (1967) Amnioscopy for prenatal transfusion. Am J Obstet Gynecol 98:1140–1143

27. Mibashan RS, Rodeck CH, Thumpston JK, Edwards RJ, Singer JD, White JM, Campbell S (1979) Plasma assay of fetal factors VIIIC and IX for prenatal diagnosis of hemophilia. Lancet I:309
28. Murray JM, Davies KE, Harper PS, Meredith L, Mueller CR, Williamson R (1982) Linkage relationship of a cloned DNA sequence on the short arm of the X-chromosome to Duchenne muscular dystrophy. Nature 300:69–71
29. Newburger PE, Cohen HJ, Rothchild SB, Hobbins JC, Malawista SE, Mahoney MJ (1979) Prenatal diagnosis of chronic granulomatous disease. N Engl J Med 300:178–181
30. Nicolaides K, Rodeck CH (1984) Fetoscopy. Br J Hosp Med 6:396–405
31. Nicolaides KH, Rodeck CH, Lange I et al. (1985) Fetoscopy in the assessment of unexplained fetal hydrops. Br J Obstet Gynecol 92:671–679
32. Perry TB, Hechtmann P, Chow JC (1979) Diagnosis of Tay-Sachs disease on blood obtained at fetoscopy. Lancet I:927
33. Rauskolb R (1980) Fetoskopie. Eine klinische Methode zur pränatalen Diagnostik. Georg Thieme Verlag, Stuttgart
34. Rodeck CH (1980) Fetoscopy guided by real-time ultrasound for pure fetal blood samples, fetal skin samples, and examination of the fetus in utero. Br J Obstet Gynaecol 87:449–456
35. Rodeck C, Campbell S (1978) Sampling pure fetal blood by fetoscopy in second trimester of pregnancy. Br Med J II:728–730
36. Rodeck CH, Nicolaides KH (1984) Die Anwendung der Fetoskopie bei der fetalen Therapie. Gynäkologe 17:52–55
37. Rodeck CH, Kemp JR, Holman CA, Whitmore DN, Karnick J, Austin MA (1981) Direct intravascular fetal blood transfusion by fetoscopy in severe Rhesus isoimmunization. Lancet I:625–627
38. Rodeck CH, Mibashan S, Abramowicz J, Campbell S (1982) Selective fetocide of the affected twin by fetoscopic air embolism. Prenat Diagn 2:189–192
39. Schwartz DB, Zweibel WJ, Donovan D, Arbogast RL (1983) Fetoscopic visualization in second trimester pregnancies. Am J Obstet Gynecol 145:51–55
40. Scrimgeour JB (1973) Other techniques for antenatal diagnosis. In: Emery AEH (eds) Antenatal Diagnosis of Genetic Disease. Churchill-Livingstone, New York, pp 40–57
41. Scrimgeour JB (1976) Clinical experience with fetoscopy. In: Kaback M, Valenti M (eds) Intrauterine Fetal Visualization. American Elsevier Publishing, New York, pp 150–155
42. Valenti C (1972) Endoamnioscopy and fetal biopsy: A new technique. Am J Obstet Gynecol 114:561–564
43. Westin B (1954) Hysteroscopy in early pregnancy. Lancet II:872
44. Westin B (1957) Technique and estimation of oxygenation of the human fetus in utero by means of hysterophotography. Acta paediatr scand 46:117–124
45. Zwinger A (1981) The use of fetoscopy by unborn morphological anomalies. Acta Chir Plast 23:139
46. Zwinger A (1983) IV. svetovy mitink o fetoskopii ve fetalni diagnostice a terapii. Cs gynek 48:236–237
47. Zwinger A (1984) V. svetovy mitink o fetoscopii v prenatalni diagnostice a terapii. Cs gynek 49:765–766

5 Fetoskopische Blutentnahmen zur pränatalen Diagnostik von Hämoglobinopathien

A. Antsaklis

5.1 Einleitung

Die pränatale Diagnose verschiedener angeborener Anomalien und Erbkrankheiten mit evtl. nachfolgendem Schwangerschaftsabbruch bei schweren, unheilbaren fetalen Erkrankungen hat sich während der letzten 2 Jahrzehnte allgemein etabliert. Insbesondere die Amniozentese im 2. Schwangerschaftstrimenon als die wichtigste und am weitesten akzeptierte Technik der vorgeburtlichen Diagnostik hat sich als relativ sicher und diagnostisch verläßlich herausgestellt.

Die Mehrzahl der durch Amniozentese gewonnenen fetalen Zellen ist jedoch nicht mehr vital und ihre Kultivierung daher schwierig und langwierig. Darüber hinaus spiegelt die Amnionflüssigkeit nicht alle Stoffwechselfunktionen des Fetus wider. Einige schwere, angeborene Störungen können deshalb pränatal nur durch Untersuchungen des fetalen Blutes, der Haut oder durch direkte fetale Visualisierung erfaßt werden. Bisher sind fetale Blutproben, die unter direkter Visualisierung mit dem Fetoskop bzw. durch Plazentazentese gewonnen wurden, hauptsächlich für die pränatale Diagnose von Hämoglobinopathien und Hämophilien eingesetzt worden.

5.2 Fetoskopie

Hobbins [7] sowie Patrick [10] beschrieben als erste eine Technik zur Gewinnung fetaler Blutproben durch ein 1,7 mm dickes "Needlescope" unter Lokalanästhesie. Seit 1974 ist diese Methode, fetales Blut unter direkter fetoskopischer Visualisierung zu aspirieren, von verschiedenen Untersuchergruppen in unterschiedlichen Teilen der Welt eingesetzt worden.

Ihre aktuellen Ergebnisse, die auf dem V. Internationalen Fetoskopiekongreß in Beaune 1984 zusammengetragen wurden, sind in Tabelle 5.1 wiedergegeben.

In einem Fetoskopieprogramm müssen genetische Berater und Kliniker mit Erfahrung in der Fetoskopie und der Ultraschalldiagnostik zusammenarbeiten. Erfolgreiche Fetoskopien hängen von der Erfahrung des Untersuchers ab, die sich aus ausreichenden Fallzahlen und kontinuierlicher Übung bei freiwilligen Patientinnen vor geplanten Schwangerschaftsabbrüchen mit ergibt.

Vor einer fetoskopischen Blutentnahme sollten die Patientinnen genetisch beraten werden. Die Indikationen, Möglichkeiten und Grenzen der Technik müssen dargestellt werden, so daß eine wohlinformierte Entscheidung getroffen werden kann.

Tabelle 5.1. Internationale Fetoskopietreffen (Beaune 1984)

Internationale Erfahrungen mit	1976–1982	1983	1984
Fetaler Blutentnahme	2914	768	1734
Fetaler Visualisierung	304	51	50
Fetaler Hautbiopsie	?	73	52
Fetaler Leberbiopsie	?	?	2

Die Indikationen für fetale Blutentnahmen sind in der nachfolgenden Übersicht zusammengefaßt:

- Hämoglobinopathien (Thalassämien, Sichelzellenanämie);
- Koagulopathien (Hämophilie A, Hämophilie B);
- chronisch granulomatöse Erkrankungen);
- Galaktosämie;
- Karyotypisierung (wenn ein schnelles Resultat erforderlich ist);
- Blutgruppenbestimmung (u. a. Vaterschaftsnachweis);
- fetale Infektionen (Rubella, Toxoplasmose, Zytomegalie);
- kongenitale dyserythropoietische Anämie Typ II;
- kongenitale dyserythropoietische Thrombozytopenie;
- schwere kombinierte Immundefizienz;
- vererbte kongenitale Neutropenie;
- X-Marker-Chromosom;
- Wiskott-Aldrich-Syndrom;
- Chediak-Higashi-Syndrom;
- Hermansky-Pudlak-Syndrom.

Bevor ein Fetoskopieprogramm begonnen wird, muß der Bedarf in einer gegebenen Bevölkerung bestimmt werden. In diesem Zusammenhang ist der ethnische Hintergrund der Bevölkerung wichtiger als ihre zahlenmäßige Größe.

In Griechenland allein beträgt die Inzidenz von Heterozygoten für β-Thalassämie ungefähr 7,5%. Zusätzlich gibt es weitere 0,5% HbS-Heterozygoten. Bei einer jährlichen Geburtenrate von ca. 150000 Kindern kann man also errechnen, daß ohne kontrollierende Maßnahmen mehr als 250 Neugeborene mit Thalassaemia major geboren würden [14]. In Griechenland wurden daher wegen der hohen Prävalenz und der überragenden Bedeutung dieser Krankheiten sehr früh die diagnostischen Möglichkeiten zur pränatalen Erfassung von Hämoglobinopathien mit Hilfe der Fetoskopie in größerem Umfang eingesetzt. Einige Teilresultate wurden bereits an anderer Stelle berichtet [1, 2, 8].

Das optimale Schwangerschaftsalter zur Entnahme fetaler Blutproben liegt zwischen der 18. und 20. Schwangerschaftswoche. Vor der 18. Schwangerschaftswoche ist der Fetus im Vergleich zur Fruchtwassermenge relativ klein, und das gesamte Blutvolumen des Fetus ist noch nicht ausreichend, um einen akuten Blutverlust von 1–2 ml komplikationslos zu tolerieren. Die Gefäße der fetalen Plazentaoberfläche sind außerdem so klein, daß eine Punktion und Aspiration des Blutes noch schwierig ist. Nach der 20. Schwangerschaftswoche ist die Sicht innerhalb der Amnionhöhle wegen der zunehmenden Trübung des Fruchtwassers und der angestiegenen Größe des Fetus, des Uterus und der Plazenta signifikant vermindert [5].

5.3 Instrumente

Das am häufigsten eingesetzte Fetoskop bei den fetalen Blutentnahmen ist das "Needlescope" der Fa. Dyonics. Es handelt sich dabei um ein glasfaseroptisches System mit einer Kaltlichtquelle. Das Fetoskop befindet sich in einem nichtbiegbaren Endoskop von 1,7 mm Durchmesser und 155 mm Gesamtlänge (Abb. 5.1).

Die Fetoskopkanüle wird in die Amnionhöhle mit einem Trokar eingeführt. Zur Entnahme fetaler Blutproben wird eine spezielle Y-förmige Kanüle (ellipsoider Durchmesser von 2,2·2,7 mm) mit Trokar benutzt. Die Kanüle erlaubt das gleichzeitige Eindringen des Endoskops und einer Feinnadel von 27 G zur direkten Visualisierung und Punktion der Plazenta oder der Nabelschnurgefäße (Abb. 5.2). Reine fetale Blutproben der Umbilikalgefäße können mit einer speziellen Nadel gewonnen werden, deren Ende spitz zuläuft (Abb. 5.3).

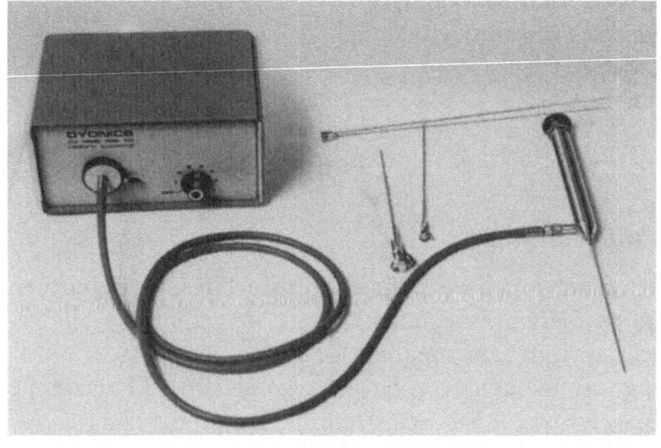

Abb. 5.1. Fetoskop mit Kaltlichtquelle

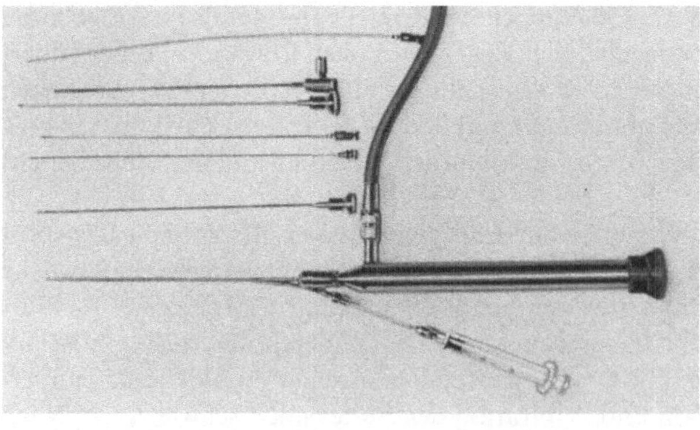

Abb. 5.2. Fetoskopkanüle für fetale Blutentnahme

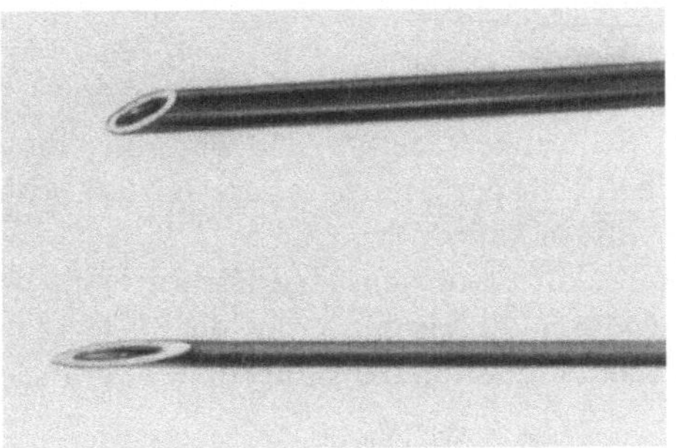

Abb. 5.3. Spezialnadel zur Entnahme unkontaminierten fetalen Blutes

5.4 Operationstechnik

Vor der Fetoskopie wird eine Ultraschalluntersuchung durchgeführt zur Bestimmung des Schwangerschaftsalters, der Lokalisation der Plazenta, ihrer Dicke und Ränder, der Position des Fetus innerhalb der Amnionhöhle, der Nabelschnurinsertion auf der Plazenta und schließlich der optimalen Stelle für das Eindringen des Fetoskops.

Nachdem die Patientin ihr Einverständnis gegeben hat, wird die Fetoskopie unter aseptischen Bedingungen durchgeführt. Das Fetoskop wird so weit wie möglich vom Fetus entfernt eingeführt. Vernarbte Gebiete auf der Bauchdecke sollten gemieden werden.

Vor dem Eingriff wird ein Lokalanästhetikum appliziert und eine 0,5 cm lange Inzision der Haut bis zum Peritoneum angelegt. Die Kanüle wird mit einem spitzen Trokar in die Amnionhöhle eingebracht. Nach Entfernung des Trokars aus der Kanüle zeigt die Aspiration klarer Amnionflüssigkeit das sichere Eindringen in die Fruchthöhle an. Das Fetoskop wird durch die Kanüle vorgeschoben und auf die fetale Oberfläche der Plazenta gerichtet, wo fetale Gefäße gesehen werden können.

Eine 27-G-Nadel wird durch den Nebenarm der Kanüle eingeführt und bis zu dem Punkt vorgeschoben, an dem die Nadelspitze das Gefäß auf der Chorionplatte oder in der Nabelschnur unter einem bestimmten Winkel penetrieren kann. Eine direkte Aspiration von Blut aus dem Lumen des Gefäßes ist schwierig wegen des schmalen Gefäßkalibers und wegen des negativen Druckes, der während der Aspiration entsteht und zum Kollabieren der Gefäßwände führen kann. Die fetale Blutprobe wird daher aus dem Blut gewonnen, das nach Zurückziehen der Nadel aus dem Gefäß in die Amnionhöhle hineinläuft. Das mit dieser Technik gewonnene Blut ist immer mit Amnionflüssigkeit vermischt. Eine Kontamination mit mütterlichem Blut ist jedoch selten. Eine Hämorrhagie sistiert gewöhnlich innerhalb weniger Sekunden [2].

Reines fetales Blut kann aus Nabelschnurgefäßen an der Stelle der Plazentainsertion entnommen werden [12]. Diese Stelle wird mit dem Fetoskop unter Ultraschallsicht aufgesucht. Nach Punktion eines großen Nabelschnurgefäßes wird Blut in eine Spritze über eine Nadel mit Antikoagulans aspiriert. Das Kaliber der für die Blutentnahme eingesetzten Nadel schwankt zwischen 25 und 27 G in Abhängigkeit vom Durchmesser der Kanüle und der Größe des zu punktierenden Gefäßes.

Hämorrhagien, die durch Entfernung der Nadel entstehen, sind selten, da die an dieser Stelle reichlich vorhandene Wharton-Sulze die Punktionsverletzung schnell verschließt [13].

5.5 Technische Schwierigkeiten

5.5.1 Plazentalokalisation

Die Plazenta bedeckt während der 18.–20. Schwangerschaftswoche sehr selten die gesamte Vorderwand des Uterus [6]. Oft bleiben Teile der Uterusvorderwand frei, so daß das Fetoskop bis in die Amnionhöhle eindringen kann.

Eine Verletzung der Plazenta mit dem Trokar verursacht eine Hämorrhagie vom intervillösen Raum in die Amnionhöhle, wodurch die Visualisierung der Plazenta und des Fetus vermindert und eine maternale Kontamination der Blutgruppen verursacht wird.

5.5.2 Getrübte Amnionflüssigkeit

Zwischen der 16. und 20. Schwangerschaftswoche ist die Amnionflüssigkeit klar gelb und erlaubt eine gute Visualisierung durch das Fetoskop. Wenn die Transparenz der Amnionflüssigkeit durch altes oder frisches Blut vermindert wird, muß u. U. das Scheitern einer Fetoskopie akzeptiert werden. In solchen Fällen empfehlen wir eine Verschiebung der Fetoskopie um 2 Wochen. Wenn die Amnionflüssigkeit stark blutkontaminiert ist, sollte ein Versuch unternommen werden, die Amnionflüssigkeit mit einer entsprechenden Menge physiologischer Kochsalzlösung zu ersetzen. Dies scheint das normale Wachstum und die normale Entwicklung des Fetus nicht zu beeinflussen [11].

5.5.3 Mehrlingsschwangerschaft

Mehrlingsschwangerschaften stellen ein spezielles Problem dar, da Blut von beiden Feten per Fetoskopie gewonnen werden muß. Antsaklis et al. [3] berichteten über eine simultane, doppelte Fetoskopiemethode. Ihre Resultate waren im Hinblick auf Effektivität, Sicherheit und Verläßlichkeit der Technik zufriedenstellend.

5.6 Erfahrungen in Griechenland

5.6.1 Allgemeines

Die vorgeburtliche Diagnostik von Hämoglobinopathien in Griechenland wird ausschließlich vom Pränatalprogramm in Athen angeboten. Von Juni 1977 bis Mai 1986 wurden 2620 Fetoskopien zur Entnahme fetalen Blutes bei 2590 Einlingsschwangerschaften, 29 Zwillingsschwangerschaften und einer Drillingsschwangerschaft durchgeführt. Der Anstieg im Verlauf der Jahre sowie die Überweisungspraktiken gehen aus Tabelle 5.2 hervor. Eine Analyse erlaubt folgende Kommentare:

1) Die jährliche Nachfrage nach pränataler Diagnostik ist ständig angestiegen; so waren es 1985 430 Fälle, jedoch schon 221 Fälle in den ersten 5 Monaten des Jahres 1986.

2) Der Anteil von Paaren, die zur Untersuchung überwiesen werden, bevor sie ein betroffenes Kind haben, wächst kontinuierlich; so waren es 1985 78,6%. Diese Tatsache verdeutlicht die Effektivität des „prospektiven" Behandlungsschemas.

Tabelle 5.2. Arten von Paaren, die eine vorgeburtliche Untersuchung durchführen lassen wollten

	1977	1978	1979	1980	1981	1982	1983	1984	1985	Jan.–Mai 1986
Heterozygoten-Zustand *vor* Geburt eines betroffenen Kindes entdeckt (prospektive Prävention)	5	38	53	104	164	192	239	260	277	131	
Heterozygoten-Zustand *nach* Geburt eines betroffenen Kindes entdeckt (retrospektive Prävention)	7	35	54	63	62	54	58	42	39	15	
2. (oder weitere) Diagnose erstrebt: Nachfolgende pränatale Diagnostik u. Geburt eines Kindes ohne Thalassämie	–	–	–	10	24	49	42	62	61	39	
Nach pränataler Diagnostik u. Schwangerschaftsabbruch betroffener Fetus	2	7	17	17	29	48	60	75	49	36	
Nach pränataler Diagnostik Kindstod wegen geburtshilflicher Komplikationen	–	2	4	15	14	11	6	7	3	–	
Keine Informationen	–	5	2	–	1	–	–	–	1	–	
Gesamt	14	87	130	209	294	354	405	446	430	221	2 590

Tabelle 5.3. Indikationen für fetale Blutentnahme (Juni 1977 bis Mai 1986) bei 2 590 Paaren mit Risiko

	(n)	[%]
β^{th}/β^{th}	2 160	83,4
$\beta^{th}/\delta\beta^{th}$	96	3,8
$\delta\beta^{th}/\delta\beta^{th}$	8	0,3
β^{th}/β^{s}	246	9,5
β^{s}/β^{s}	52	2,0
$\delta\beta^{th}/\beta^{s}$	3	0,1
$\alpha\alpha^{th}/\alpha\alpha^{th}$	12	0,5
Andere[a]	13	0,4

[a] Vater unbekannt, HbS/HbD mögliche Kombination.

3) Der Prozentsatz von Paaren, die zur Untersuchung nach Geburt eines betroffenen Kindes überwiesen wurden, ist ständig zurückgegangen. 1985 betrug der Anteil nur noch 9%.

4) Die Zahl derjenigen Paare, die den pränatalen Test zum 2. Mal in Anspruch nehmen, wird ebenfalls immer größer, was ein Vertrauen der Öffentlichkeit in die Untersuchung widerspiegelt [9].

Die Indikationen zur fetalen Blutentnahme sind in Tabelle 5.3 wiedergegeben. Das durchschnittliche Alter der Paare, die eine pränatale Diagnostik wünschten, betrug 25,4 (Mütter) und 31,4 Jahre (Väter).

Von den 2590 Patientinnen hatten 1012 (39,1%) einen oder mehrere vorausgegangene Schwangerschaftsabbrüche im 1. oder 2. Trimenon und 16,6% hatten eine oder mehrere Fehlgeburten im 1. oder 2. Trimenon.

Die Erfolgsrate, fetales Blut mit der 1. Fetoskopie zu erhalten, ist von 80,8% im Jahre 1978 auf 98,4% im Jahre 1985 angestiegen. In 19 Fällen scheiterte die 1. Fetoskopie. Fetales Blut wurde in solchen Fällen mit einer anderen Technik gewonnen, mit der Plazentazentese. Seit 1979 wurde diese letztgenannte Technik aber im Athener Zentrum völlig abgeschafft zugunsten der Fetoskopie.

Die Gründe für wiederholte fetale Blutentnahmen während der Fetoskopie zeigt die folgende Übersicht.

1) *Hämatologische Gründe:*
   Bestätigung der Diagnose,
   nichtadäquate Interpretation der Resultate;
2) *geburtshilfliche Gründe:*
   nichtgelungenes Durchdringen der Amnionmembran,
   blutverschmierte Amnionflüssigkeit,
   nichtadäquate Blutprobe.

In 84 Fällen waren die Gründe für eine Wiederholung des Eingriffs hämatologischer Natur (Bestätigung der Resultate, inadäquate Interpretationsmöglichkeit). Bei 88 Fällen wurde die Wiederholung aus gynäkologisch-technischen Gründen vorgenommen. Bei 13 dieser Fälle konnte die Amnionmembran nicht durchdrungen werden. Bei 51 Fällen war das Fruchtwasser kurz nach der Insertion des Trokars blutig tingiert und somit die Visualisierung nicht mehr ausreichend. In 19 Fällen war der Gehalt an roten Blutzellen für eine pränatale Diagnostik zu niedrig. 17 Fetoskopien resultierten in der Entnahme von ausschließlich maternalem Blut. Diese Daten schließen die Ergebnisse der ersten Fälle mit ein, bei denen unsere Erfahrung noch begrenzt war.

5.6.2 Abortrate nach Fetoskopie

Die Nachfolgeuntersuchungen sind bei 2369 Fällen abgeschlossen. Die Tabelle 5.4 zeigt die Fehlgeburten aufgeschlüsselt nach Jahren. Sie sind entsprechend der Empfehlungen der Internationalen Fetoskopiegruppe aufgelistet.

Die gesamte fetale Verlustrate verminderte sich signifikant von 11,5% im Jahre 1978 auf 1,4% im Jahre 1985. Komplikationen, die bis zu 15 Tage nach dem letzten Eingriff vorkamen, wurden mit dem Eingriff in direkten Zusammenhang gebracht.

Nicht alle Fetalverluste können jedoch direkt auf den Eingriff zurückgeführt werden. Tatsächlich sind nur wenige der Komplikationen innerhalb der ersten 15 Tage aufgetreten. Viele Fetalverluste traten erst jenseits der 28. Schwangerschaftswoche auf und waren mit anderen Ätiologien als mit der fetalen Blutentnahme assoziiert. Dokumentierte Beispiele hierfür sind AB0-Inkompatibilität vor der Fetoskopie sowie ein echter Nabelschnurknoten. In einigen Fällen wurde der Eingriff bei Schwangerschaften mit bekanntem erhöhtem Risiko durchgeführt, z. B. bei Cervixinsuffizienz und schweren Erst- und/oder Zweittrimesterhämorrhagien. Dies bedeutet, daß die Rate an Fehlgeburten als Folge der fetalen Blutentnahme nicht so hoch ist, wie es auf den ersten Blick aussehen mag.

In Tabelle 5.5 sind die Komplikationsraten zusammengefaßt, die nach einer oder mehreren Fetoskopien beobachtet wurden. Die Komplikationsrate nach einer erfolgreichen Fetoskopie beträgt 2%. Sie erhöht sich auf 13,1%, wenn 2 Eingriffe erforderlich wurden, und auf 57,2 nach 3 Eingriffen.

Die Tabelle 5.6 zeigt die Arten von Komplikationen, die bis zur 28. Schwangerschaftswoche auftraten. Die häufigste Ursache für einen intrauterinen fetalen Todesfall ist eine Verletzung größerer fetaler Gefäße nahe der Nabelschnur mit nachfolgendem Ausbluten des Fetus. Ein lokales Trauma ist die Hauptursache für Fehlgeburten und vorzeitige Wehentätigkeit und initiiert möglicherweise die Freisetzung von Prostaglandinen bzw. Deciduazellen, die in das Myometrium und die Amnionhöhle hineindiffundieren könnten.

Die Verabreichung von Tokolytika scheint nur einen geringen Effekt auf die uterine Kontraktilität im 2. Trimenon zu haben, möglicherweise wegen des Fehlens oder der nur schwachen Entwicklung von β-adrenergen Rezeptoren in diesem Schwangerschaftsstadium. Wir fanden jedoch eine gute Ansprechrate auf die Tokolyse (i.v.) bei Patientinnen mit vorzeitiger Wehentätigkeit und drohendem Abort wenige Wochen nach der Fetoskopie. Die Tabelle 5.7 zeigt die Resultate der Schwangerschaften nach einer fetoskopischen Blutentnahme.

Eine fetale Blutentnahme war in 17 Fällen unmöglich. In diesen Fällen wurde die Fetoskopie 3mal im Abstand von wenigen Wochen wiederholt, bevor aufgegeben wurde; und sehr oft resultierten diese Schwangerschaften in Fehlgeburten (9 Fälle); 6 Schwangere entschieden sich für einen Schwangerschaftsabbruch, während die restlichen Patientinnen ihre Schwangerschaft weiter fortführen wollten.

Tabelle 5.4. Spontanaborte bis zur 28. Schwangerschaftswoche

Aborte	1977	1978	1979	1980	1981	1982	1983	1984	1985	1986	Gesamt
0–7 Tage	1	6	4[a]	3	2	2	0	4	2	1	23
8–15 Tage	1	2	0	2	0	0	6	1	1	2	15
16 Tage–28. Woche	2	2	2	3	6	4	0	3	3	NF[b]	25+
Nach der 28. Woche–	0	0	1	2	1	3	2	0	0	NF[b]	9+
Gesamt	4/14	10/87	7/130	10/209	9/294	9/354	8/405	8/446	6/430	NF[b]/221	
Prozentsatz der geburts- hilflichen Komplikationen	28,6	11,5	5,4	4,8	3,0	2,5	1,9	1,8	1,4		

[a] Zwei Amnionitisfälle   [b] NF = nicht festgestellt bis jetzt.

Tabelle 5.5. Geburtshilfliche Komplikationsrate nach einer oder mehreren Fetoskopien (bei Fällen mit vollständigen Nachuntersuchungen)

Zahl der durchgeführten Eingriffe	Geburtshilfliche Komplikationen (n)	[%]
1 Eingriff	45 (von 2 202)	2,0
2 Eingriffe	18 (von 138)	13,0
3 Eingriffe	8 (von 14)	51,0
Gesamt	71 (von 2 369)	2,9

Tabelle 5.6. Arten von Komplikationen bis zur 28. Schwangerschaftswoche (bei Fällen mit vollständigen Nachuntersuchungen)

Art der Komplikation	(n)	[%]
Intrauteriner Todesfall	14 (von 71)	19,7
Fehlgeburt und vorzeitige Wehentätigkeit	55 (von 71)	11,5
Infektion	2 (von 71)	2,8

Tabelle 5.7. Schwangerschaftsresultate nach fetaler Blutentnahme

	(n)	[%]
Gesamtzahl der Fälle	2 590	
Erfolglose Blutentnahme	17 (von 2 590)	0,6
Erfolglose Blutentnahme mit nachfolgendem Spontanabort	9 (von 2 590)	0,3
Schwangerschaftsabbruch	671 (von 2 573)	26,1
Fortlaufende Schwangerschaften	1 897	
Noch nicht entbundene Patientinnen	163 (von 1 897)	
Beendete Schwangerschaften	1 734 (von 2 573)	
Komplikationen bis zu 28. Schwangerschaftswoche		
– 0–14 Tage	38 (von 2 590)	1,4
– 15 Tage–28. Woche	28 (von 1 897)	1,3
Komplikationen von der 28. Schwangerschaftswoche bis zur 1. Lebenswoche	9 (von 1 734)	0,5
Entbundene und lebende Kinder bis zum 7. postpartalen Tag	1 670 (von 1 734)	96,3
Frühgeburten	103 (von 1 670)	6,7

In den 2590 Fällen, in denen eine Fetoskopie durchgeführt wurde, fanden sich 665 Feten, die betroffen waren. Ein Schwangerschaftsabbruch wurde in 671 Fällen durch intraamniale Infusion von Prostaglandin F_{2a} 2 Wochen nach dem Eingriff durchgeführt. Bis heute hat es keine medizinischen Probleme in Zusammenhang mit diesem Eingriff gegeben.

In 1897 Fällen wurde eine Fortführung der Schwangerschaft angestrebt. Die fetale Komplikationsrate, die in direktem Zusammenhang mit der Fetoskopie stand (0–14 Tage danach), lag bei 1,4% (38:2590). Die nicht direkt mit dem Eingriff verbundene Komplikationsrate (15 Tage bis 28 Schwangerschaftswochen) betrug 1,3% (25:1897), während die fetale Verlustrate 0,5% ausmachte (9:1734).

Die Rate von Frühgeburten war in unserer Serie nicht signifikant erhöht (6,7%).

Obwohl diese Zahlen ein gering erhöhtes Risiko andeuten, mag diese Rate für die betroffenen Frauen nicht hoch erscheinen. Viele dieser Patientinnen waren anämisch und hatten vorausgehende Erst- oder Zweittrimesterschwangerschaftsabbrüche und Fehlgeburten.

1070 gesunde Neugeborene wurden am Termin entbunden. Diese Kinder waren auch bei den nachfolgenden Untersuchungen gesund.

Eine Bestätigung der Diagnose bei der Geburt ist jedoch nicht immer möglich gewesen, da die Paare z. T. sehr weit außerhalb unserer Untersuchungsstelle wohnen und es häufig sehr schwer ist, uns Blutproben der Nabelschnur ohne Verzögerung nach der Entbindung zuzuleiten. Eine Bestätigung der Diagnose im Alter von 6 Monaten wird mit Hilfe der örtlichen Pädiater oder durch direkte Untersuchung des Babys durchgeführt.

Bis heute wissen wir von insgesamt 12 Fehldiagnosen. Von diesen können 8 Fälle auf eine falsche Interpretation der HbA vs. HbF-Werte und 4 auf verschiedene andere Laborfehler zurückgeführt werden. Wir nehmen stark an, daß die letztgenannten insbesondere auf einer Vertauschung der Proben während des Untersuchungsverfahrens beruhen. Dieses betrifft auch ein falsch-positives Resultat. Daher beträgt die Gesamtzahl an Irrtümern 16, d. h. 1,4% der Serie insgesamt [9].

Tabelle 5.8. Zwillingsschwangerschaften, Resultate

Fetus A	Fetus B	Anzahl der Fälle[a]		Erwartete Häufigkeit [%]
		(n)	[%]	
Thalassaemia major	Thalassaemia major	2	0,07	0,0625
Thalassaemia major	Normal oder heterozygot	12	0,41	0,3750
Normal oder heterozygot	Normal oder heterozygot	15	0,52	0,5625
Gesamt		29	1,00	1,0000

[a] 28 mit Risiko für Thalassaemia major, 1 Fall mit Risiko für HbS/β-Thalassämie.

Fetoskopie und pränatale Diagnostik wurde bei 29 Zwillingspaaren durchgeführt (Tabelle 5.8). Eine fetale Diagnose von Hämoglobinopathien in diesen Fällen ist dadurch kompliziert, daß 2 getrennte fetale Blutproben gewonnen werden müssen. In allen Fällen wurde eine simultane doppelte Fetoskopietechnik mit Erfolg eingesetzt [3]. Jedoch ergeben sich in der pränatalen Diagnostik bei Zwillingen v. a. legale und ethische Probleme im Hinblick auf die Entscheidung bei diskonkordantem Befund (ein Fetus normal, einer betroffen). Tatsächlich trat dieses Ereignis bei 12 von 29 Zwillingspaaren ein und führte zum elektiven Schwangerschaftsabbruch bei 11 dieser Schwangerschaften trotz Kontroversen über die Entscheidung. In einem Fall wurde ein selektiver Fetizid durchgeführt [3]. In 2 weiteren Fällen wurden beide Zwillinge als betroffen diagnostiziert. Daraufhin wurde ein Schwangerschaftsabbruch bei beiden Feten durchgeführt. Das Vorkommen der verschiedenen Zwillingskombinationen liegt innerhalb der zu erwartenden Größenordnungen.

5.7 Zusammenfassung

Fetoskopie zur fetalen Blutentnahme ist eine nützliche, sichere und verläßliche Technik der pränatalen Diagnostik bei Feten mit Risiko für vererbte Hämoglobinopathien. Es gibt keinen Zweifel, daß diese Untersuchung es vielen Paaren (egal, ob sie bereits ein betroffenes Kind haben oder nicht) ermöglicht hat, gesunde (Geschwister) Kinder in die Welt zu setzen. Augenblicklich erlaubt die Chorionzottenentnahme während des 1. Trimenons der Schwangerschaft und die DNA-Analyse von Trophoblastzellen eine frühe Diagnose vieler dieser Hämoglobinopathien. Die Notwendigkeit der fetoskopischen Blutentnahmen wird nach und nach sinken, aber es wird eine kleine Anzahl unterschiedlicher Situationen übrigbleiben, in denen allein mit der Methode fetoskopischer Blutentnahmen eine pränatale Diagnose erreicht werden kann.

Literatur

1. Aleporou-Marinou B, Sakarelou-Papapetrou N, Antsaklis A, Fessas Ph, Loukopoulos D (1980) Prenatal diagnosis of thalassemia major in Greece. Evaluation of the first large series of attempts. Ann NY Acad Sci 344:181–188
2. Antsaklis A (1981) Fetoscopy at First Department of Obstetrics and Gynaecology, Athens University. In: Rocker I, Laurence KM (eds) Fetoscopy, Chapter 12. Elsevier/North-Holland Biomedical Press, Amsterdam New York Oxford, pp 277–285
3. Antsaklis A, Papantoniou N, Loukopoulos D, Kaskarelis D (1983) Prenatal diagnosis of hemoglobinopathies in twin pregnancies by double simultaneous fetoscopy. Prenat Diagn 3:21–27
4. Antsaklis A, Politis J, Karagiannopoulos C et al. (1984) Selective survival of only the healthy fetus following prenatal diagnosis of thalassemia major in biovular twin geslation. Prenat Diagn 4:289–296
5. Antsaklis A, Benzie R, Hughes R (1985) Fetoscopy: Fetal visualization and blood sampling in prenatal diagnosis. In: Filkins K, Russo J (eds) Human Prenatal Diagnosis. Marcel Dekker, New York, pp 103–137
6. Benzie RJ, Pirani BBK (1977) Fetoscopy and anterior placentas. Letter to the Editor. N Engl J Med 296:573
7. Hobbins J, Mahonen M (1974) In vitro diagnosis of hemoglobinopathies. N Engl J Med 290:1065–1067
8. Loukopoulos D, Antsaklis A, Aleporou-Marinou V, Panourgias J, Karababa Ph, Fessas Ph (1982) Prenatal diagnosis of β-thalassemia; the Greek experience. In: Cao A, Carcassi V, Rowley P (eds) Recent Advances in Thalassemia. Birth Defects 18:293–301
9. Loukopoulos D, Karababa Ph, Antsaklis A et al. (1985) Prenatal diagnosis of thalassemia and HbS syndromes in Greece: An evaluation of 1500 cases. Ann NY Acad Sci:357–375
10. Patrick JE, Perry TB, Kuch RH (1974) Fetoscopy and fetal blood sampling: A percutaneous approach. Am J Obstet Gynecol 119:539–542
11. Perry T, Hamilton E, Kinch R, Katz M (1981) Amniophoresis as an adjunct to fetoscopy. Am J Obstet Gynecol 141:17–19
12. Rodeck CH, Campbell S (1978) Sampling pure fetal blood by fetoscopy in second trimester of pregnancy. Br Med J 2:728–730
13. Rodeck CH, Campbell S (1979) Umbilical cord insertion as source of pure fetal blood for prenatal diagnosis. Lancet I:1244–1245
14. Schizas N, Tegos C, Voutsadakis A et al. (1977) The frequency and distribution of β-thalassemia and abnormal hemoglobins in Greece. A study of 15,500 recruits. Hell Armed Forced Med Rev 11:197–209 (in Greek)

6 Pränatale Diagnostik von erblichen Hauterkrankungen durch Fetoskopie und Elektronenmikroskopie

R. Rauskolb, I. Anton-Lamprecht

6.1 Einleitung

Die diagnostische Bedeutung der Fetoskopie hat sich in relativ kurzer Zeit gewandelt. Nach nur einem Jahrzehnt klinischer Anwendung spielt die endoskopische Inspektion des Fetus als Indikation zur Fetoskopie keine Rolle mehr und ist bis auf wenige Einzelfälle durch die Ultraschalldiagnostik ersetzt worden. Am häufigsten wurde die Fetoskopie bisher für die Punktion von Nabelschnurgefäßen unter endoskopischer Sicht genutzt, für einige Jahre die sicherste Methode, unvermischte fetale Blutproben für diagnostische Zwecke zu erhalten. Inzwischen können aber Nabelschnurgefäße ebenso erfolgreich, aber risikoärmer und technisch weniger aufwendig unter Ultraschallsichtkontrolle punktiert werden [14], so daß heute grundsätzlich auch dann auf eine Fetoskopie verzichtet werden kann, wenn in bestimmten Fällen gentechnische Untersuchungsmethoden an Chorionzottengewebe oder an aus dem Fruchtwasser stammenden fetalen Zellen eine pränatale Diagnostik von Hämoglobinopathien oder einer Hämophilie A und B nicht zulassen.

In den letzten 6 Jahren wurde die Fetoskopie von einigen Zentren zunehmend auch dazu verwandt, aus der fetalen Haut Gewebeproben zu entnehmen, um diese vor allem elektronenmikroskopisch untersuchen zu können. Damit war ein Weg für die pränatale Diagnostik von schwerwiegenden erblichen Hauterkrankungen, in erster Linie aus der Gruppe der Epidermolysen und Ichthyosen, gefunden. Die genannten Hauterkrankungen sind durch ein außerordentlich schweres Krankheitsbild gekennzeichnet (Abb. 6.1 a–d) und führen zu Siechtum oder zum frühen Tod der betroffenen Kinder, oft schon wenige Tage oder Wochen nach der Geburt. Bis dahin wurde den betroffenen Familien mangels einer pränatalen Diagnostik entweder von vornherein von weiteren Schwangerschaften abgeraten oder sogar die Sterilisation empfohlen. Im Falle einer erneut eingetretenen Schwangerschaft blieb den Eltern häufig genug nur noch eine Abruptio als Ausweg. Diese für die Eltern und den Arzt gleichermaßen höchst unbefriedigende Situation konnte durch das Angebot einer pränatalen Diagnostik entscheidend verbessert werden.

Die Entnahme fetaler Hautbiopsien ist grundsätzlich auch unter Ultraschallsicht möglich, dennoch bevorzugen wir aufgrund unserer Erfahrungen weiterhin die Fetoskopie, einmal aus noch zu erläuternden praktisch-technischen Gründen und zum anderen auch deshalb, weil u. U. schon bei der endoskopischen Inspektion des Feten typische Hautveränderungen oder andere im Einzelfall diagnostisch bedeutsame Fehlbildungen erkannt werden können. Eine Alternative zur pränatalen Diagnostik von

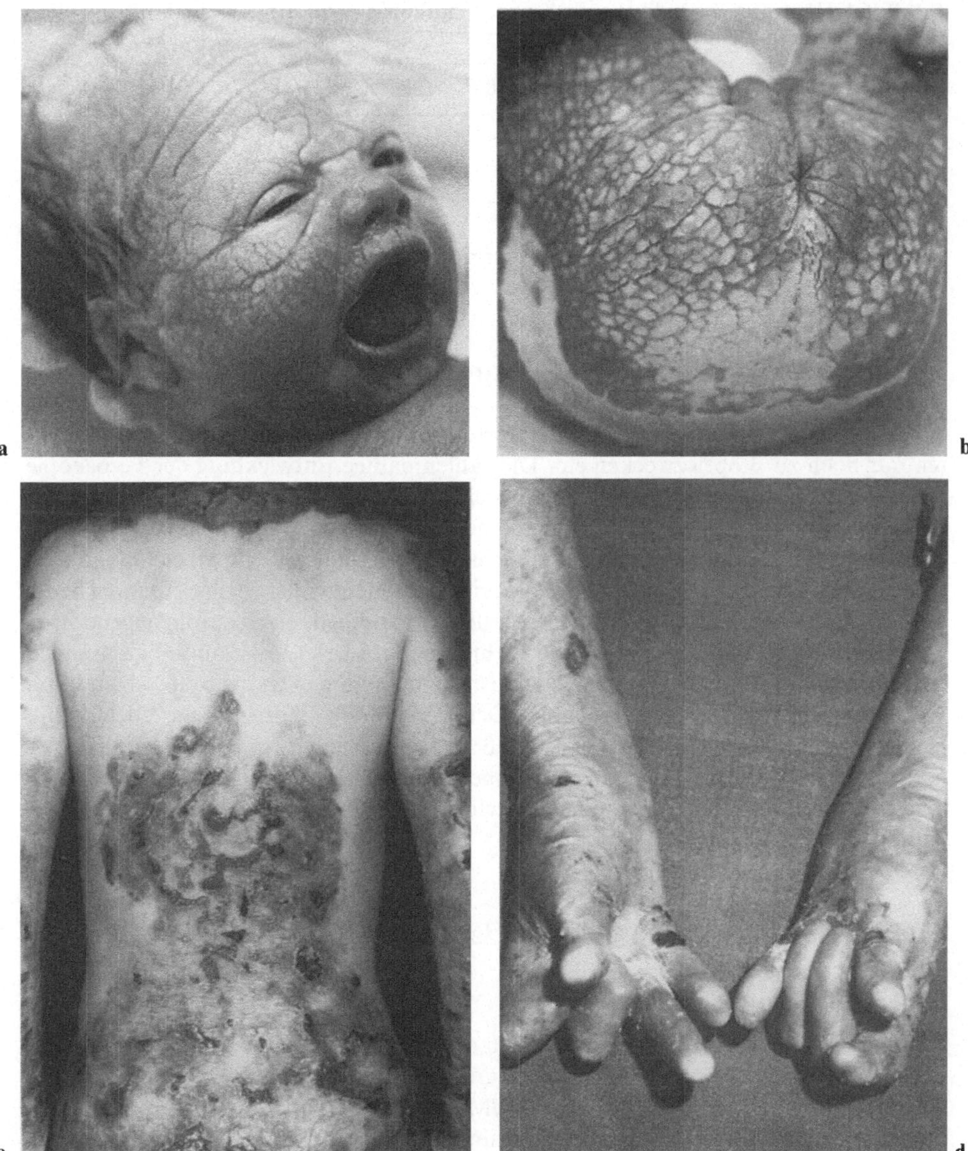

Abb. 6.1 a–d. Klinisches Bild schwerer autosomal-rezessiver Genodermatosen, die eine pränatale Diagnostik rechtfertigen. **a, b** Neugeborenes mit massiven pflastersteinartigen Hyperkeratosen im Gesicht und auf den Glutäen, Ichthyosis congenita Typ I. **c, d** Epidermolysis bullosa dystrophica Hallopeau-Siemens mit schwersten Blasen- und Narbenbildungen an Rücken, Nacken und Extremitäten (**c** 26 Jahre) sowie vernarbungsbedingten Mutilationen und Synechien, Beugekontrakturen und Verlust aller Nägel an den Händen (**d** 20 Jahre) (Abb. 6.1 a und b mit freundlicher Genehmigung von Dr. med. Queisser, Kinderklinik Landau).

Tabelle 6.1. Häufigkeit der Indikationen für eine Fetoskopie im Verlaufe eines Jahrzehnts (1976–1986) in Gießen und Northeim

Indikation	1976–1981	1982[a]	1983	1984	1985	1986[b]	Total
Endoskopische Inspektion	66	12	5	1	–	–	84
Aspiration fetalen Blutes	11	2	–	–	–	–	13
Hautbiopsien (seit 1981)	6	9	6	7	10	5	43
Total	83	23	11	8	10	5	140

[a] Autor in Northeim tätig.   [b] bis Mai 1986.

erblichen Hauterkrankungen durch elektronenmikroskopische Untersuchung von Hautbiopsien ist derzeit nicht in Sicht.

Aus den bereits genannten Gründen setzten wir die Fetoskopie in den letzten 3 Jahren nur noch zu Biopsiezwecken ein. Die zahlenmäßige Entwicklung der Fetoskopie sowie den während des letzten Jahrzehnts eingetretenen Wandel bei der Indikationsstellung dokumentiert Tabelle 6.1 anhand der in Gießen und Northeim vorgenommenen Fetoskopien. Bei der letzten Fetoskopie-Jahrestagung im September 1985 in Gießen wurde über ca. 150 Fälle mit Hautbiopsien berichtet, wobei die Patientinnen heute weltweit in 15–20 Zentren untersucht werden. So gesehen, erscheint die eigene Zahl mit bisher 43 Fällen in einem anderen Licht. Angesichts der insgesamt doch wenigen landesweit pro Jahr für eine Diagnostik anstehenden Fälle reicht, wie die letzten Jahre gezeigt haben, für die Bundesrepublik Deutschland ein Zentrum aus. Gleichzeitig bleibt so wenigstens ein ausreichendes Maß an technischem Training sichergestellt, eine für die Qualität der fetalen Hautproben unerläßliche Voraussetzung. Darüber hinaus haben wir aber auch noch einzelne Patientinnen aus dem angrenzenden Ausland untersucht.

6.2   Technik der Fetoskopie mit Hautbiopsie

6.2.1 Fetoskopie-Instrumentarium

Für eine Fetoskopie werden grundsätzlich eine Trokarhülse sowie ein Endoskop benötigt. Die Außendurchmesser der zur Verfügung stehenden Trokarhülsen betragen 2,4 (Needlescope Dyonics Inc. Woburn/Mass., USA), 2,7 und 3,2 mm (Fetoskop „Modell Gießen", R. Wolf GmbH, Knittlingen), die der dazu passenden Endoskope 1,7, 2,2 und 2,7 mm. Für die Entnahme von fetalen Hautgewebsproben benutzten wir meist das Needlescope (2,4/1,7 mm) oder auch das mittlere 2,7/2,2 mm Fetoskop. Die 3,2 mm Fetoskophülse wurde in Verbindung mit dem 2,7 mm Endoskop nur für die Inspektion des Fetus (15.–18. Schwangerschaftswoche) oder in Verbindung mit Spezialinstrumenten für eine Punktion von Nabelschnurgefäßen (ab der 18. Schwangerschaftswoche) genutzt. Die Technik der Fetoskopie wurde an anderer Stelle ausführlich beschrieben und diskutiert [21, 22], so daß an dieser Stelle nur auf einige grundsätzlich wichtige Dinge hingewiesen und auf die bei der Entnahme von Hautproben zu beachtenden Besonderheiten eingegangen wird.

Das technische Vorgehen bei der Fetoskopie haben wir von Anfang an gezielt dem bei einer Amniozentese angepaßt, insbesondere sahen wir in der Möglichkeit, eine Fetoskopie auch in Lokalanästhesie vornehmen zu können, die grundlegende Voraussetzung für deren praktisch-klinischen Einsatz. Die Lokalanästhesie erlaubt auch während der Fetoskopie eine ständige Kontaktaufnahme und Kommunikation mit der Patientin, darüber hinaus bedeutet ein Vorgehen in Lokalanästhesie für den Eingriff einen zusätzlichen Sicherheitsfaktor: die allgemeine Schmerzempfindung und die reflektorische Abwehr der Patientin bleiben erhalten, dies verlangt und gewährleistet so gleichermaßen eine behutsame Handhabung des Fetoskops, vor allem während des Punktionsvorganges.

Der Punktion der Amnionhöhle mit der Trokarhülse geht eine umfassende Ultraschalluntersuchung voraus, und gleichzeitig wird unter Berücksichtigung der Plazentalokalisation sowie der Lage des Feten die günstigste Punktionsstelle ausgewählt. Die Trokarhülse selbst wird unter Ultraschallsicht auf transabdominalem Weg in die Amnionhöhle eingeführt. Unmittelbar vor dem endgültigen Eindringen der Trokarhülse in die Amnionhöhle bewirkt diese eine deutlich sichtbare Einwärtswölbung der Uteruswand. Ein letztes ruckartiges Vorschieben der Fetoskophülse gegen den Widerstand des Myometriums ermöglicht jetzt meist doch eine glatte Passage der je nach Fruchtwassermenge häufig der Uteruswand nur locker anliegenden Eihäute. In dieser Phase des Eingriffes wird häufiger eine individuell sehr unterschiedliche Schmerzempfindung angegeben. Das erfolgreiche Penetrieren der Uteruswand und der Eihäute mit der Fetoskophülse ist nicht nur sonographisch sichtbar zu verfolgen, sondern wird auch an dem plötzlich aufgehobenen Gewebewiderstand spürbar. Mit dem Entfernen des Trokars entleert sich durchweg Fruchtwasser im Schwall. Unmittelbar nach Beendigung des Punktionsvorganges und vor der Entfernung der Fetoskophülse aus der Amnionhöhle wird jeweils eine Fruchtwasserprobe für die bakteriologische Untersuchung entnommen.

Während des Punktionsvorganges muß der Ultraschallapplikator von einer Assistenz auf der Bauchdecke fixiert werden, weil der Operateur im Gegensatz zur Amniozentese während des Punktionsvorganges die dickere Fetoskophülse mit beiden Händen fassen muß. Zur Wahrung der lokalen Sterilität wird die Bauchhaut über der Uterusvorderwand vor der Fetoskopie desinfiziert sowie der Ultraschallapplikator mit einer desinfizierenden Lösung abgesprüht und mit Hilfe von steril abgepacktem und zum einmaligen Gebrauch bestimmtem Gel an die Bauchhaut angekoppelt. Serienmäßige bakteriologische Untersuchungen zeigten, daß das geschilderte Vorgehen das Problem der lokalen Sterilität ebenso erfolgreich löst wie das viel umständlichere Verpacken des Ultraschallapplikators in ein steriles Plastiksäckchen.

Unabhängig von der Indikation zur Fetoskopie haben wir bisher immer eine Fruchtwasserdiagnostik mit Chromosomenanalyse und Bestimmung der α-Fetoproteinkonzentration veranlaßt. Je nach Dauer der Fetoskopie instillieren wir im Einzelfall Antibiotika direkt intraamnial. Rhesusfaktor-negative Patientinnen erhalten eine Anti-D-Prophylaxe. Nach einer Fetoskopie wird die Patientin durchweg für die Dauer von 3–4 Tagen stationär überwacht. Im Einzelfall kann die intravenöse Gabe von Diazepam oder Pentazocin unmittelbar vor der Fetoskopie von Vorteil sein, vor allem bei zu intensiver Spontanbewegung des Fetus mit der Gefahr eines ständigen Lagewechsels.

6.2.2 Gewinnung fetaler Hautproben

Schon bei der Auswahl der Punktionsstelle wird hier darauf geachtet, daß das Endoskop in Richtung auf den fetalen Rücken in die Amnionhöhle eingeführt wird, weil eine Gewebsentnahme aus der fetalen Rückenhaut bisher zumindest immer komplikationslos möglich war, während mit einer Probeexcision aus der fetalen Bauchwand grundsätzlich die Gefahr einer Perforation verbunden ist. Darüber hinaus muß bei einigen Hauterkrankungen die Probeexcision an ganz bestimmten Prädilektionsstellen des fetalen Körpers vorgenommen werden, weil nur dort die morphologisch erkennbaren Abweichungen der Hautstruktur zuerst oder besonders schwerwiegend in Erscheinung treten. Zu diesen Prädilektionsstellen gehören eigentlich immer Abschnitte des fetalen Rückens, wobei einerseits der Schweregrad der Hautveränderungen je nach dem Krankheitsbild am Rücken absteigend zu- oder abnehmen kann, andererseits Strukturanomalien der Haut bei bestimmten Erkrankungen überhaupt nur entlang bestimmter Linien (Blaschko) zu erwarten sind.

Fetale Hautproben entnehmen wir zwischen der 20. und 22. Schwangerschaftswoche mit Hilfe einer starren Biopsiezange mit einem Außendurchmesser von 1,7 mm (Abb. 6.2). Nach Plazieren der Trokarhülse in der Amnionhöhle und der Aspiration der für die bakteriologische und zytogenetische Untersuchung notwendigen Fruchtwasserproben wird das Endoskop durch die Trokarhülse in die Amnionhöhle eingeführt und mit einer orientierenden Inspektion des Fetus sowie der Hautoberfläche begonnen. Danach wird die für die Gewebsentnahme in Frage kommende Hautregion des Fetus aufgesucht und das Endoskop sodann gegen die Biopsiezange ausgetauscht. Die Probeexcision selbst erfolgt jetzt unter Ultraschallsichtkontrolle. Das Öffnen und Schließen der Zangenbranchen ist dabei gut zu beobachten, ebenso der nach dem Schließen der Zange am fetalen Hautgewebe ausgeübte Zug und das nach Herauslösen der Gewebeprobe einsetzende „Zurückschnellen" der Haut.

Die Probeexcision wird auf diese Weise mehrmals wiederholt, da je nach Aufgabenstellung 4–6 Gewebeproben benötigt werden. Zwischen den einzelnen Biopsieversuchen wird die Zange jeweils wieder gegen das Endoskop kurzfristig ausgetauscht, um die entstandenen Hautdefekte endoskopisch beurteilen zu können. Gleichzeitig

a

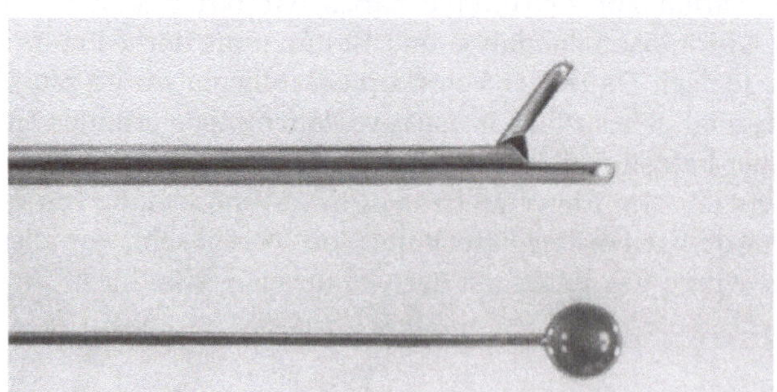

b

Abb. 6.2. a Starre Biopsiezange (Außendurchmesser 1,7 mm, Nutzlänge 30 cm) mit Fetoskoptrokarhülse (Außendurchmesser 2,7 mm, Nutzlänge 15 cm). (R. Wolf GmbH, Knittlingen). b Zange geöffnet, darunter ein Stecknadelkopf zum Größenvergleich

wird darauf geachtet, daß die neu zu setzende Hautwunde nicht zu nahe an der vorherigen liegt, um später das Auftreten von zu großen Hautnarben zu vermeiden. Die Lage der einzelnen Probeexcisionstellen zueinander kann im zweidimensionalen Ultraschallbild oft genug nicht so exakt beurteilt werden.

Diese Erfahrung und die Bedeutung einer endoskopischen Inspektion der fetalen Haut sowie anderer u. U. diagnostisch bedeutsamer Körperregionen des Fetus (Mund, Finger, Zehen, Genitale) ließen uns ganz entschieden an einer Fetoskopie zur Gewinnung von fetalen Hautproben festhalten. Zumindest bei generalisiertem Auftreten der für eine pränatale Diagnostik zur Diskussion stehenden Hauterkrankung könnten die notwendigen Hautproben überall an gut zugänglichen Stellen des Feten allein unter Ultraschallsichtkontrolle entnommen werden. Diese alternative Technik haben wir ebenso wie das fetoskopische Vorgehen vor genetisch indizierten Abruptiones geübt und dann in Einzelfällen auch zu diagnostischen Zwecken angewandt. Dabei bedienten wir uns einer Trokarhülse, die mit einem Außendurchmesser von 1,8 mm etwas dünner ist als die dünnste Fetoskophülse (Needlescope 2,4 mm). Folgerichtig erforderte das ultraschallkontrollierte Vorgehen auch eine dünnere Biopsiezange mit einem Außendurchmesser von nur 1,2 mm. Auf diese Weise konnten wir qualitativ und quantitativ durchaus befriedigende Hautproben gewinnen, mußten aber die Erfahrung machen, daß die Probeexcisionstellen häufig zu dicht beieinander lagen, von dem Verzicht auf eine endoskopische Inspektion des Fetus einmal abgesehen. Hinzu kam aber noch ein weiteres grundsätzliches Problem, nämlich das der mangelnden Stabilität von „dünneren" Biopsiezangen.

Wir hatten Gelegenheit, neben der 1,2-mm-Zange auch Zangen mit einem Außendurchmesser von nur 0,9 mm zu erproben. Es zeigte sich aber sehr schnell, daß eine Reduzierung des Zangendurchmessers auf 1,2 mm und weniger mit einer nicht ungefährlichen mangelhaften Stabilität der Biopsiezange einhergeht. So waren vor allem die Zangenbranchen den mit dem Öffnen und Schließen der Zange verbundenen Belastungen nicht gewachsen und brachen nach nur kurzer Verwendungsdauer ab, glücklicherweise in allen Fällen während der Reinigungsprozedur. Aus diesen Erfahrungen zogen wir den Schluß, daß im jetzigen Entwicklungsstadium ein Einsatz derartig dünner Biopsiezangen nicht vertretbar ist. Dagegen hat sich die 1,7-mm-Biopsiezange bisher seit Jahren in jeder Beziehung uneingeschränkt bewährt.

Für eine Hautgewebeentnahme unter endoskopischer Sicht wiederum käme wie bei der fetalen Blutentnahme nur eine maximal 0,5 bis 0,6 mm dicke Zange in Frage, deren Produktion zur Zeit zwar grundsätzlich möglich, aber mit großen Schwierigkeiten verbunden ist, von den angesprochenen Stabilitätsproblemen einmal abgesehen. Die Verwendung der zur Zeit verfügbaren Biopsiezange für eine Gewebsentnahme unter endoskopischer Sicht erfordert aber entweder eine sehr viel dickere Fetoskophülse oder einen zweiten Einstich in die Amnionhöhle, so daß neben dem Endoskop über eine zweite Trokarhülse auch die Biopsiezange eingeführt werden kann. Beide Möglichkeiten, eine dickere Fetoskophülse sowie ein 2. Einstich, erhöhen aber gleichermaßen das Eingriffsrisiko in unzulässiger Weise.

6.2.3 Aufbereitung der Hautproben

Um ein Austrocknen der sehr kleinen, maximal bis 1,5 mm im Durchmesser großen Hautproben noch während der Fetoskopie zu vermeiden, wird jedes Hautgewe-

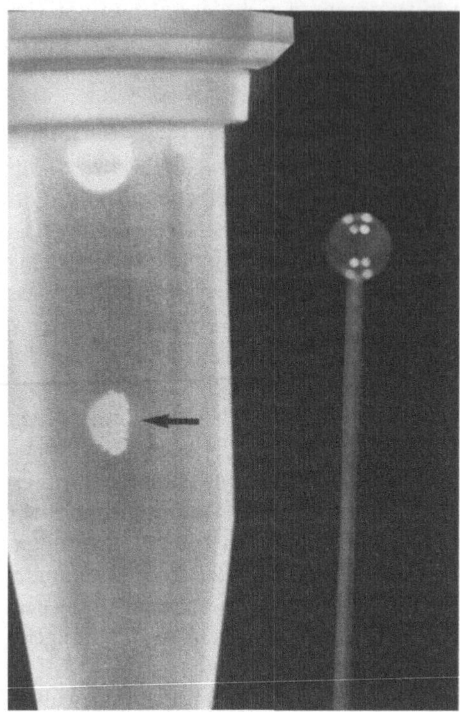

Abb. 6.3. Gewebeprobe aus der fetalen Haut in der Fixierungslösung. Stecknadelkopf zum Größenvergleich

bestück sofort in einer vorbereiteten, mit steriler Kochsalzlösung gefüllten Petri-Schale von der Zange abgestreift und sofort in ein mit der Fixierungslösung A gefülltes Eppendorf-Röhrchen (Abb. 6.3) gelegt. Nach einer 2stündigen Fixierungsdauer wird die Flüssigkeit abgegossen und durch Fixierungslösung B (s. unten) ersetzt. Danach werden die Hautproben auf dem Postweg dem Institut für Ultrastrukturforschung der Haut in Heidelberg zugeleitet. Dort wird dann am nächsten Tag mit der Präparation der Hautproben für die elektronenmikroskopische Untersuchung begonnen.

Die Fixierung der fetalen Hautproben erfolgt in 3%iger Glutaraldehydlösung in 0,1 mol Cacodylatpuffer bei pH 7,4 (Stammlösung = Fixierungslösung B), der für die anfängliche Vorfixierung Wasserstoffperoxid zur partiellen Oxidation des Aldehyds zugesetzt wird (Fixierungslösung A).

Die Nachfixierung nach Eingang der Gewebeproben erfolgt in 1%iger Osmiumsäure. Die Proben werden sodann über eine aufsteigende Alkoholreihe entwässert und in der üblichen Weise in Kunstharze eingebettet (Epoxidharze wie Epon 812). Vor der endgültigen Einbettung werden die einzelnen Hautproben je nach ihrer Größe in zwei bis vier Stückchen unterteilt, so daß für die diagnostische Auswertung ca. 12–15 Gewebeblöckchen zur Verfügung stehen.

Diese Blöckchen werden am Ultramikrotom mit Glas- und Diamantmessern geschnitten und an Semidünnschnitten von 1 μ Dicke im Lichtmikroskop sowie an Ultradünnschnitten von 20–50 mμ Dicke im Elektronenmikroskop untersucht und photographisch dokumentiert. Für die sehr kleinen fetalen Hautproben kann ein Schnelleinbettungsverfahren angewandt werden, so daß die Proben bereits 48 Stunden nach ihrem Eingang im Labor angeschnitten werden können. Je nach Fragestellung und Schwierigkeitsgrad kann eine pränatale Diagnostik mittels Licht- und Elektronenmikroskopie von Hautproben in drei bis sieben Tagen nach Erhalt der Proben abgeschlossen sein. Schwierige Diagnostiken können mehr Zeit erfordern, ggf. bis zu zwei Wochen. Der größte zeitliche Aufwand ergibt sich bei der elektronenmikroskopischen Untersuchung der Proben, die bei hohen Vergrößerungen (20 000 bis 50 000 fach und mehr) durchgeführt wird und viele Stunden bis Tage in Anspruch nehmen kann. Bezüglich Einzelheiten zur Methodik, grundsätzlichen Problemen der Auswertung fetaler Hautbiopsien und der hierbei bestehenden Irrtumsmöglichkeiten wird auf die ausführlichen Darstellungen an anderer Stelle verwiesen [7].

6.3 Indikationen

Eine Indikation zur pränatalen Diagnostik mittels Fetoskopie und Entnahme fetaler Hautproben zur elektronenmikroskopischen Untersuchung besteht prinzipiell bei allen schweren oder gar letal verlaufenden genetisch bedingten Hauterkrankungen (Genodermatosen), die bisher weder biochemisch noch mit genetischen Methoden aus dem Fruchtwasser oder aus Chorionvillusbiopsien zu diagnostizieren sind. Dies trifft auf nahezu alle Genodermatosen zu. Eingeschränkt wird dieser Indikationsbereich dadurch, daß als Voraussetzung morphologisch faßbare Anomalien oder Störungsmuster bekannt sein müssen, die sich früh genug während der Fetalentwicklung, d. h. vor der 24. Schwangerschaftswoche manifestieren.

Die häufigsten Indikationen zur Fetoskopie stellen die erblichen Epidermolysen und Ichthyosen dar, deren schwere Genotypen dementsprechend zahlreich im eigenen Krankengut vertreten sind (Tabelle 6.2). Aufgrund spezifischer klinisch-genetischer

Tabelle 6.2. Indikationen für die pränatale Entnahme von fetalen Hautproben (Gießen/Northeim, Stand Mai 1986). In ( ) pränatal diagnostizierte Fälle

Epidermolysis bullosa (EB)		20
EB atrophicans generalisata gravis (Herlitz)	13[a] (3)	
EB dystrophica Hallopeau-Siemens	6 (1)	
EB atrophicans inversa	1	
Ichthyosis, kongenitale (incl. Harlekin-Typ 2)		12
Ektodermale Dysplasie (anhidrotisch)	(1)	4
Bloch-Sulzberger-Syndrom		1
Ehlers-Danlos-Syndrom		1
Goltz-Gorlin-Syndrom		1
Chondrodysplasia punctata, rhizomeler Typ	(1)	1
Leprechaunismus		1
Genodermatose		1
Ceroidlipofuscinose (Spielmeyer-Vogt)		1
Total	(6)	43

[a] 1 mal Gemini.

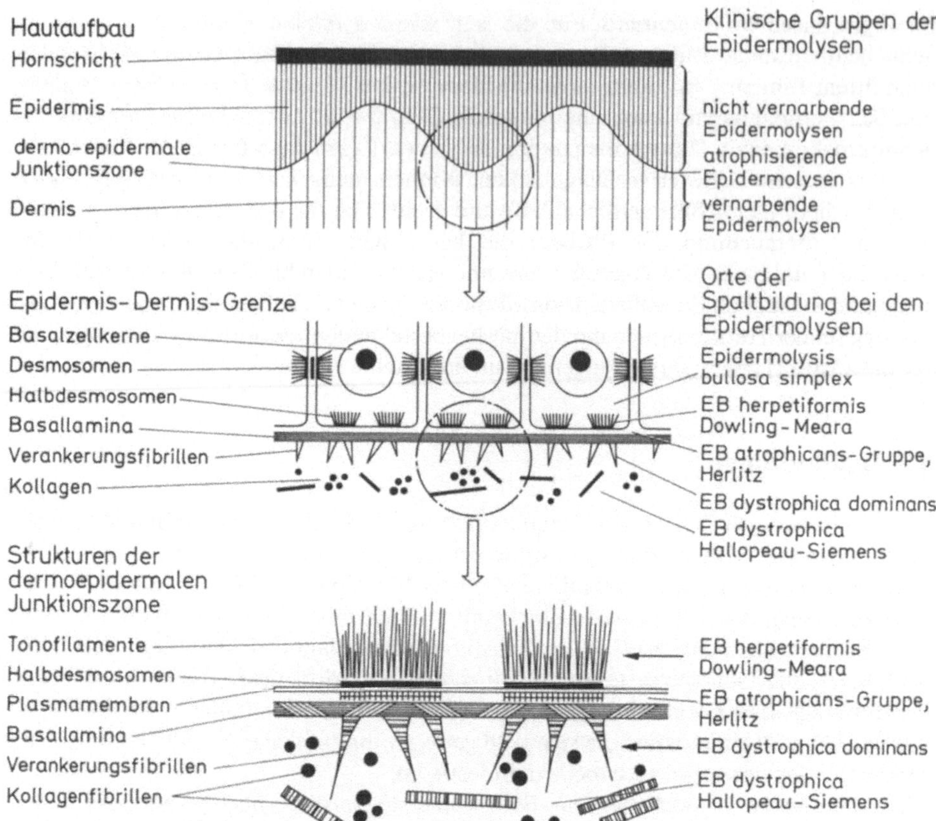

Abb. 6.4. Schema des Hautaufbaues und der bei erblichen Epidermolysen relevanten Strukturelemente (*links*) sowie der Spaltebenen und spezifischen Defekte bei den wichtigsten genetischen Typen der Epidermolysis bullosa (*rechts*) (Modifiziert nach [2])

und morphologischer Merkmale können bei diesen beiden heterogenen Krankheitsbildern eine Reihe von Untergruppen und jeweils insgesamt nahezu 20 verschiedene genetische Typen unterschieden werden. Die morphologischen Charakteristika der einzelnen Genotypen werden nicht nur postnatal, sondern auch pränatal an der fetalen Haut zur Diagnostik genutzt.

Einen Einblick in die Vielfalt der Genotypen der *erblichen Epidermolysen* und ihrer spezifischen morphologischen Störungen gibt das Schema in Abb. 6.4. Je nach der Lage der Blasenbildung und der zugrundeliegenden genetischen Defekte werden *milde, nicht vernarbende Epidermolysen,* die in der Epidermis spalten (EB simplex), *schwere, vernarbende Epidermolysen,* deren Blasenbildung im obersten Bindegewebe erfolgt (EB dystrophica), und *atrophisierende oder auch sog. junktionale Epidermolysen* unterschieden, deren Spaltebene unmittelbar im Grenzbereich zwischen Epidermis und Dermis, der sog. dermo-epidermalen Junktionszone, liegt (EB atrophicans).

Bei den Epidermolysen standen bisher im eigenen Material und international nur pränatale Diagnostiken für einige der schweren rezessiv vererbten Typen aus den beiden zuletzt genannten Gruppen zur Diskussion (Tabelle 6.2).

Auch bei den *Ichthyosen* kommen für die pränatale Diagnostik vor allem die schweren kongenitalen Genotypen in Betracht, die – mit Ausnahme der dominant vererbten bullösen Erythrodermie congénitale ichthyosiforme (ECI) Brocq – autosomal-rezessiv vererbt werden. Auf die besondere Problematik der pränatalen Diagnostik solcher Verhornungsstörungen wird bei den Ergebnissen zurückzukommen sein. Das Grundproblem liegt in dem späten Beginn der Keratinisierung während der normalen Fetalentwicklung (nach der 24. Schwangerschaftswoche) begründet.

Weitere Indikationen betreffen die große Gruppe der *Ektodermaldysplasien.* 1982 konnten wir erstmals über den sicheren positiven Nachweis einer x-chromosomal-rezessiv vererbten anhidrotischen Ektodermaldysplasie (AED) beim Fetus berichten [5, 11]. Die Anzahl der Risikofamilien ist relativ groß, jedoch kommt eine Fetoskopie nur in Knabenschwangerschaften in Betracht, da die volle Ausprägung nur bei Hemizygotie, also im männlichen Geschlecht, auftritt. Den beiden Fetoskopien bei Risiko für x-chromosomale AED (X-AED) war daher eine Amniozentese mit Kerngeschlechtsbestimmung vorausgegangen, was inzwischen selbstverständlich frühzeitiger mit Hilfe von Chorionzottenbiopsien abzuklären ist. In mehreren weiteren Risikoschwangerschaften für X-AED ergab sich ein weiblicher Karyotyp, so daß auf die bereits geplanten Fetoskopien verzichtet werden konnte. Zwei weitere Schwangerschaften mit Risiko für AED betrafen die sehr seltenen autosomal-rezessiv vererbten Fälle, so daß unabhängig vom Geschlecht des Fetus ein 25%iges Wiederholungsrisiko besteht. In diesen Fällen wurde die Fetoskopie daher *ohne* vorherige Geschlechtsbestimmung durchgeführt.

Im Falle des *Bloch-Sulzberger-* und des *Goltz-Gorlin-Syndroms* handelt es sich um x-chromosomal-dominante Erkrankungen mit Letalität für das männliche Geschlecht, so daß betroffene männliche Feten sofort abortiert werden, während bei weiblichem Geschlecht ein 50%iges Wiederholungsrisiko besteht. In beiden Fällen war eine Chromosomenanalyse mit Geschlechtsbestimmung vorausgegangen und hatte einen weiblichen Karyotyp ergeben.

Im Verlauf der Jahre ist der Indikationsbereich breiter geworden, obwohl Erfahrungen bisher jeweils nur mit Einzelfällen vorliegen (Tabelle 6.2). In diesen Fällen kam es neben der Entnahme von Hautproben zugleich auch auf die gezielte endoskopische Inspektion bestimmter fetaler Körperregionen an:

– beim *Ehlers-Danlos-Syndrom:* Mundregion, atypisches Hautfaltenrelief (Cutis laxa, Abb. 6.5 a),
– beim *Goltz-Gorlin-Syndrom:* Hand- und Fußfehlbildungen (Abb. 6.5 b, c),
– beim *Leprechaunismus:* atypisches Hautfaltenrelief im Sinne einer Cutis laxa,
– „*Genodermatose*": Gesichtsdysmorphien wie Mikrognathie, tiefsitzende Ohrmuscheln.

Im Falle der Pränataldiagnostik einer *Chondrodysplasia punctata, rhizomeler Typ,* mit autosomal-rezessivem Erbgang und somit 25% Wiederholungsrisiko wurde bei zunehmendem Verdacht auf Wachstumsretardierung des Humerus aufgrund sonographischer Vermessungen versucht, die Diagnose durch Untersuchungen von fetalen Hautproben zu sichern. Jedoch fanden sich in der fetalen Haut licht- und elektronenmikroskopisch *keine* Veränderungen im Sinne der beim Indexfall postnatal vorhandenen, bei 28% der Fälle zu beobachtenden Ichthyose. Die Schwangerschaft wurde schließlich noch vor Ablauf der 24. Schwangerschaftswoche aufgrund der inzwischen

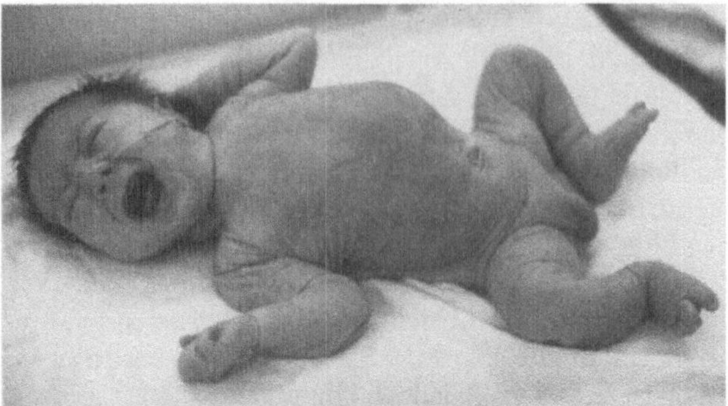

a

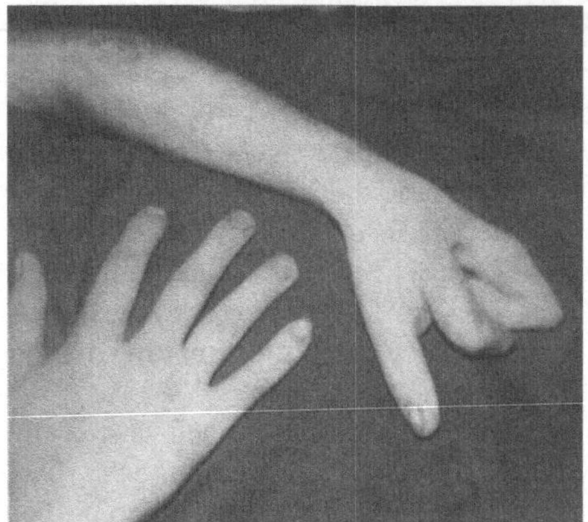

b

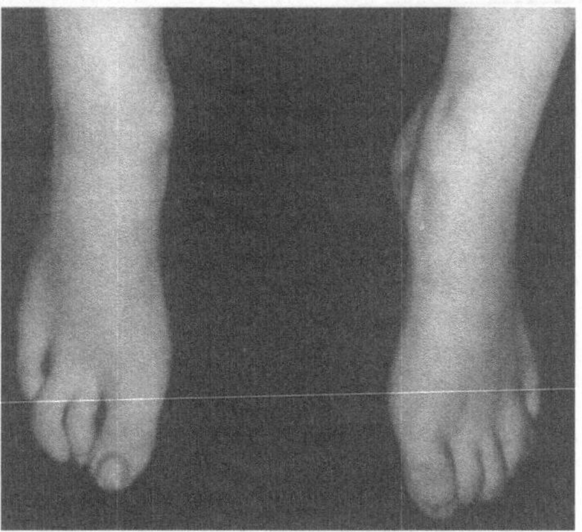

c

Abb. 6.5 a–c. Klinische Merkmale von Genodermatosen, die ggf. in direkter endoskopischer Inspektion erfaßt oder ausgeschlossen werden können. **a** Cutis laxa und ungewöhnliche Fazies bei Neugeborenem mit Ehlers-Danlos-Syndrom (nicht typisiert), gestorben im Alter von 40 Tagen (Aufnahme Kinderklinik Karlsruhe, Chefarzt Prof. Vivell). **b, c** Skelettanomalien bei Goltz-Gorlin-Syndrom (23 jährige Patientin)

sonographisch eindeutig nachweisbaren Wachstumsretardierung des Humerus (Prof. Dr. M. Hansmann, Bonn) beendet. Die pränatale Diagnose wurde später bestätigt (Prof. Dr. med. M. Habedank, Aachen).

Den besprochenen Indikationen aus dem eigenen Erfahrungsbereich sind international nur wenige weitere genetische Hauterkrankungen hinzuzufügen:

- In der Gruppe der Ichthyosen das *Sjögren-Larsson-Syndrom* (Ichthyosis/Di-Tetraplegie/Oligophrenie), das in der 23. Schwangerschaftswoche aufgrund durchgehender Hyperkeratosen diagnostiziert wurde, eine Diagnose, die durch die Geburt eines kranken Kindes (34. Schwangerschaftswoche) bestätigt wurde, weil die Eltern sich trotz des eindeutigen Befundes gegen eine Abruptio entschieden hatten [19, 24].
- Von den Pigmentierungsanomalien den *okulokutanen Albinismus* (nicht typisiert) in einer aus dem östlichen Mittelmeerraum stammenden Familie [15].

Gegenüber der Vielzahl schwerer genetischer Erkrankungen der Haut ist der bisherige Indikationskatalog somit noch sehr bescheiden.

6.4 Zeitpunkt der Fetoskopie mit Hautbiopsie

Dieser Zeitpunkt bestimmt sich aus dem Zeitraum der Fetalentwicklung, währenddessen die Organstrukturen angelegt werden oder erstmals ausgereift vorliegen, an denen sich die jeweilige genetische Mutation manifestiert:

– Junktionale *Epidermolysen* (z. B. Herlitz-Syndrom) und vernarbende Epidermolysen (z. B. Hallopeau-Siemens-Typ) können um die 20. Schwangerschaftswoche sicher erfaßt oder ausgeschlossen werden; die dermo-epidermale Junktionszone mit ihren Strukturelementen (s. Abb. 6.4) wird von der 12. Schwangerschaftswoche an sukzessive angelegt und hat um die 18.–20. Schwangerschaftswoche qualitativ und quantitativ einen hinreichenden Reifegrad erreicht, der eine sichere Aussage zuläßt. Mengenmäßig nehmen die einzelnen Strukturelemente (Halbdesmosomen, Verankerungsfibrillen) noch bis zur Geburt stetig zu und erreichen erst dann die postnatalen Verhältnisse.
– *Ichthyosen.* Die dominant vererbte bullöse ECI (s. unten) kann um die 20. Schwangerschaftswoche mit Hilfe ihrer charakteristischen morphologischen Defekte, Tonofibrillenverklumpung und Zytolyse, sicher erfaßt werden. Die rezessiven Ichthyosen sind auch postnatal, abgesehen von Lipidspeicherung im Horn, nur quantitativ abnorm. Wegen des späten Beginns der Keratinisierung (s. unten) kann die Fetoskopie leider kaum vor der 21./22. Schwangerschaftswoche erfolgen. Einige Genotypen, wie auch die Chondrodysplasia punctata, manifestieren sich um die 22. Schwangerschaftswoche noch nicht mit einer Verhornungsstörung und können daher morphologisch pränatal an der fetalen Haut nicht rechtzeitig diagnostiziert werden.
– *Ektodermaldysplasien.* Das Hauptmerkmal der AED ist das Fehlen der Schweißdrüsen. Im Gegensatz zu Haaren und Talgdrüsen, die um die 20. Schwangerschaftswoche normal angelegt und weitgehend ausgereift sind, beginnen sich die Primordien der Schweißdrüsen um diese Zeit gerade erst zu differenzieren; reife Schweißdrüsen liegen erst *nach* der 24. Schwangerschaftswoche vor. Die pränatale Diagnostik ist jedoch um die 20. Schwangerschaftswoche möglich (s. unten).
– *Pigmentierungsanomalien.* Auch die Pigmentsynthese hat ihre volle Reife erst nach der 24. SSW erreicht. Bis dahin finden sich in den pigmentbildenden Zellen (Melanozyten) nur die frühen Stadien der Melaninsynthese, die auch bei Albinismussyndromen gerade noch gebildet werden können. Besonders in schwächer pigmentierenden Populationen kann der Albinismus beim Fetus daher noch nicht sicher erkannt und somit auch nicht ausgeschlossen werden. Bei besser pigmentierenden Risikofamilien (z. B. aus der Türkei) können die Verhältnisse günstiger liegen.

Zusammenfassend kann also gesagt werden, daß eine Fetoskopie bei Risiko für Epidermolysen und für Ektodermaldysplasien um die 20. SSW, bei Ichthyoserisiko möglichst erst um die 21./22. SSW sinnvoll durchzuführen ist.

6.5 Ergebnisse

6.5.1 Erfahrungen mit der Biopsietechnik

Während einer ersten Phase des Experimentierens wurden in 11 Fällen vor einer Abruptio (aus genetischen Gründen) mit dem Einverständnis der Patientinnen insgesamt 40 Hautproben zu Trainings- und Kontrollzwecken entnommen und licht- und elektronenmikroskopisch untersucht. Davon genügten 35 Proben sowohl quantitativ als auch qualitativ den zu fordernden Ansprüchen. Bei 5 der Proben handelte es sich nicht um Hautgewebe, sondern um Anteile der Eihäute oder des Myometriums. Dies war eine wichtige Erfahrung für die späteren diagnostischen Fälle. Bei den einzelnen Biopsieversuchen kann die Zange am fetalen Rumpf abgleiten und so aus Versehen zu einer „falsch-positiven Hautbiopsie" führen. Ein solches Mißgeschick ist am besten dadurch zu vermeiden, daß das Fassen der fetalen Haut mit der Zange und die nachfolgende Entnahme der Hautprobe selbst im Ultraschallbild genau überwacht werden. Das Abgleiten der Biopsiezange am fetalen Rumpf ist vor der 20. Schwangerschaftswoche um so leichter möglich, weil der Fetus dann noch viel Bewegungsfreiheit hat.

Bei den derzeit 43 diagnostischen Fällen (s. Tabelle 6.2) konnten wir bisher insgesamt mehr als 200 Hautproben gewinnen, darunter waren nur noch extrem selten nicht aus der fetalen Haut stammende Gewebestücke, und zwar immer nur eine von mehreren pro Fall entnommenen Gewebeproben; somit wurde in keinem Fall die pränatale Diagnostik beeinträchtigt, weil noch eine genügende Zahl an Hautproben für die elektronenmikroskopischen Untersuchungen zur Verfügung standen. Die Ursache für ein falsch-positives Ergebnis lag außerdem nicht mehr in einem Abgleiten der Biopsiezange am fetalen Rücken begründet, sondern vielmehr darin, daß trotz aller Vorsicht gelegentlich ein 2. Mal an gleicher Stelle eine Gewebeprobe entnommen und so unfreiwillig eine fetale Muskelgewebeprobe erhalten wurde. Bisher hatten diese „Fehlgriffe" für die inzwischen geborenen Kinder keinerlei negative Folgen.

6.5.2 Elektronenmikroskopische Ergebnisse

Hereditäre Epidermolysen

Herlitz-Syndrom (Epidermolysis bullosa atrophicans generalisata gravis)

Der Basisdefekt, der der Blasenbildung zugrundeliegt, betrifft die Halbdesmosomen. Es handelt sich hierbei um Kontaktstrukturen der epidermalen Basalzellen zur Basallamina, die die menschliche Verbindung des Epithels zum dermalen Bindegewebe si-

──▶

Abb. 6.6 a–d. Pränatale Diagnostik der Epidermolysis bullosa atrophicans, Herlitz-Syndrom. **a–c** Manifestation bei befallenen Feten. **a** Fetale Hautbiopsie (vgl. dazu Abb. 6.9a) mit weitreichender Abhebung des Epithels (*) vom Bindegewebe, in dem zahlreiche Anschnitte von Haarfollikeln erkennbar sind (Fetosk. Nr. 83, 22. SSW). Semidünnschnitt, lichtmikroskopische Aufnahme (LM, Verg. 77:1). **b** Blasenboden, Bindegewebe von Basallamina (*Pfeile*) und Verankerungsfibrillen (AF, s. Abb. 6.4) überdeckt: junktionale Blasenbildung (Fetosk. Nr. 92, 20. SSW), elektronenmikroskopische (EM) Aufnahme (Verg. 42900:1). **c** Intakte Haut eines Herlitz-Fetus (Fetosk. Nr. 92, 20. SSW) mit schwerer Hypoplasie der Halbdesmosomen (*Pfeile*) (s. Abb. 6.6d und 6.4), BL – Basallamina, AF – Verankerungsfibrillen, T – Tonofibrillen (Keratinproteine) (EM, Vergr. 42900:1). **d** Pränataler Ausschluß des Herlitz-Syndroms: intakte dermo-epidermale Junktionszone eines gesunden Risikofeten (Fetosk. Nr. 94, 19. SSW) mit gut ausgebildeten Halbdesmosomen (*Pfeile*), Basallamina (*BL*) und Verankerungsfibrillen (*AF*). (EM, Vergr. 42900:1)

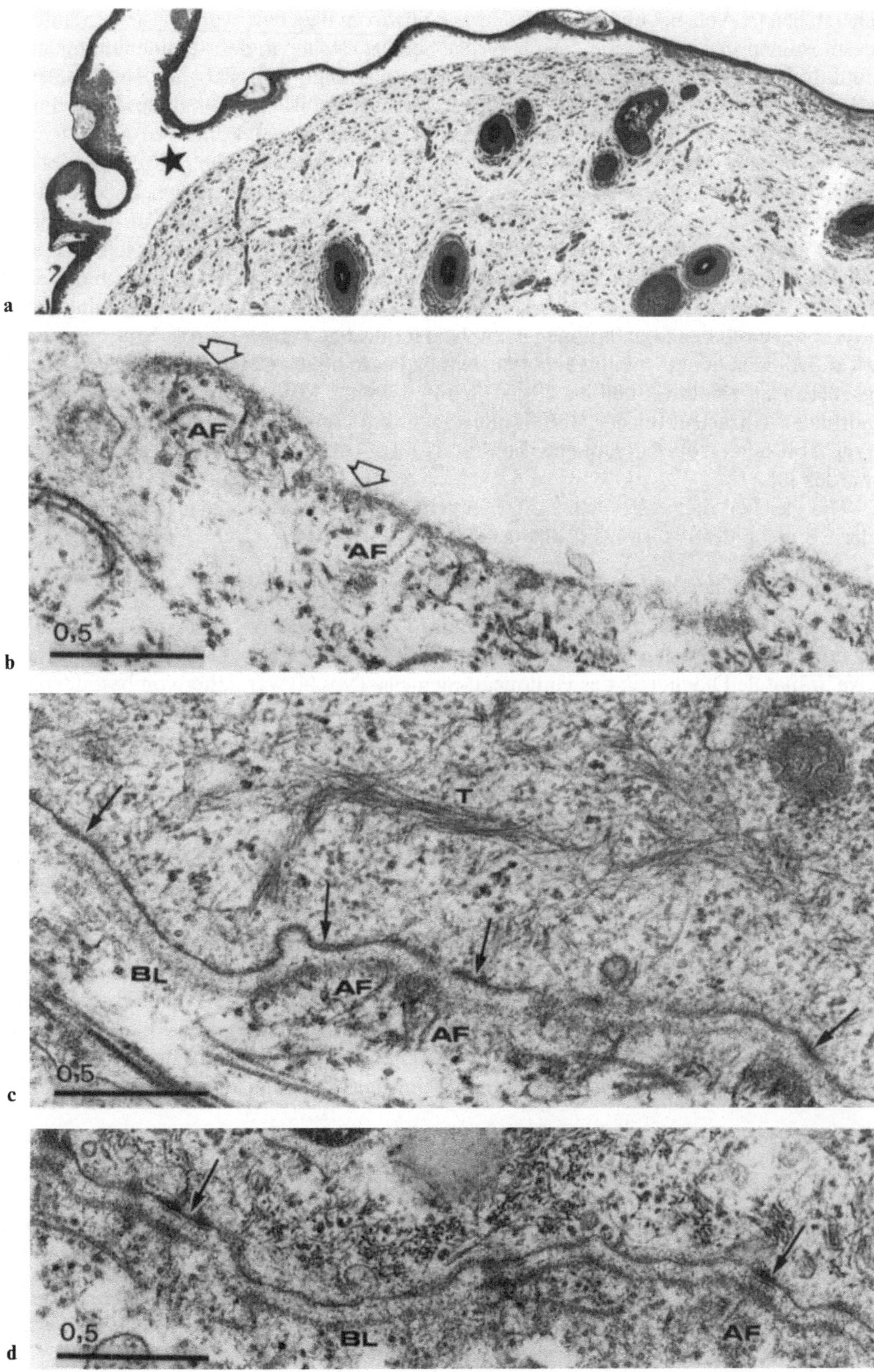
a
AF
AF
0,5
b
T
BL
AF
AF
0,5
c
BL
AF
0,5
d

cherstellen (s. Abb. 6.4 unten). Beim Herlitz-Syndrom liegt eine Hypoplasie der Halbdesmosomen und somit eine „mechanische Schwachstelle" in der dermoepidermalen Junktionszone vor. Unsere Erfahrungen haben gezeigt, daß sich das Herlitz-Gen schon beim Feten um die 20. SSW genau so manifestiert wie postnatal: durch mechanisches Trauma (z. B. den seitlichen Druck der Biopsiezange!) kommt es spontan zu weitreichenden Abhebungen des fetalen Epithels vom Bindegewebe (Abb. 6.6a, oben links). Die elektronenmikroskopischen Kontrollen solcher Spalten zeigen, daß die Abhebung in der spezifischen Region oberhalb der Basallamina erfolgte, die an der Oberfläche des fetalen Bindegewebes verbleibt (Abb. 6.6b). Die Hypoplasie der Halbdesmosomen ist nur an ungespaltenen, intakt verbliebenen Arealen fetaler Hautbiopsien nachweisbar (Abb. 6.6c); es gehört sehr viel Erfahrung und konstantes Training der Methode durch den Gynäkologen dazu, bei Herlitz-Feten gute, intakte Hautbiopsien zu entnehmen, deren Qualität eine Beurteilung bei so hohen elektronenoptischen Vergrößerungen zuläßt (20000 bis 50000fach und mehr). Mit dem Nachweis der völlig normalen Ultrastruktur der Halbdesmosomen und ihrer einzelnen Strukturelemente (vgl. Abb. 6.6d; Abb. 6.4) kann das Herlitz-Syndrom beim Feten sicher ausgeschlossen werden [6].

Die gleichen diagnostischen Kriterien gelten auch für die übrigen Epidermolysen der EB atrophicans-Gruppe (Tabelle 6.2).

Vernarbende Epidermolysen, EB dystrophica Hallopeau-Siemens

Diese nur selten letal verlaufenden Epidermolysen gehören zu den schwersten und komplikationsreichsten Genodermatosen überhaupt (s. Abb. 6.1 c, d). Die erste positive pränatale Diagnostik des Hallopeau-Siemens-Typs [4] war daher von besonderer Wichtigkeit. Auch das Hallopeau-Siemens-Gen manifestiert sich schon beim Fetus um die 20. SSW genau so wie postnatal: Aufgrund eines Stoffwechseldefektes der Kollagenase kommt es unter mechanischer Belastung zur Auflösung des Kollagens im oberflächlichen Hautbindegewebe und damit zur Abhebung des Epithels. Die Blasen bilden sich unterhalb der epidermalen Basallamina, die daher am abgespaltenen Epithel verbleibt (vgl. Abb. 6.4). Weitreichende Epithelabspaltungen (Abb. 6.7a) der fetalen Hautbiopsien des ersten von uns untersuchten Risikofeten erlaubten den Nachweis der spezifischen Spaltungsebene der vernarbenden Epidermolysen unterhalb der Basallamina, die an der Unterseite der Basalzellen am Blasendach erhalten geblieben war (Abb. 6.7b, c). Retrospektiv konnte hiermit zugleich die Diagnose für das wenige Tage nach der Geburt gestorbene erste Kind dieser Familie gestellt werden. Unsere Erfahrungen sind inzwischen international bestätigt worden.

Die grundsätzliche Problematik, die mit dem sicheren Ausschluß des Hallopeau-Siemens-Typs verbunden ist, ist andernorts eingehend diskutiert worden [2].

Abb. 6.7a–c. Pränatale Diagnostik der Epidermolysis bullosa dystrophica, Hallopeau-Siemens-Typ (Fetosk. Nr. 23, 21. SSW). **a** Abgespaltenes fetales Epithel („Blasendach") im Semidünnschnitt. *SB* Basalzellschicht (die Basallamina ist lm. nicht zu erkennen), *P* – Periderm (LM, Vergr. 240:1). **b, c** Fetale Hautbiopsie mit schmaler Spalte (*) unterhalb der Basallamina (*Pfeile*), die am Blasendach verbleibt. *N* – Zellkern. (**b** EM, Vergr. 12100:1; **c** EM, Vergr. 55000:1)

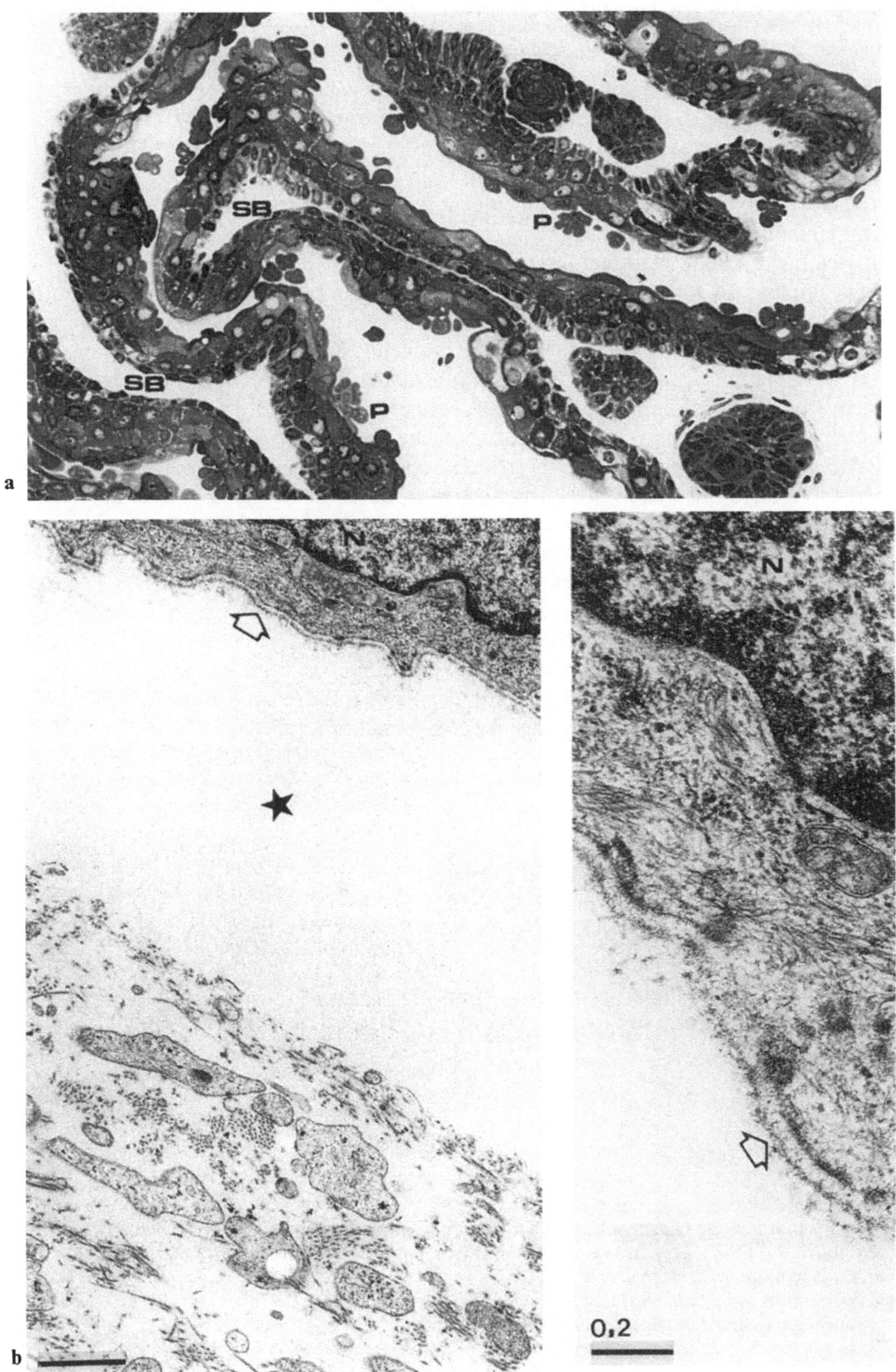

Verhornungsstörungen, hereditäre Ichthyosen

Bullöse Erythrodermie congénitale ichthyosiforme Brocq (bullöse ECI)

Diese dominant vererbte kongenitale Ichthyoseform gehört zu den ersten pränatal an fetalen Hautbiopsien diagnostizierten Genodermatosen überhaupt [17]. Die Heidelberger Erfahrungen stammen in diesem Fall aus der Zusammenarbeit mit Dozent Dr. Gustavii, Lund, und Dr. T. Gedde-Dahl, Oslo [1]. In der gemeinsamen, in Gießen bzw. Northeim und Heidelberg bearbeiteten Serie konnte diese dominante Ichthyoseform einmal pränatal ausgeschlossen werden (in Tabelle 6.2 unter kongenitalen Ichthyosen nicht gesondert aufgeführt).

Die bullöse ECI hat einen charakteristischen Strukturdefekt. In der Epidermis kommt es während des Verhornungsprozesses zu einer vollständigen Verklumpung der Tonofibrillen (Keratinproteine) und nachfolgend zur zytolytischen Zerstörung der oberen Epidermislagen. In der fetalen Haut, die in der 20. SSW in den diagnostischen Proben noch völlig unverhornt war, herrschte diese Zytolyse vor, und eine Tonofibrillenverklumpung war nur vereinzelt nachweisbar. Der Abortus wies in der 22. SSW regional schwere Hyperkeratosen auf (Gesicht, Stamm, Palmae und Plantae); in solchen Arealen mit massiven Hornschichten konnten neben der Zytolyse auch die spezifischen Tonofibrillenklumpen nachgewiesen werden (Abb. 6.8).

Andere Feten mit dieser Ichthyoseform hatten wesentlich weitreichendere Hyperkeratosen. Die Tonofibrillenverklumpung war hier bereits an Fruchtwasserzellen nachweisbar [16, 18]. Daher ist in der Literatur die Diagnostik aus Fruchtwasserzellen diskutiert worden [16, 18]. Es muß jedoch betont werden, daß ein Fehlen dieser Klumpen in Fruchtwasserzellen keinen Ausschluß der Genodermatose erlaubt. Ein negativer Befund nach Amniozentese würde mit der Fetoskopie einen 2. invasiven Eingriff notwendig machen. Wir halten daher die Diagnostik über die Fetoskopie für sicherer.

Harlekin-Ichthyosis (Harlekin Fetus)

Blanchet-Bardon et al. [13] haben erstmalig sehr eindrucksvoll die schwere Verhornungsstörung beim Fetus belegt und gezeigt, daß das typische klinische Bild mit der maskenartigen Fazies schon in der 23. SSW ausgeprägt ist [12]. Hier erlaubt u. U. schon die endoskopische Kontrolle des fetalen Gesichts, die Diagnose bei einem Risikofeten zu stellen. Elektronenmikroskopisch liegt eine spezifische Verhornungsanomalie vor, die ebenfalls bereits beim Fetus ausgeprägt ist [3]. In unserer Serie konnte diese schwerste Form der Ichthyosen 2mal pränatal ausgeschlossen werden (Tabelle 6.2).

Abb. 6.8a, b. Pränatale Diagnostik erblicher Verhornungsstörungen, bullöse ECI. (Fetosk. Nr. 12, post abort. 22. SSW). Hyperkeratotische Haut der Palmae mit massiv verdickter Hornschicht (*SC*), ausgeprägtem Stratum granulosum (*SG*), beginnender zytolytischer (*) Zerstörung der Zellen des Stratum spinosum (*SS*) und normaler Basalzellschicht (*SB*) (**a** EM, Vergr. 1980:1). In den suprabasalen Lagen derartiger Hautproben (**b**, Palmae, EM, Vergr. 18 900:1) ist die typische Verklumpung der Tonofibrillen nachweisbar. *D* – Desmosomen (s. auch Abb. 6.4)

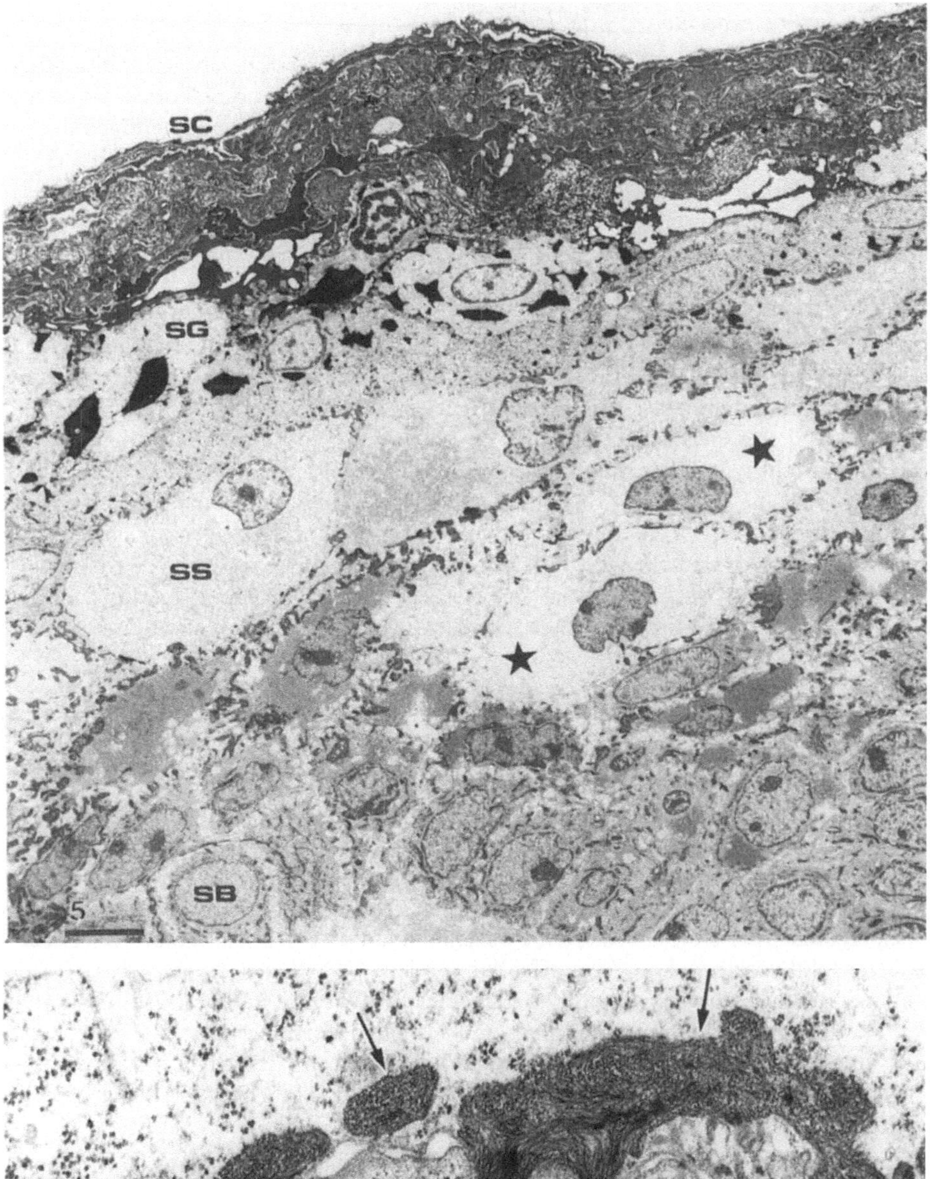

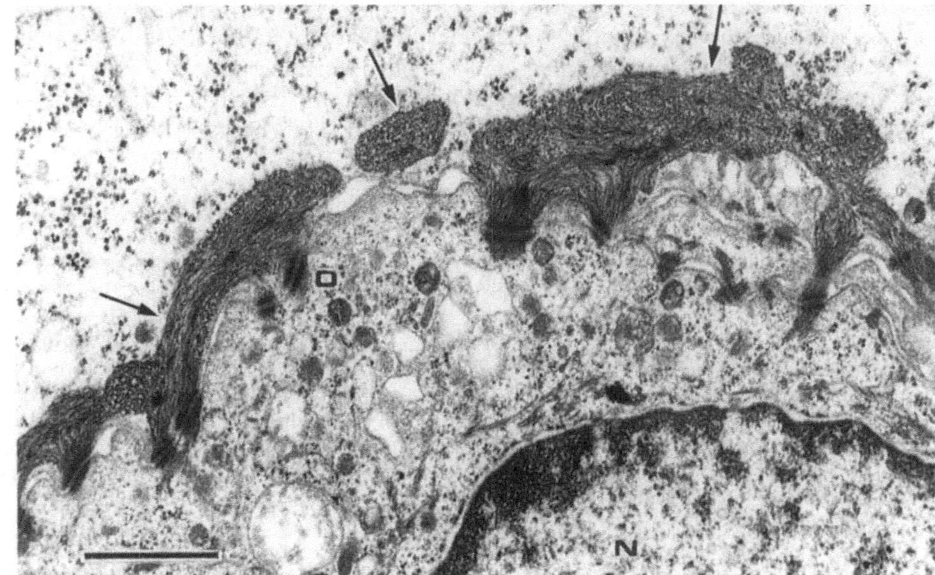

SC
SG
SS
SB
5
a
D
N
b

Autosomal-rezessive kongenitale Ichthyosen

Die Probleme mit der pränatalen Diagnostik dieses ebenfalls heterogenen Krankheitsbildes (s. auch Abb. 6.1 a, b) sind kürzlich von uns eingehend diskutiert worden [9]. Postnatal weisen die Ichthyosen dieser Gruppe quantitative Abweichungen des normalen Verhornungsprozesses und eine Lipidspeicherung in den massiven hyperkeratotischen Hornlagen auf. Im Verlaufe unserer elektronenmikroskopischen Untersuchungen hat sich gezeigt, daß sich fetale Hautbiopsien betroffener Feten lichtmikroskopisch nicht von solchen von hautgesunden Feten unterscheiden (Abb. 6.9).

Im Schnitt sehen fetale Hautbiopsien meist wie kleine Pilzhütchen aus (Abb. 6.9a). Das zellreiche Bindegewebe mit seinen Haarfollikeln und Talgdrüsen ist von dem auch in der 21. und 22. SSW noch völlig unverhornten fetalen Epithel überdeckt. Nur die Mündungen der Haarfollikel sind von Hornlamellen umgeben; die zwischen diesen Follikelmündungen gelegenen interfollikulären Abschnitte sind von Peridermzellen bedeckt [9]. Im Gegensatz zu den Erfahrungen mit Verhornungsstörungen wie der Harlekin-Ichthyosis, der bullösen ECI oder dem Sjögren-Larsson-Syndrom manifestieren sich die schweren kongenitalen Ichthyosen mit autosomal-rezessivem Erbgang vor der 24. SSW noch nicht mit vorzeitiger Verhornung oder gar mit Hyperkeratosen. Die Hornlamellen der Follikelöffnungen sind noch recht unvollkommen verhornt und weisen auch bei gesunden Feten ein „bröckliges" Keratin auf; sie können Lipidtropfen, kleinere oder größere Lamellenpakete und andere Einschlüsse enthalten (Abb. 6.9 b).

Die fetalen Hautbiopsien des weiter oben bereits erwähnten, mit einer Ichthyose geborenen Kindes zeigten in der 22. SSW keinerlei Abweichungen von diesen typischen Verhältnissen normaler fetaler Haut [3, 9]. Dieser Ichthyosetyp (Typ I) ist offenbar momentan pränatal vor der 24. SSW *nicht* nachweisbar (klinisches Bild s. Abb. 6.1 a, b).

Als Typ II wird eine klinisch analoge Variante mit ausgeprägter Cholesterinspeicherung im Horn bezeichnet [9]. Beim Fetus ist diese Ichthyose, obwohl lichtmikroskopisch ebenfalls nicht von normaler fetaler Haut unterscheidbar, an der strukturellen Anomalie der Hornlamellen der Follikelmündungen erkennbar (Abb. 6.9c). Auch bei dieser Ichthyoseform kommt es offenbar vor der 24. SSW *nicht* zur generellen Verhornung oder zu Hyperkeratosen. Der Gendefekt äußert sich um diese Zeit allein in der größeren Unregelmäßigkeit im Inhalt und Aufbau der ersten verhornten Zellen um die Öffnungen der Haarfollikel [9]. Die pränatale Diagnostik derartiger Verhornungsstörungen erfordert daher besonders viel unmittelbare Erfahrung und ein großes Vergleichsmaterial.

Abb. 6.9 a–c. Pränatale Diagnostik erblicher Verhornungsstörungen, autosomal-rezessive Ichthyosis congenita. **a** Längsschnitt einer typischen fetalen Hautbiopsie eines normalen Feten (Fetus Nr. 93, 21. SSW), die wie ein Pilzhütchen geformt ist; an der Basis ist das Bindegewebe bei der Biopsieentnahme zerrissen, die anliegende Epidermis leicht gequetscht, im restlichen Bereich der Probe sehr gut erhalten. Im zellreichen Bindegewebe Anschnitte von 4 Haarfollikeln. Die fetale Epidermis ist nur um die Mündungen solcher Haarfollikel verhornt, in den interfollikulären Abschnitten noch völlig unverhornt und von Peridermzellen bedeckt (Semidünnschnitt, LM, Vergr. 115:1). **b** Hornzellen einer Follikelmündung, Fetus mit Risiko für Ichthyosis congenita (Fetus Nr. 76, 21. SSW), Kind gesund geboren. Im Hornzellinhalt Lamellenpakete (EM, Vergr. 37 000:1). **c** Hornzellen einer Follikelmündung eines Feten mit Ichthyosis congenita Typ II (Fetus Nr. 71, 20. SSW). Unregelmäßiger Aufbau des Hornzellinhalts mit einer Vielzahl lamellärer Strukturen (EM, Vergr. 37 000:1)

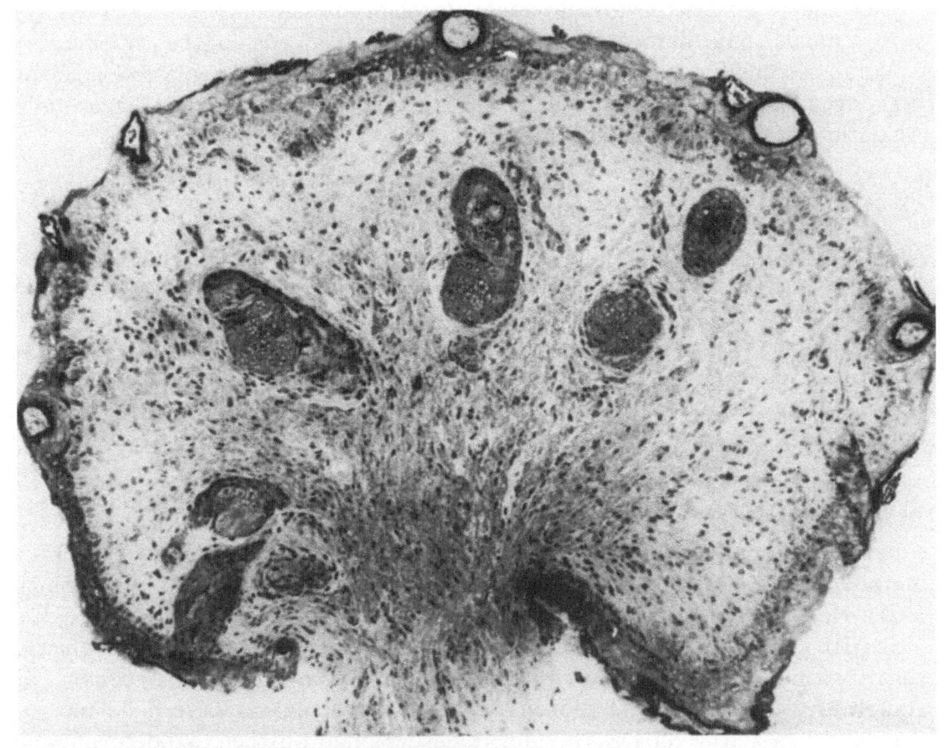

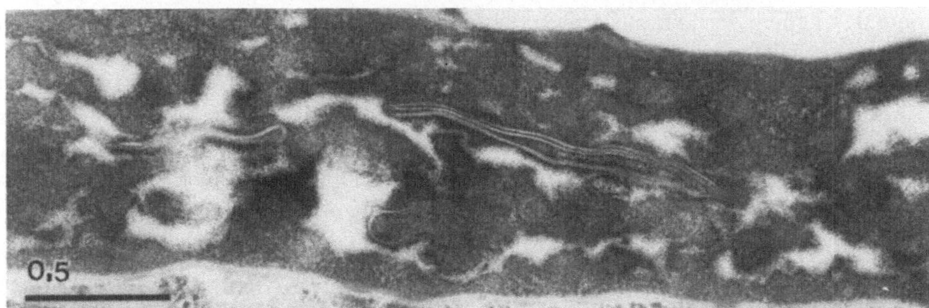
0,5

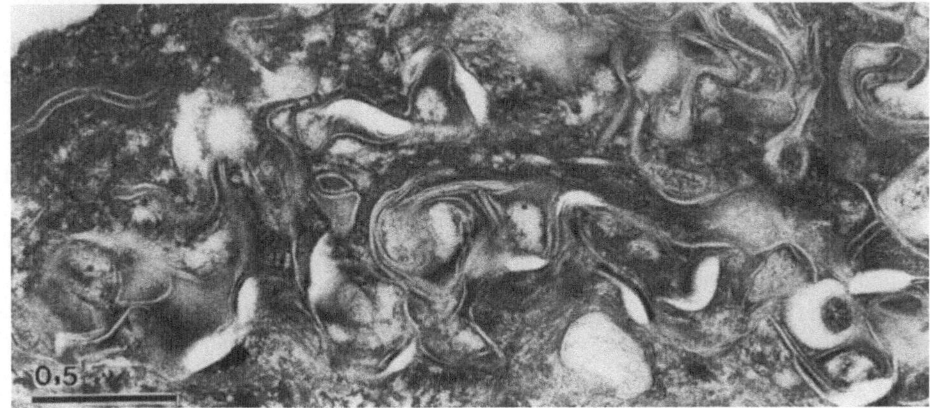
0,5

Eine andere genetische Variante einer autosomal-rezessiven kongenitalen Ichthyose ist erstmals von Holbrook diagnostiziert worden (1985, persönliche Mitteilung).

Voraussetzung für die Diskussion der Möglichkeiten einer pränatalen Diagnostik bei kongenitalen Ichthyosen muß daher stets eine möglichst umfassende diagnostische Abklärung der Indexfälle in Risikofamilien sein.

Chondrodysplasia punctata, rhizomeler Typ

Auch hier besteht, wie bereits erwähnt, die gleiche Problematik: das Gen der Chondrodysplasie manifestierte sich zumindest bis zur 24. SSW nicht an der fetalen Haut, obwohl der Fetus mit Sicherheit befallen war. Das unmittelbar nach der Geburt gestorbene Geschwisterkind hatte im Rahmen der Chondrodysplasie eine milde, kongenitale ichthyosiforme Schuppung gehabt. Die fetalen Hautproben waren in der 22. SSW und nach der Interruptio (24. SSW) nicht von altersentsprechenden Proben zu unterscheiden [9].

Ektodermaldysplasien

Für die autosomal-dominanten, hidrotischen Ektodermaldysplasien sind bisher keine morphologischen Merkmale bekannt, die eine sichere pränatale Diagnostik anhand fetaler Hautbiopsien erlaubten.

Bei den anhidrotischen Ektodermal-Dysplasien (AED) kommt dem klassischen X-chromosomal-rezessiven Genotyp, dem *Christ-Siemens-Touraine-Syndrom,* die Hauptbedeutung zu (s. Indikationen), während autosomal-rezessive Fälle außerordentlich selten sind [8, 20]. Das Hauptmerkmal der anhidrotischen Ektodermaldysplasien, das Fehlen der Schweißdrüsen, kann für die pränatale Diagnostik wegen deren sehr später Differenzierung (nach der 24. SSW) nicht genutzt werden. Dagegen sind, wie bereits erwähnt, Haarfollikel und Talgdrüsen um die 20. SSW bereits weitgehend ausdifferenziert. Bei der AED sind aber auch diese Hautanhangsgebilde nur in sehr geringer Häufigkeit, wenn überhaupt, in der Haut angelegt. Die pränatale Diagnostik der X-chromosomalen AED, der ersten pränatalen Diagnostik einer Ektodermaldysplasie überhaupt, basierte demgemäß auf dem völligen Fehlen von Haarfollikeln und Talgdrüsen in den diagnostischen Hautproben. Auch die Primordien der Schweißdrüsen, die um die 20. SSW normalerweise gerade angelegt werden, fehlten völlig [5]. Auf die Problematik der sicheren Erfassung und des sicheren Ausschlusses sind wir anhand der Nachuntersuchung von Hautproben des Abortus eingegangen [10, 11].

Bei autosomal-rezessiver anhidrotischer Ektodermaldysplasie können die gleichen Kriterien für die Diagnostik eingesetzt werden. Bei 2 der 4 in Tabelle 6.2 aufgeführten Fälle handelte es sich um ein Risiko für autosomal-rezessive AED.

Andere schwere Genodermatosen

Da Erfahrungen mit sicher betroffenen Feten in Risikoschwangerschaften für die übrigen in Tabelle 6.2 aufgeführten Genodermatosen bislang fehlen, soll auf die Einzelheiten einer möglichen pränatalen Diagnostik hier nicht näher eingegangen werden.

Die international publizierten positiven pränatalen Diagnostiken anderer Genodermatosen (z. B. eines Falles von okulokutanem Albinismus) wurden bereits unter „Indikationen" besprochen.

6.5.3 Ausgang der Schwangerschaft

Von den insgesamt 43 bis Ende Mai 1986 untersuchten Patientinnen konnten 37 ihre Schwangerschaft fortsetzen (Tabelle 6.3). In 6 Fällen wurde die Schwangerschaft aufgrund der Untersuchungsergebnisse frühzeitig beendet. Angesichts des autosomal-rezessiven Erbganges für die zur Diskussion stehenden erblichen Hauterkrankungen liegt die Abruptiorate mit 14% derzeit deutlich unter der zu erwartenden Rate von 25%. Nur in 5 von 6 Fällen wurde die Schwangerschaft aufgrund der pränatal gesicherten Hauterkrankung beendet, im 6. Fall führte letztlich, wie bereits dargestellt, der sonographisch erhobene Befund und der sich daraus ergebende dringende Verdacht auf das Vorliegen einer Chondrodysplasia punctata zur vorzeitigen Beendigung der Schwangerschaft.

Im einzelnen wurden pränatal die in der folgenden Übersicht aufgeführten Hauterkrankungen durch den elektronenmikroskopischen Nachweis von typischen morphologischen Veränderungen gesichert. Dabei gelang es im Falle der Epidermolysis bullosa vom Typ Hallopeau-Siemens überhaupt zum 1. Mal, diese Hauterkrankung schon pränatal nachzuweisen [4], das gleiche gilt für die anhidrotische Ektodermaldysplasie [5, 11]. In allen diesen Fällen wurde die pränatale Diagnose am abortierten Fetus bestätigt.

Abruptio nach Fetoskopie/Hautbiopsie
aufgrund der elektronenmikroskopischen Befunde (n = 6)

1981: EB – Hallopeau Siemens, 1982: Ektodermale Dysplasie, EB – Herlitz, 1983: Chondrodysplasia punctata (ultrastrukturell nicht faßbar), 1986: EB – Herlitz (2 mal).

Von den 37 fortgesetzten Schwangerschaften wurden inzwischen 32 (87%) durch die Geburt eines gesunden Kindes beendet (Tabelle 6.3). Darunter befanden sich auch die Kinder aus der Geminischwangerschaft; bei den dichorisch-diamniotischen Zwillingen wurden beide Amnionhöhlen getrennt punktiert und von jedem Kind mehrere Hautproben gewonnen. Von jetzt insgesamt 33 beendeten Schwangerschaften zeigte allerdings ein Kind nach der Geburt dann doch Zeichen der auszuschließenden Ichthyosis, obwohl die erst in der 22. SSW entnommenen Hautproben elektronenmikro-

Tabelle 6.3. Ausgang der Schwangerschaft nach Fetoskopie/Hautbiopsie (Mai 1986)

Abruptio	6	(14%)
Schwangerschaft wurde fortgesetzt	37	
Kind geboren, gesund	32[a]	(87%)
Kind geboren, Ichthyosis	1	
Kind noch nicht geboren	2	
Abort (1982)	1	(2,7%)
Intrauteriner Fruchttod, 1982 Anomalie der Nabelschnur	1	
Total	43	

[a] 1 mal Gemini.

skopisch keinerlei Veränderungen im Sinne einer Ichthyosis congenita erkennen ließen. Auf die sich gerade für die Pränataldiagnostik von Ichthyosen daraus ergebende Problematik [9] ist bereits hingewiesen worden. Aufgrund der bisherigen Erfahrungen bleibt festzustellen, daß die schweren rezessiven Epidermolysen um die 20. SSW pränatal sicher diagnostiziert oder ausgeschlossen werden können, während zumindest bei bestimmten Ichthyoseformen bis zu einem für die Pränataldiagnostik noch vertretbaren Zeitpunkt (22. SSW) noch nicht mit einer sicheren Manifestation von typischen morphologischen Veränderungen gerechnet werden kann.

Das Auftreten von bisher einem Spontanabort liegt zur Zeit deutlich unter der zu erwartenden und auf die Fetoskopie *kausal* zurückzuführenden Abortrate von 5%. In dem in Tabelle 6.3 aufgeführten Fall mit intrauterinem Fruchttod ist dieser wenige Tage nach der Fetoskopie eingetreten, ein kausaler Zusammenhang mit der Fetoskopie konnte durch die Obduktion ausgeschlossen werden. Der intrauterine Fruchttod war aufgrund einer schwerwiegenden Nabelschnuranomalie unabwendbar, dazu paßt auch die zum Zeitpunkt der Fetoskopie ermittelte Zeitdiskrepanz von 5 Wochen zwischen dem errechneten und dem mit Ultraschall bestimmten Gestationsalter als Ausdruck der schwerwiegenden Plazentainsuffizienz und der daraus resultierenden kindlichen Wachstumsretardierung. Auch der außergewöhnlich schlechte morphologische Zustand der fetalen Hautproben, der nicht auf technische Fehler zurückgeführt werden konnte, wurde mit diesem Obduktionsbefund verständlich.

6.5.4 Komplikationen

Schwerwiegende mütterliche Komplikationen sind bisher nach einer Fetoskopie mit Hautbiopsien nicht aufgetreten. Im Gegensatz dazu kann der Eingriff aber für das Kind im Einzelfall schwerwiegende Komplikationen zur Folge haben. In erster Linie ist hier das Abortrisiko zu nennen. Eine 23 Zentren umfassende Sammelstatistik wurde 1982 anläßlich der jährlich stattfindenden Fetoskopietagung in San Francisco erstellt [23] und eine *Gesamtabortrate* bis zur 28. Schwangerschaftswoche von 6,9% auf der Basis von 2078 beendeten Schwangerschaften ermittelt. Diese Angaben beziehen sich auf Aborte, die nach einer endoskopischen Inspektion (16/203) und nach Entnahme fetalen Blutes (128/1875) eintraten. Berücksichtigt man die damals noch geringe Fallzahl mit Hautbiopsien (gesamt 45), so erhöht sich die Gesamtabortrate auf 7,0% (4 Aborte/25 beendete Schwangerschaften).

Die Gesamtabortrate erfaßt aber auch die ohnehin noch zu erwartende Spontanabortrate (1%) ebenso wie Abortfälle, die keinesfalls zwangsläufig der Fetoskopie anzulasten sind. So gesehen dürfte mit einer allein auf die Fetoskopie zurückzuführenden Abortrate von eher 5% zu rechnen sein. Wir selbst mußten nach Hautbiopsien bisher nur in der Anfangszeit (1982) einen Spontanabort registrieren, was einer Rate von derzeit nur 2,7% entspricht (Tabelle 6.3).

Neben dem Abortrisiko besteht ohne Zweifel nach einer Fetoskopie auch ein erhöhtes Frühgeburtenrisiko. Nach unserem derzeitigen Kenntnisstand wurden 7 von 33 Kindern (21%) vor Beendigung der 37. SSW geboren, davon 4 aber erst nach der 34. SSW. Die übrigen 3 Schwangerschaften endeten alle nach vorzeitigem Blasensprung zwischen der 28. und 30. Schwangerschaftswoche, darunter auch die Geminischwangerschaft. In den beiden anderen Fällen wurde einmal wegen einer vaginalen Blutung mit Fruchtwasserabgang und des Verdachts auf partielle vorzeitige Lösung der Plazenta (28. SSW) und zum anderen wegen des Verdachts auf ein Amnioninfektionssyndrom (29. SSW) die Schnittentbindung vorgenommen, wobei dieser im letzten Fall eine Woche zuvor noch eine Cerclage vorausging. Der Blasensprung ereignete sich wenige Tage nach der Cerclage. Gerade in den 3 Fällen mit einer extremen Frühgeburtlichkeit (Geburtsgewicht: 1050 g, 1490 g, Gemini 1390/1550 g) traten aber andere Risikofaktoren (Plazentalösung, Cerclage, Gemini) als mögliche Ursache für die Frühgeburt in Konkurrenz zur Fetoskopie. Nach den vorliegenden Informationen haben alle Kinder die Geburt mehr als 7 Tage überlebt, somit auch alle Frühgeborenen. Inzwischen haben wir damit begonnen, die einer Fetoskopie mit Hautbiopsie ausgesetzt gewesenen Kinder gezielt nachzuuntersuchen.

Im Falle der zweieiigen Zwillinge bestand grundsätzlich die Möglichkeit, daß nur bei einem der Zwillinge die zur Diskussion stehende EB Typ Herlitz pränatal nachgewiesen wird, im Hinblick auf die Konsequenzen sicherlich eine für alle Beteiligten bedrückende Aussicht. Glücklicherweise erübrigten sich durch das günstige Ergebnis der elektronenmikroskopischen Untersuchungen weitere Überlegungen. Das erste Kind war ein Jahr zuvor 5 Monate nach der Geburt an den Folgen einer EB – Typ Herlitz gestorben.

Die Entnahme von Gewebeproben aus der fetalen Haut führte in keinem Fall zu schwerwiegenden und von den Eltern nicht akzeptierten Hautnarben (Abb. 6.10). Häufig genug waren die Hautnarben bei nur wenige Wochen alten Säuglingen kaum wahrnehmbar. Gelegentlich wiesen Neugeborene noch überraschend frisch aussehende Hautnarben auf, die aber durchweg nach wenigen Tagen oder Wochen abgeblaßt waren. Einige Patientinnen unterzogen sich inzwischen bereits zum 2. Mal einer Fetoskopie mit Entnahme von fetalen Hautproben, was auf eine gute Akzeptanz des beschriebenen Vorgehens durch die Patientin schließen läßt.

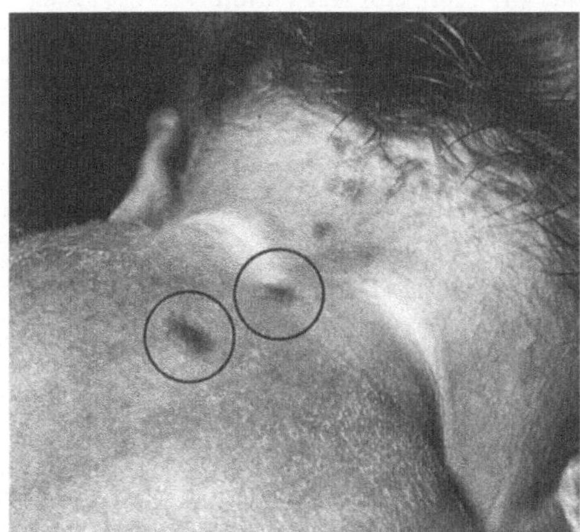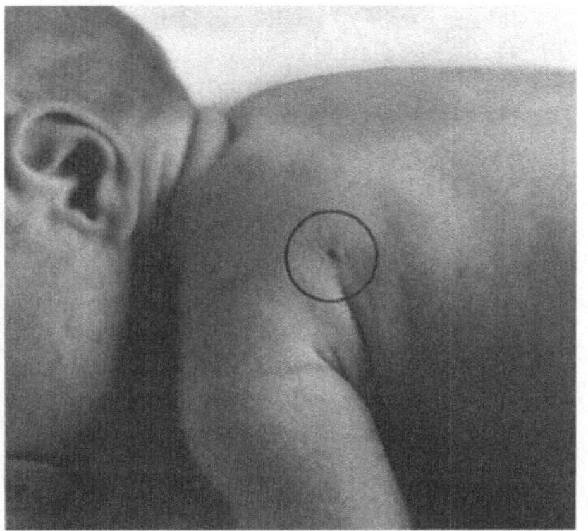

a

b

Abb. 6.10 a, b. Hautnarben nach Fetoskopie. **a** D.Z., 5 h nach der Geburt. **b** C.R., 6 Wochen alt. Kinder nach Ausschluß des Herlitz-Syndroms gesund geboren (Abb. 10 b aus Anton-Lamprecht [6])

Literatur

1. Anton-Lamprecht I (1981) Prenatal diagnosis of genetic disorders of the skin by means of electron microscopy. Hum Genet 59:392–405
2. Anton-Lamprecht I (1984) Prenatal diagnosis of epidermolysis bullosa hereditaria: A review. Semin Dermatol 3:229–240
3. Anton-Lamprecht I, Arnold M-L (im Druck) Pränatale Diagnostik von erblichen Hautkrankheiten. In: Murken J-D, Stengel-Rutkowski S (Hrsg) Pränatale Diagnostik, 3. Aufl. Enke, Stuttgart 1986
4. Anton-Lamprecht I, Rauskolb R, Jovanovic V, Kern B, Arnold M-L, Schenck W (1981) Prenatal diagnosis of epidermolysis bullosa dystrophica Hallopeau-Siemens with electron microscopy of fetal skin. Lancet 2:1077–1079
5. Anton-Lamprecht I, Arnold M-L, Rauskolb R, Schinzel A, Schmid W, Schnyder UW (1982) Prenatal diagnosis of anhidrotic ectodermal dysplasia. (Letter). Hum Genet 62:180
6. Anton-Lamprecht I, Arnold M-L, Rauskolb R, Jovanovic V, Gustavii B, Löfberg L, Cordesius E (1983) Pränatale Diagnostik von Genodermatosen. Fortschr prakt Dermatol Venerol 10:339–347
7. Anton-Lamprecht I, Arnold M-L, Holbrook KA (1984) Methodology in sampling of fetal skin and pitfalls in the interpretation of fetal skin biopsy specimens. Semin Dermatol 3:203–215
8. Anton-Lamprecht I, Schleiermacher E, Wolf M (to be published) Autosomal recessive anhidrotic ectodermal dysplasia: Report of a case and discrimination of diagnostic features. Monography "Interdisciplinary Approach to Ectodermal Dysplasias." Proceeds VIII Annual Symposium Soc. Craniofacial Genetics, Calloway Gardens, Georgia 1985, ed. by C.F. Salinas. March of Dimes Birth Defects Foundation, Original Articles Series
9. Arnold M-L, Anton-Lamprecht I (1985) Problems in prenatal diagnosis of the ichthyosis congenita group. Hum Genet 71:301–311
10. Arnold M-L, Anton-Lamprecht I, Rauskolb R (1984) Prenatal diagnosis of ectodermal dysplasias. Semin Dermatol 3:247–252
11. Arnold M-L, Rauskolb R, Anton-Lamprecht I, Schinzel A, Schmid W (1984) Prenatal diagnosis of anhidrotic ectodermal dysplasia. Prenat Diagn 4:85–98
12. Blanchet-Bardon C, Dumez Y (1984) Prenatal diagnosis of a harlequin fetus. Semin Dermatol 3:225–228
13. Blanchet-Bardon C, Dumez Y, Labee F, Lutzner MA, Puissant A, Henrion R (1983) Prenatal diagnosis of harlequin fetus. Lancet 1:132
14. Daffos F, Capella-Pavlovsky M, Forestier F (1985) Fetal blood sampling during pregnancy with use of a needle guided by ultrasound: a study of 606 consecutive cases. Am J Obstet Gynecol 153:655
15. Eady RAJ (1984) Prenatal diagnosis of oculocutaneous albinism: Implications for other hereditary disorders of pigmentation. Semin Dermatol 3:241–247
16. Eady RAJ, Gunner DB, Doria Lamba Carbone L, Dagna Bricarelli F, Gosden CM, Rodeck CH (1986) Prenatal diagnosis of bullous ichthyosiform erythroderma: detection of tonofilament clumps in fetal epidermis and amniotic fluid cells. J Med Genet 23:46–51
17. Golbus MS, Sagebiel RW, Filly RA, Gindhart TD, Hall JG (1980) Prenatal diagnosis of congenital bullous ichthyosiform erythroderma (epidermolytic hyperkeratosis) by fetal skin biopsy. N Engl J Med 302:93–95
18. Holbrook KA (1984) Progress in prenatal diagnosis of bullous congenital ichthyosiform erythroderma (Epidermolytic hyperkeratosis). Semin Dermatol 3:216–220
19. Kousseff BG, Matsuoka LY, Stenn KS, Robbins JC, Mahoney MJ, Hashimoto K (1982) Prenatal diagnosis of Sjögren-Larsson syndrome. J Pediatr 101:998–1001
20. Passarge E, Nuzum CT, Schubert WK (1966) Anhidrotic ectodermal dysplasia as autosomal recessive trait in an inbred kindred. Hum Genet 3:181–185
21. Rauskolb R (1980) Fetoskopie. Eine klinische Methode zur pränatalen Diagnostik. Thieme, Stuttgart
22. Rauskolb R (1983) Fetoscopy. J Perinat Med 11:223–231
23. Special Report (1984) The status of fetoscopy and fetal tissue sampling. Pren Diagn 4:79
24. Trepeta R, Stenn KS, Mahoney J (1984) Prenatal diagnosis of Sjögren-Larsson syndrome. Semin Dermatol 3:221–224

7 Fetale Leberbiopsien zur pränatalen Diagnostik

W. Holzgreve, C. H. Rodeck, M. S. Golbus

7.1 Einleitung

Von den mehr als 400 bekannten angeborenen Stoffwechselleiden [39] sind inzwischen bei mehr als 200 die spezifischen Enzymdefizienzen bekannt [20]. Insbesondere durch die Kultivierung von Fibroblasten und den Einsatz verschiedener biochemischer, immunologischer und gentechnologischer Techniken können mehr als 150 autosomal-rezessiv bzw. x-chromosomal vererbte Stoffwechselerkrankungen sicher diagnostiziert werden. Etwa die Hälfte dieser Erbleiden sind aus Amnion- bzw. Chorionzellmaterial bereits pränatal diagnostizierbar [4]. Für die meisten der in der Regel zwar mit dem Leben zu vereinbaren, aber in ihren Auswirkungen auf das Leben betroffener Kinder, v. a. durch die höchstgradige geistige Retardierung, sehr schwerwiegenden Stoffwechselleiden steht bisher keine effektive Therapiemöglichkeit zur Verfügung [6]. Eine pränatale Diagnostik war allerdings in solchen Stoffwechselleiden nicht möglich, deren Enzymdefekt nicht in Amnion- bzw. Chorionzellen oder indirekt durch DNA-Untersuchungen nachweisbar ist. Dies gilt z. B. für die Phenylketonurie (PKU) und die Ornithintranscarbamylasedefizienz (OTC), obwohl in einem Teil dieser Fälle durch Fortschritte auf dem Gebiet der Gentechnologie ein direkter Nachweis aus der DNA ohne spezifische Enzymuntersuchungen von Lebergewebsmaterial möglich wird [17, 24].

Da es aber nicht in allen Familien möglich ist, die Kopplung z. B. des mutierten OTC-Gens mit einem Polymorphismusfragment bei geeigneten Familienmitgliedern zu prüfen, ist auch heute eine pränatale Diagnostik dieser Erkrankungen mittels DNA-Techniken in einem gewissen Prozentsatz unmöglich. Um auch solchen Familien mit „nichtinformativer" DNA-Polymorphismussituation eine pränatale Diagnostik zu ermöglichen, wurden von 2 Arbeitsgruppen unterschiedliche Techniken zur fetalen Leberbiopsie entwickelt, mit deren Hilfe der Enzymdefekt direkt beim Fetus nachgewiesen werden kann [13, 36]. Da es sich bei der mit etwa einem Fall unter 10000 Neugeborenen vorkommenden autosomal-rezessiv vererbten Phenylketonurie um ein Stoffwechselleiden handelt, bei dem die Ausbildung der charakteristischen Hyperphenylalaninämie und geistigen Retardierung durch eine in den ersten Lebenswochen beginnende Diät verhindert werden kann [2], haben beide an der fetalen Leberbiopsietechnik arbeitenden Gruppen ihre Methode ausschließlich zum Nachweis der OTC-Defizienz und nicht zur pränatalen Diagnostik der PKU eingesetzt.

Die 3 wichtigsten Probleme bei der Entwicklung einer pränatalen Leberbiopsietechnik waren:

1) die Erprobung einer sicheren Methode zur Gewebsgewinnung;
2) der Einsatz biochemischer Mikromethoden zur Arbeit mit kleinsten Material-
   mengen,
3) der Nachweis, daß das betreffende Enzym bereits im 2. Schwangerschaftstrimenon
   beim Fetus normalerweise ausgedrückt und damit nachweisbar ist.

Diese Punkte sollen im folgenden kurz diskutiert und zusammengefaßt werden.

7.2 Techniken der Leberbiopsie

7.2.1 Erfahrungen mit postnatalen Leberbiopsien

Die ersten Nadelbiopsien der Erwachsenenleber wurden von Ehrlich 1883 zur Feststellung ihres Glykogengehalts durchgeführt; aber erst seit Mitte der 30er Jahre dieses
Jahrhunderts wurde diese Methode durch Verbesserung ihrer Sicherheit allgemein akzeptiert [37]. Die ernsthafteste Komplikation ist die Erzeugung einer intraperitonealen
Blutung, die besonders bei Patienten mit Gerinnungsstörungen lebensgefährlich sein
kann [32]. Wenn bestimmte Kontraindikationen beachtet werden [19], können Leberbiopsien bei Kindern und Erwachsenen aber als sehr sichere diagnostische Methode
angesehen werden, was durch eine Letalitätsrate von <0,1% und eine Komplikationsrate von <0,4% bei mehr als 100 000 dokumentierten Fällen [18, 43] belegt wird.
Leberbiopsien werden wegen des geringen Prozentsatzes an frühen und späten Komplikationen international auch mit sehr gutem Erfolg ambulant durchgeführt [15, 30],
und gelegentlich auftretende Episoden von neurogener Hypotension als Folge der Na-
delbiopsie sind in der Regel nur von kurzer Dauer [40].
   Die am häufigsten verwendeten Methoden sind die Aspirationstechniken nach
Iversen und Roholm oder Menghini bzw. die Punktionstechniken nach Vim-Silver-
man, wobei in der Pädiatrie insbesondere die Menghini-Technik in Lokalanästhesie
wegen ihrer Schnelligkeit bevorzugt wird [37]. Durch Verbesserung der Ultraschall-
technologie ist es bei Verwendung kontrastgebender Nadeln möglich geworden, die
Feinnadelpunktion unter permanenter sonographischer Sicht durchzuführen [8, 11,
28]. Perforierte Schallköpfe, die ursprünglich für "Compound"-Ultraschallgeräte [12],
später für "Real-time"-Scanner [22, 25] entwickelt wurden, erlauben die gezielte Punktion umschriebener Leberbezirke [26] sowie eine bessere Vermeidung einer unbeab-
sichtigten Gallenblasenpunktion [29].

7.2.2 Methoden zur pränatalen Leberbiopsie

Bei der Entwicklung der pränatalen Lebergewebsdiagnostik konnten die internisti-
schen und chirurgischen Erfahrungen mit Leberbiopsien im Kindes- und Erwachse-
nenalter zugrunde gelegt werden. Die ersten erfolgreichen Leberbiopsien in utero wurden von Rodeck et al. [36] unter Verwendung des "Needlescope" mit einer Erwachse-
nenleberbiopsiekanüle (2,4·4 mm) und einer 19-gauge-Aspirationsnadel (Dyonics,
USA) nach örtlicher Betäubung und Stichinzision der mütterlichen Bauchdecke unter
kontinuierlicher fetoskopischer Sicht durchgeführt (Abb. 7.1). Die optimale Biopsie-
stelle wird auf halbem Weg zwischen Nabel und rechter Brustwarze bzw. durch Pal-
pation des rechten thorakoabdominalen Gebiets mit der Biopsienadel identifiziert

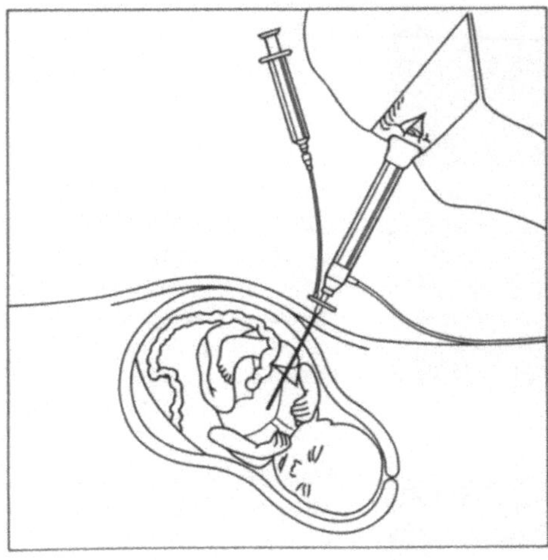

Abb. 7.1 Schema der pränatalen Leberbiopsie mittels Fetoskop [36]

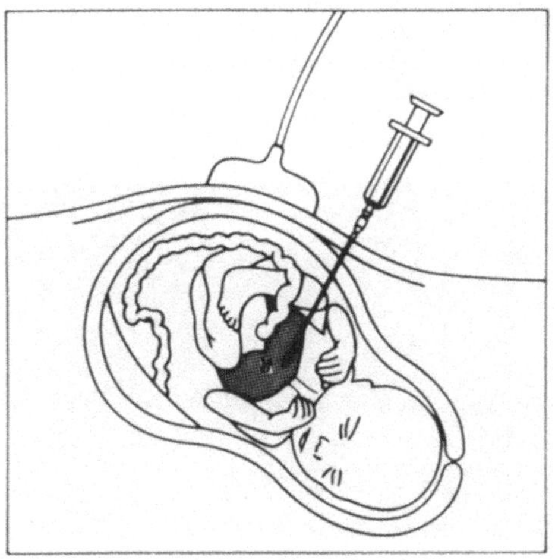

Abb. 7.2. Schema der ultraschallgeleiteten Leberbiopsie [13]

[34]. Inzwischen wurden in London mit dieser Technik diagnostische Eingriffe ohne signifikante Änderungen der kindlichen Herzaktion oder andere ernsthafte Komplikationen durchgeführt. Das Risiko einer Fetoskopie allgemein liegt in den erfahrensten Händen unter 5% [27]. Holzgreve u. Golbus [13] verzichteten auf die Verwendung des Fetoskops und führten erstmals eine rein ultraschallgeführte Leberbiopsie in utero durch (Abb. 7.2), bei der eine 16,5 gauge dünnwandige Lee-Biopsienadel (Becton-Dikkinson, USA) verwendet wird, die aus einem Mandrin sowie einer äußeren und einer inneren Nadel besteht (Abb. 7.3). Dabei geht die äußere Nadel durch die Bauchdecken, Uteruswand und fetale Haut, während die innere Nadel in die Leber vorgeschoben wird. Die äußere Nadel hat einen Schneiderand, so daß bei Zurückziehen der inneren Nadel mit Seitfenster (Abb. 7.4) das Gewebestück am kleinen Zylinderdurchmesser abgeschnitten und nicht abgerissen wird. Die kontinuierliche sonographische Kontrolle ist insbesondere bei der Vermeidung größerer Lebergefäße während der

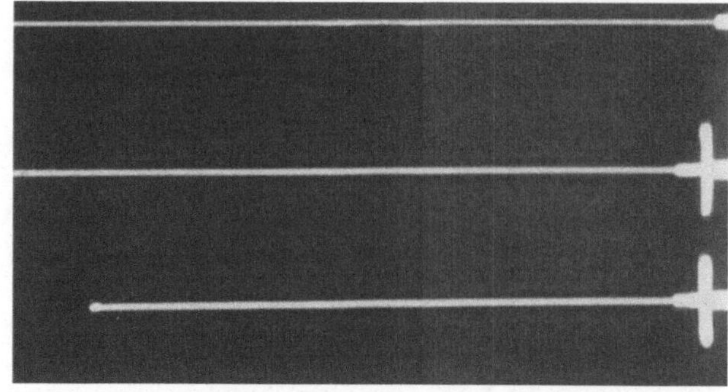

Abb. 7.3. Lee-Weichteilgewebenadel zur pränatalen Leberbiopsie, bestehend aus Mandrin, äußerer und innerer Nadel (Fa. Becton-Dickinson, U.S.A.)

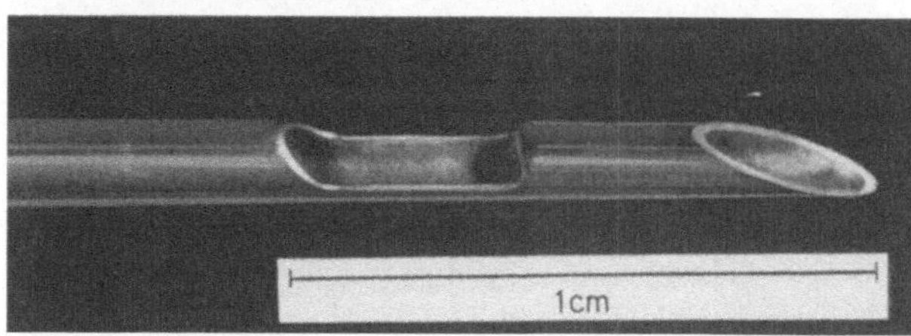

Abb. 7.4. Spitze der inneren Nadel mit Seitfenster, durch das der Gewebszylinder angesaugt wird. Dieser wird bei Zurückziehen der inneren Nadel durch den Schneiderand der äußeren Nadel schonend abgeschnitten

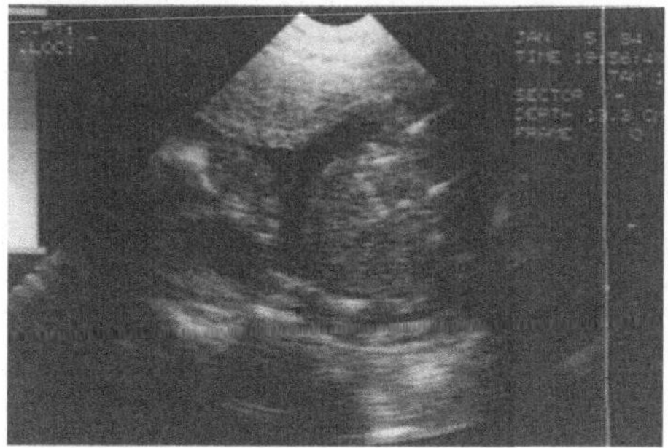
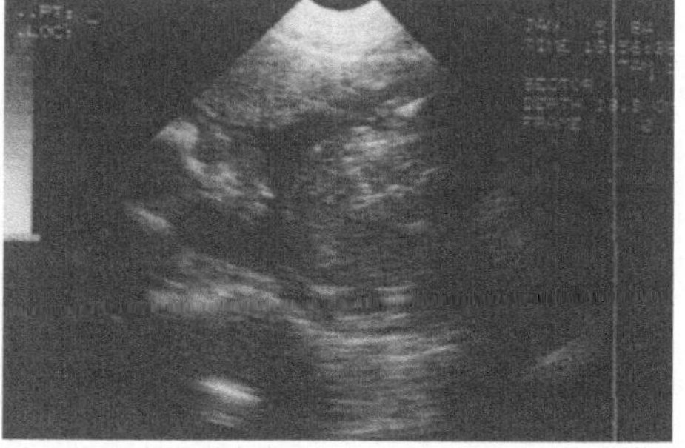

Abb. 7.5. Ultraschallgeführte Biopsie der fetalen Leber. Die Nadel ist im Lebergewebe sichtbar (*linkes Bild*). Die Punktion eines größeren Nabelgefäßes (*rechts im Bild, unmittelbar unter der Nadelspitze*) kann vermieden werden

Nadelinsertion hilfreich (Abb. 7.5). Sowohl bei der Nullserie von Eingriffen unmittelbar vor Schwangerschaftsabbrüchen als auch bei den diagnostischen Punktionen wurden in insgesamt 17 Fällen bisher mit dieser Technik weder Leberhämatome noch intraperitoneale Blutungen oder sonstige fetale Verletzungen beobachtet. Die Entnahme einer ausreichenden Gewebsmenge von mehr als 3 mg gelang allerdings mit dieser Nadel nicht in allen Fällen, da gelegentlich vorrangig fetales Blut aspiriert wurde, was eine auch bei postnatalen Leberpunktionen bekannte Komplikation darstellt [37]. In Münster wurde daher nach einer weiteren Verbesserung der Biopsietechnik gesucht, die im Einsatz der Squibb-Schneidbiopsiekanüle (Angiomed, BRD) gefunden wurde. Der spezielle Innen- und Außenschliff dieser Kanüle ermöglicht einen sauberen Gewebsschnitt und macht die Nadel sonographisch absolut deutlich sichtbar [5]. Die von

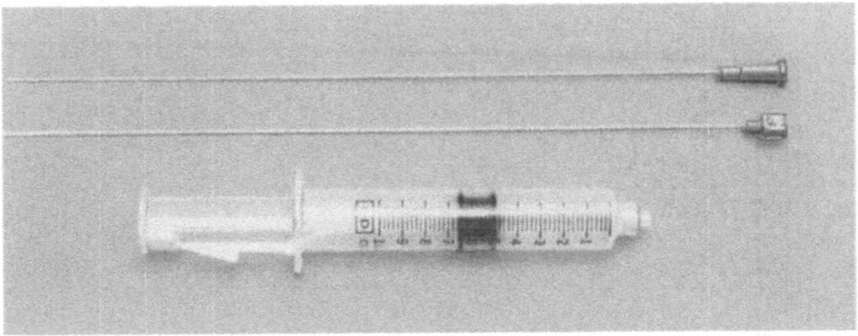

Abb. 7.6. Squibb-Schneid-
biopsieset (Fa. Angiomed,
Karlsruhe). *Oben:* Spitze mit
Arretierungen, *darunter:*
Stilett und Schneidbiopsie-
kanüle

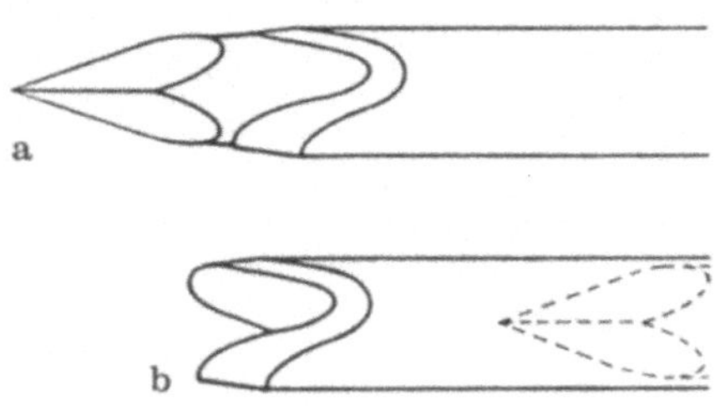

Abb. 7.7. a Squibb-Schneidbiopsienadel. (Nach
Otto.) **b** Stilett wird nach Erreichen der fetalen
Leber zurückgezogen

uns verwendeten Squibb-Schneidbiopsienadeln haben einen Außendurchmesser von
1,2 mm (18 G) und sind 20 bzw. 28 cm lang. Innerhalb der Schneidbiopsiekanüle befindet sich ein Stilett; die mitgelieferten Spritzen, welche fest auf die Schneidbiopsiekanüle aufgesetzt werden können, haben zur besseren Handhabung 2 Arretierungen
(Abb. 7.6). Bei der pränatalen Leberpunktion wird die Schneidbiopsiekanüle bis unmittelbar vor den für die Biopsie vorgesehenen Leberbezirk vorgeschoben und das Stilett entfernt (Abb. 7.7). Dann wird die Aspirationsspritze fest aufgesetzt (Abb. 7.8 a),
und durch Zurückziehen des Spritzenkolbens bis zur Arretierung 1 oder 2 wird Unterdruck im Kanülenrohr erzeugt, wobei der entstandene Unterdruck durch ½- bis
2 ½ fache Umdrehung unter gleichzeitigem Vortreiben der Kanüle eine ausreichende
fetale Gewebsstanze gewährleistet (Abb. 7.8 b). Die Lebergewebsproben werden in
kleine Töpfchen mit eiskalter physiologischer Kochsalzlösung gespült (Abb. 7.9). Bei
der histologischen Beurteilung der in der Regel sehr homogenen Gewebszylinder
(Abb. 7.10) zeigt sich die für die fetale Leber im 2. Trimenon typische Struktur mit
reichlicher Bluteinlagerung (Abb. 7.11). Bei 23 fetalen Leberpunktionen im 2. Trimenon konnten wir mit dieser Methode in 21 Fällen eine Gewebsmenge von mehr als
5 mg Naßgewicht gewinnen.

Obwohl bekannt ist, daß die vitamin-K-abhängigen Gerinnungsfaktoren wie Pro-
thrombin und Faktor IX beim Fetus zwischen der 19. und 28. Schwangerschaftswoche, möglicherweise als Folge der relativen Leberunreife, nur 9–28% der Erwachse-
nenwerte erreichen [35], wurden ernsthafte Blutungen in der Leber oder ihrer Kapsel
bei den in utero untersuchten Fällen bisher nicht beobachtet, was neben der eingesetzten gewebsschonenden Nadel sicherlich z. T. auch mit dem beim Fetus noch vorhandenen Leberumgehungskreislauf erklärt werden kann.

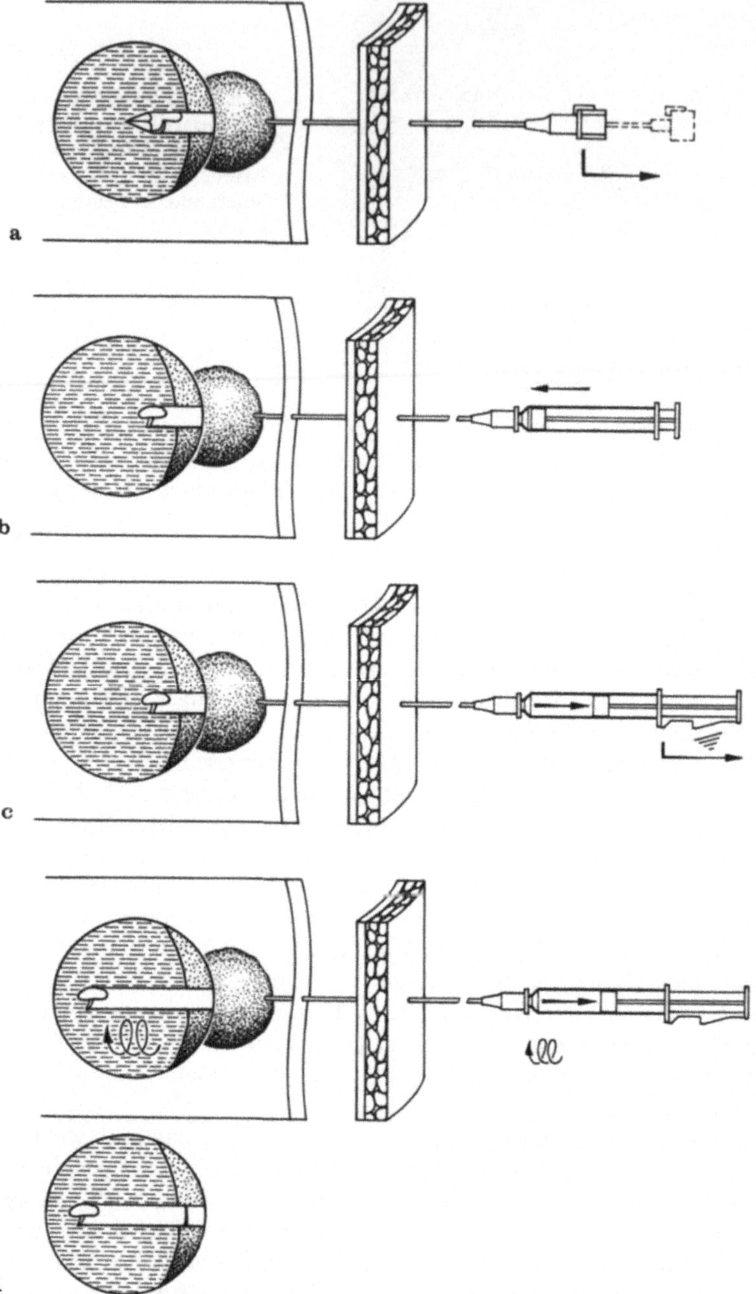

Abb. 7.8 a–d. Schema der fetalen Leberbiopsietechnik mit der Squibb-Schneidbiopsienadel (Fa. Angiomed, Karlsruhe). **a** Feinstanzbiopsiekanüle bis unmittelbar vor den für die Biopsie vorgesehenen Gewebeherd vorschieben und Stilett entfernen, **b** Aspirationsspritze fest aufsetzen, **c** durch Zurückziehen des Spritzenkolbens bis zur Arretierung 1 oder 2 Unterdruck im Kanülenrohr erzeugen. **d** Der entstandene Unterdruck gewährleistet durch Drehbewegung (½–2½ Umdrehungen) unter gleichzeitigem Vortreiben der Kanüle eine aussagefähige Gewebestanze

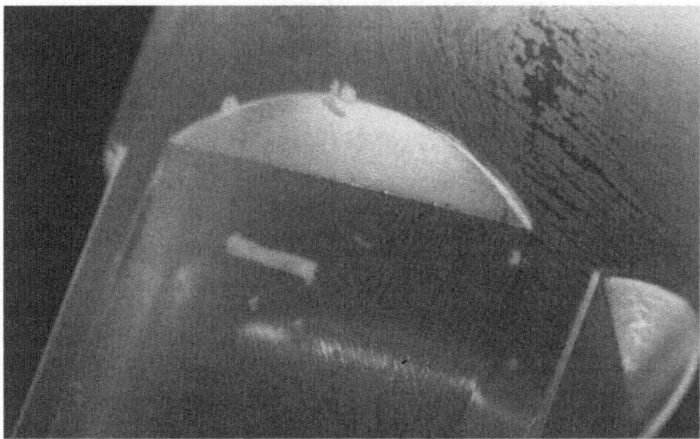

Abb. 7.9. Pränatal gewonnener Gewebszylinder in eiskalter physiologischer Kochsalzlösung

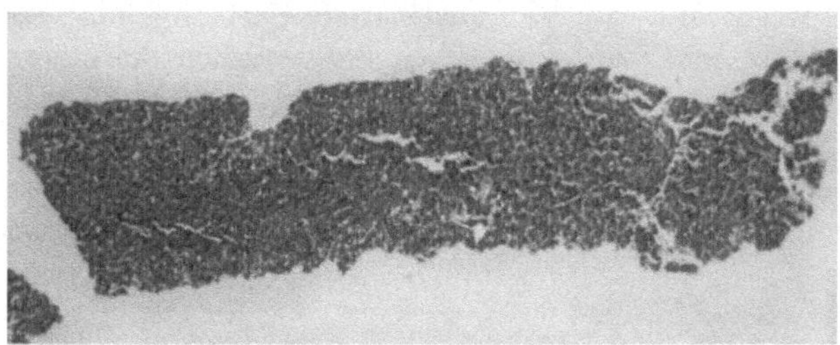

Abb. 7.10. Die mikroskopische Darstellung zeigt einen homogenen fetalen Leberbiopsiezylinder

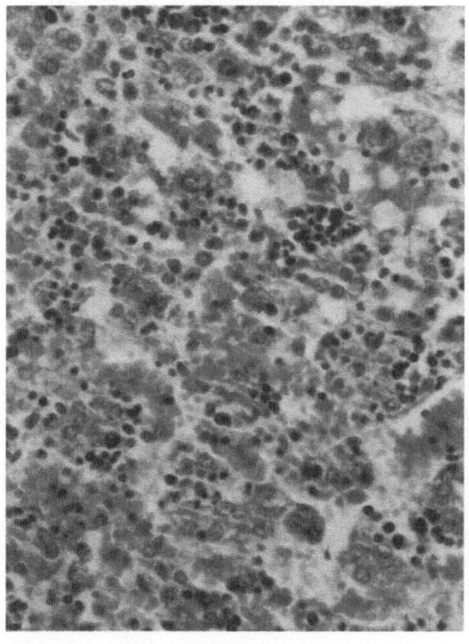

Abb. 7.11. Histologisches Bild der durch pränatale Biopsie gewonnenen fetalen Leber in der 18. SSW zeigt neben hepatischem Gewebe reichlich vorhandene Blutinseln

7.3 Biochemische Methoden zum pränatalen Nachweis der OTC-Defizienz

Bei der x-chromosomal vererbten Ornithintranscarbamylasedefizienz handelt es sich um den häufigsten Stoffwechseldefekt im Harnstoffzyklus [42]. Die betroffenen Jungen, die bei der Geburt unauffällig sind und danach eine deutliche Erhöhung des Ammoniakspiegels im Blut und eine Hypocitrullinämie sowie Lethargie mit Krämpfen entwickeln, sterben in der Regel während des 1. Lebensjahres trotz intensivster Therapiemaßnahmen [38]. Die heterozygoten Überträgerinnen entwickeln oft eine Aversion gegen eiweißreiche Kost, aber nur wenige Mädchen haben signifikante klassische Befunde [41].

Rodeck et al. [36] verwendeten bei ihren pränatalen OTC-Diagnosen aus Leberbiopsiematerial eine modifizierte kalorimetrische Bestimmungsmethode nach Nuzum u. Snodgrass [23]. Um eine kleinstmögliche fetale Lebermenge verwenden zu können, setzten Holzgreve u. Golbus [13] eine modifizierte radiochemische Bestimmungsmethode nach Goldstein et al. [9] und die Proteinbestimmungsmethode nach Bradford [3] ein. Dabei wird die Verstoffwechselung von 14-C-markiertem Carbamylphosphat und Ornithin zu radioaktiv markiertem Citrullin und Phosphat gemessen. Als innere Kontrolle wurde die Aktivität des Carbamylphosphatsynthetase-I(CPS I)-Enzyms ebenfalls mit einer radioaktiven Mikromethode [16] gemessen.

Bisher wurden keine mit den genannten Methoden durchgeführten falsch-positiven bzw. falsch-negativen pränatalen Diagnosen der OTC-Defizienz bekannt, und die

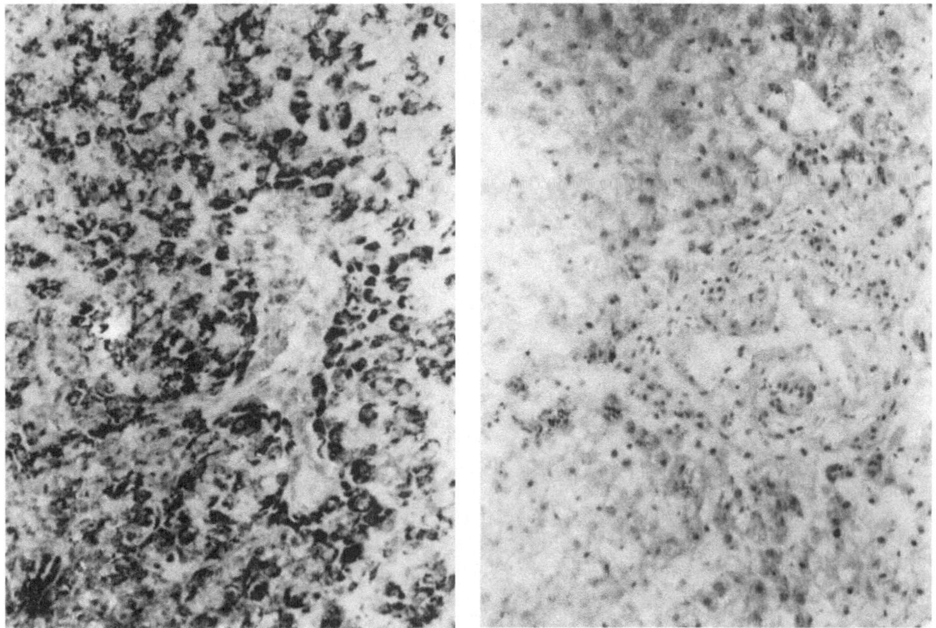

Abb. 7.12 a, b. Histochemische Darstellung einer normalen Lebergewebsprobe in der 19. SSW (a) und bei einem Fetus mit OTC-Defizienz (b) im gleichen Schwangerschaftsstadium. Beim betroffenen Fetus finden sich keine diskreten Bleiablagerungen im Zytoplasma der Leberzellen. (Aus: Holzgreve et al. [13])

pränatale Diagnose bei einem der beiden in San Francisco durch Leberbiopsie in utero als betroffen diagnostizierten Feten [13] wurde inzwischen durch DNA-Analysen post abortum bestätigt.

Als weitere Methode der Diagnoseüberprüfung steht die histochemische Mizutani-Methode [21] zur Verfügung, bei der dunkelbraune Bleiablagerungen in Form feiner Granula nach entsprechender Inkubation und Behandlung des Gewebes die vorhandene OTC-Aktivität im Zytoplasma der Parenchymzellen färberisch klar anzeigen (Abb. 7.12).

7.4 Ontogenese des OTC-Enzyms

Vor der 7. Schwangerschaftswoche konnten weder mit der kalorimetrischen Methode [36] noch mit der radioaktiven Mikrotechnik [13] OTC-Enzymaktivitäten gemessen werden, während dies nach der 17. SSW in allen Fällen gelang. Auch Raiha u. Suikkonen [31] fanden bereits zwischen der 16. und 20. Woche bei menschlichen Feten eine Harnstoffproduktion, wenn mit entsprechenden Substraten inkubiert wurde. In histochemischen Studien an Leberproben von fetalen Rhesusaffen mit unterschiedlichem Schwangerschaftsalter [14] konnten wir zeigen, daß bei dieser Spezies ein deutlicher OTC-Aktivitätsanstieg zwischen dem 130. und 150. Schwangerschaftstag nachweisbar ist (Abb. 7.13).

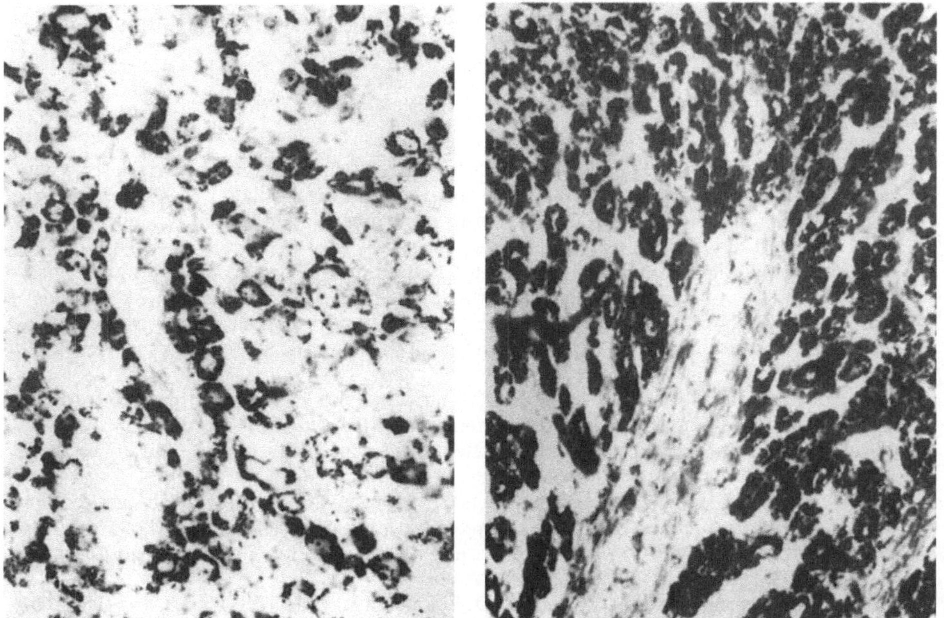

a

b

Abb. 7.13a, b. Histochemische Leberschnitte bei fetalen Rhesusaffen mit 150 (**a**) und mit 130 Schwangerschaftstagen (**b**). In Abb. 7.13a sieht man im Gegensatz zu Abb. 7.13b eine homogenere Verteilung der OTC-positiven Zellen. (Aus Holzgreve et al. [14])

Unsere Beobachtungen bei menschlichen Schwangerschaften und bei den Rhesus-affen stimmten mit dem insbesondere von Greengard [10] entwickelten Konzept überein, daß es in der Enzymentwicklung bei Säugern „kritische Perioden" gibt, in denen die Enzyme sozusagen plötzlich „eingeschaltet" werden; was im Gegensatz zum Konzept eines kontinuierlichen Aktivitätsanstiegs der Enzyme bis zur Geburt steht.

7.5 Ausblick

Durch pränatale Leberbiopsien in utero ist die pränatale Diagnostik der OTC- und CPSI-Defizienz in utero durchführbar geworden. Auch die vorgeburtliche Diagnose der Von-Gierke-Erkrankung (Glykogenspeicherkrankheit I) ist mit dieser Technik erstmals möglich [7]. Da es sich bei den genannten Leiden um schwere und nicht ursächlich therapierbare Erkrankungen handelt, bestand ein echter Bedarf für diese erfolgte Erweiterung des pränatalen Diagnoseangebots. Die durch fetale Leberbiopsien mit radioaktiver Mikromethode [1] theoretisch ebenfalls durchführbare pränatale Diagnose einer PKU sollte u. E. aus ethischen Gründen wegen der Behandelbarkeit dieser Erkrankung nicht angeboten werden, wurde aber bereits kürzlich mit gentechnologischen Methoden durchgeführt [17]. Wir teilen die von Robinson u. Henry [33] in ihrer Übersicht über den Stand der pränatalen Zweittrimesterdiagnostik 1985 geäußerte Ansicht, daß eine möglichst komplette Ersetzung der potentiell gefährlicheren fetalen Leberpunktionen durch DNA-Untersuchungen in der Zukunft zu erhoffen ist; auf absehbare Zeit ist aber damit zu rechnen, daß bei einigen Familien nicht die gentechnologischen Untersuchungen, sondern nur die pränatalen Leberbiopsien die Diagnose von schweren Erkrankungen wie der OTC-Defizienz in utero ermöglichen.

Literatur

1. Bartholome K, Lutz P, Bickel K (1975) Determination of phenylalanine hydroxylase activity in patients with phenylketonuria and hyperphenylalaninemia. Pediatr Res 9:899–903
2. Bickel H, Gerrad J, Hickmans EM (1953) Influence of phenylalanine intake on phenylketonuria. Lancet II:812–813
3. Bradford MM (1976) A rapid and sensitive method for the quantitation of microgram quantities of protein, utilizing the principle of protein-dye binding. Anal Biochem 72:248–254
4. Desnick JR, Grabowski GA, Hirschkorn K (1985) Prenatal metabolic diagnosis. A compendium. In: Filkins K, Russo JF (eds) Human Prenatal Diagnosis. Marcel Dekker, New York Basel, pp 59–108
5. Forestier F, Daffos F, Rainaut M, Sole Y, Amiral J (1985) Vitamin K dependent proteins in fetal hemostasis at mid trimester of pregnancy. Thromb Haemost 53:401–403
6. Garell D (1962) Metabolic defects associated with mental retardation. Am J Dis Child 104:401–418
7. Golbus MS, Koresawa M, Simpson T, Alpers CE, Hogge WA, Holzgreve W (submitted) Fetal liver biopsy for prenatal diagnosis of glycogen storage disease I (van Gierke)
8. Goldberg BB, Ziskin MC (1973) Echo patterns with an aspiration ultrasonic transducer. Invest Radiol 8:78–83
9. Goldstein AS, Hoogenraad NJ, Johnson JD, Fukanaga K, Swierczewski E, Cann HM, Sunshine P (1974) Metabolic and genetic studies of a family with ornithine transcarbamylase deficiency. Pediatr Res 8:5–12
10. Greengard O (1971) Enzymatic differentiation in mammalian tissues. Essays Biochem 7:159–205

11. Heckemann R, Seidel KJ (1982) In-vitro- und In-vivo-Darstellungen von Punktionsinstrumenten im sonographischen Echtzeitbild. I. Mitteilung: Punktionsnadeln. Ultraschall 3:18–23

12. Holm HH, Kristensen K, Rasmussen SN, Northeved A, Barlebo H (1972) Ultrasound as a guide in percutaneous puncture technique. Ultrasonics 10:83–86

13. Holzgreve W, Golbus MS (1984) Prenatal diagnosis of ornithine transcarbamylase deficiency utilizing fetal liver biopsy. Am J Hum Genet 36:320–328

14. Holzgreve W, Fisk AS, Goldsmith PC, Golbus MS (1985) Histochemical demonstration of ornithine transcarbamylase activity in fetal liver. Biol Neonate 47:339–342

15. Knauer MC (1978) Percutaneous biopsy of the liver as a procedure for outpatients. Gastroenterology 74:101–102

16. Levine RL, Kretchmer N (1971) Conversion of carbamoyl phosphate to hydroxy urea. An assay for carbamyl phosphate synthetase. Anal Biochem 42:342–337

17. Lidsky AS, Güttler F, Woo SLL (1985) Prenatal diagnosis of classic phenylketonuria by DNA analysis. Lancet I:549–551

18. Lindner H (1967) Grenzen und Gefahren der perkutanen Leberbiopsie mit der Menghini-Nadel. Erfahrungen bei 80 000 Leberbiopsien. Dtsch Med Wochenschr 92:1751–1757

19. McGill DB (eds) (1981) Predicting hemorrhage after liver biopsy. Dig Dis Sci 26:385–387

20. McKusick V (1983) Mendelian Inheritance in Man. John Hopkins University Press, Baltimore

21. Mizutani A (1968) Cytochemical demonstration of ornithine carbamyltransferase activity in liver mitochondria of rat and mouse. J Histochem Cytochem 16:172–180

22. Montali G, Solbiati L, Croce F, Jerace T, Ravetto C (1982) Fine-needle aspiration biopsy of liver focal lesions ultrasonically guided with a real-time probe. Report on 126 cases. Br J Radiol 55:717–723

23. Nuzum CT, Snodgrass PJ (1976) Multiple assays if the five urea enzymes in human liver homogenates. In: Grisolia S, Baguena R, Mayer F (eds) The urea cycle. Wiley Interscience, New York, pp 325–349

24. Old JM, Briand PL, Purvis-Smith S et al. (1985) Prenatal exclusion of ornithine transcarbamylase deficiency by direct gene analysis. Lancet I:73–75

25. Otto RC (1980) Ultraschallgesteuerte Organpunktion unter direkter Sicht, Tumorbiopsie, Amniozentese, Kombination mit Röntgenuntersuchungen. Acta Medicotechnica 28:227–229

26. Otto RC (1982) Results of 1000 fine needle punctures guided under real-time sonographic control. J Belge Radiol 65:193–199

27. Otto RC (1983) Indikationen zur ultraschallgeführten Feinnadelpunktion unter permanenter Sicht. I. Diagnostische Punktionen. Ultraschall Med 4:72–76

28. Otto RC (1984) Sonographische Feinnadelpunktion: Indikationen und Ergebnisse. Dtsch Ärztebl 81:3573–3586

29. Otto RC, Weihe H, Burger R (1984) Zur Beurteilung des Risikos der ultraschallgezielten Feinnadelpunktion. Experimentelle Untersuchungen am Hund. DTW 91:178–182

30. Perrault J, McGill DB, Otto BJ, Taylor WF (1978) Liver biopsy: Complications in 1000 patients and outpatients. Gastroenterology 74:103–106

31. Raiha NCR, Suikkonen J (1968) Development of urea-synthesizing enzymes in human liver. Acta Paediatr Scand 57:121–124

32. Riley SA, Ellis WR, Irving HC, Lintott DJ, Axon ATR, Losokowsky MS (1984) Percutaneous liver biopsy with plugging of needle track: A safe method for use in patients with impaired coagulation. Lancet II:436

33. Robinson A, Henry GP (1985) Prenatal diagnosis by amniocentesis. Annu Rev Med 36:13–26

34. Rodeck CH, Nicolaides KH (1983) Fetoscopy and fetal tissue sampling. Br Med Bull 39:322–337

35. Rodeck CH, Nicolaides KH (1983) Ultrasound guided invasive procedures in obstetrics. In: Campbell S (ed) Ultrasound in Obstetrics and Gynaecology: Recent Advances. Clinics in Obstetrics and Gynecology. W.B. Saunders, London Philadelphia Toronto, pp 515–539

36. Rodeck CH, Patrick AD, Pembrey ME, Tzannatos C, Whitfield AE (1982) Fetal liver biopsy for prenatal diagnosis of ornithine carbamyl transferase deficiency. Lancet II:297–300

37. Sherlock S (1962) Needle biopsy of the liver: A review. J Clin Pathol 15:291–304
38. Short EM, Conn HO, Snodgrass PJ, Campbell AGM, Rosenberg LE (1973) Evidence for x-linked dominant inheritance of ornithine transcarbamylase deficiency. N Engl J Med 288:7–12
39. Stanbury JB, Wyngaarden JB, Fredrickson DS, Goldstein JL, Brown MS (1983) The Metabolic Basis of Inherited Disease, 5th edn. McGraw-Hill, New York
40. Sullivan S, Watson WC (1974) Acute transient hypotension as complication of percutaneous liver biopsy. Lancet I:389–390
41. Sunshine P, Lindenbaum JE, Levy HL, Freeman JM (1972) Hyperammonemia due to a defect in hepatic ornithine transcarbamylase. Pediatrics 50:100–111
42. Walser M (1983) Urea cycle disorders and other hereditary hyperammonemic syndromes. In: Stanbury JB, Wyngaarden JB, Fredrickson DS, Goldstein JL, Brown MS (eds) The Metabolic Basis of Inherited Disease, 5th edn. McGraw-Hill, New York, pp 402–438
43. Wildhirt E, Möller E (1981) Erfahrungen bei nahezu 20000 Leberblindpunktionen. Med Klin 76:254–256

8 Chorionzottenentnahmen im 1. Trimenon: Techniken und Anwendung zur zytogenetischen Diagnostik

B. Brambati, G. Simoni

8.1 Einleitung

Die pränatale Diagnostik hat es ermöglicht, zahlreiche genetische Erkrankungen im Mutterleib festzustellen und den Eltern eine Entscheidungsmöglichkeit in bezug auf die Fortsetzung der Schwangerschaft zu geben. Es ist jedoch bekannt [7], daß Paare, die eine vorgeburtliche Untersuchung und einen nachfolgenden Schwangerschaftsabbruch im 5. Schwangerschaftsmonat durchführen lassen, häufig einem erheblichen psychologischen Streß ausgesetzt sind. Darüber hinaus ist ein Schwangerschaftsabbruch im 2. Trimenon auch medizinisch nicht ohne Risiko [10]. Die Möglichkeit einer pränatalen Diagnose bereits im 1. Schwangerschaftstrimenon würde die emotionalen Belastungen der Eltern und das medizinische Risiko eines Schwangerschaftsabbruchs erheblich vermindern und könnte auch dabei helfen, rechtliche und religiöse Probleme zu überwinden.

8.2 Historische Grundlagen

Die Möglichkeit einer Chorionzottenentnahme im 1. Trimenon als Alternative zur Amniozentese im 2. Trimenon wurde erstmals von Mohr 1968 vorgetragen [24]. 1973 entnahmen Kullander u. Sandahl [23] Chorionzotten mit einem 5-mm-Endoskop unter direkter Sicht bei 39 Patientinnen, bei denen zwischen der 8. und 20. SSW ein Abbruch durchgeführt wurde. In 2 Fällen kam es nach dem Eingriff infolge einer Neisseriainfektion zu Komplikationen. Eine Chromosomenanalyse konnte in etwa 50% der Fälle erfolgreich abgeschlossen werden. 1974 berichtete Hahnemann [16] über hysteroskopische Biopsien mit einem Endoskop von 6 mm Außendurchmesser. Er führte seine Eingriffe bei 94 Patientinnen durch, die unmittelbar vor einem geplanten Schwangerschaftsabbruch standen. In 60% der Fälle konnte Choriongewebe gewonnen werden, bei 19% fanden sich jedoch amniotische Gewebsfragmente im Biopsat. Gründe für Entnahmeversager waren Verletzung der Amnionmembran und Blutungen mit nachfolgendem Sichtverlust. 1977 wurde von Rhine et al. [26] ein Zellextraktor zur endozervikalen Lavage entwickelt, mit dem es möglich war, abgeschilferte Trophoblastzellen zu gewinnen. Diese Methode wurde bei 53 Patientinnen im 1. Trimenon unmittelbar vor einem Schwangerschaftsabbruch erprobt. Eine erfolgreiche Karyotypisierung war in 49% der Fälle möglich. Diese Ergebnisse konnten jedoch später von anderen Autoren nicht reproduziert werden [14]. 1975 gewann eine chinesische

Arbeitsgruppe [9] Chorionzotten zur Geschlechtsbestimmung bei 100 Schwangerschaften durch transzervikale Blindaspiration mit einer Metallkanüle von 3 mm Durchmesser. Innerhalb dieser Kanüle befand sich ein Saugrohr, auf welches zur Gewebsaspiration eine Spritze aufgesetzt werden konnte. Die Kanüle wurde in den Uterus vorgeschoben, bis ein leichter Widerstand feststellbar war. Geringfügige Blutungen nach dem Eingriff wurden in 6 Fällen für einige wenige Tage beobachtet. In 4 Fällen, in denen Amnionflüssigkeit aspiriert wurde, endete die Schwangerschaft im Spontanabort. 1982 experimentierten Kazy et al. [22] mit der Möglichkeit, Choriongewebe durch den Einsatz einer starren Biopsiezange unter Ultraschallkontrolle zu gewinnen. In den 26 Fällen, in denen Chorionbiopsien zur Geschlechtsbestimmung bei X-gekoppelten Leiden durchgeführt wurden, kam es zu keinem Spontanabort bzw. Blasensprung. 1983 waren Ward et al. [36] in der Lage, Choriongewebe bei 89% der Patientinnen unmittelbar vor Schwangerschaftsabbrüchen mit einem 16 cm langen und 1,5 mm dicken Plastikkatheter (Fa. Portex, England) zu gewinnen. Die Katheterspitze wurde unter Ultraschallkontrolle mit einem Real-time-Linearscanner geführt. In einem Fall kam es zu einem Abort, und in 20% der Fälle, die für einen gewissen Zeitraum beobachtet wurden, konnte eine leichte Schmierblutung während der ersten 24 h beobachtet werden. 1983 berichteten Brambati et al. [4] über ihre Ergebnisse eines Vergleichs von 4 Chorionentnahmemethoden: Einem endoskopischen Biopsiesystem, durch Blindaspiration mit 2 verschiedenen Plastikkathetern und der ultraschallgeführten Aspiration nach der zuvor von Ward et al. [36] veröffentlichten Technik. Die verschiedenen Methoden wurden bei 372 Patientinnen vor legalen Schwangerschaftsabbrüchen zwischen der 6. und 12. SSW erprobt. Die Studie zeigte, daß die transzer-

Tabelle 8.1. Raten der erfolgreichen Gewebsentnahmen und Spontanaborte der größeren Serien, aufgeschlüsselt nach den verschiedenen Entnahmemethoden (Daten des „WHO-CVS Registers", L. Jackson, CVS-Nachrichtenbrief, Philadelphia, 6. März 1986)

Methode	Entnahmesystem	Autoren
Transzervikale Aspiration unter Ultraschallführung	Polyäthylenkatheter (1,5 mm) mit biegbarem Mandrin (Trophocan, Portex)	Ward et al. [36]
	Polyäthylenkatheter (1,65 mm) mit biegbarem Mandrin (Intracath, Deseret)	Golbus et al. [17]
	Polyäthylenkatheter (1,7 mm) mit schallreflektierendem Streifen und biegbarem Mandrin (Angiomed)	Holzgreve et al. [18]
	Biegbare Silberkanüle (1,65 mm) mit Mandrin (Down)	Rodeck et al. [27]
Transzervikale Biopsie unter Ultraschallführung	Starre Biopsiezange (2 mm) (Storz)	Dumez et al. [11]
Transzervikale Biopsie unter direkter Sicht	Kanüle 3,0 · 4,7 mm, Fetoskop 1,7 mm und Biopsiezange (Olympus)	Gustavii [15]
	Kanüle (4,0 mm) mit 2,7 mm-Biopsieendoskopsystem (Chorionoskop, Wolff)	Ghirardini et al. [13]
Transabdominale Aspiration unter Ultraschallführung	Führungsnadel (1,2 mm) und Aspirationsnadel (0,7 mm)	Smidt-Jensen et al. [34]
	Aspirationsspinalnadel (0,9 mm)	Brambati et al. (unpublished work)

Tabelle 8.2. Technische Charakteristika der augenblicklich eingesetzten Chorionzottenentnahmemethoden

Autor	Methode	Patientinnen (Gesamt)	Erfolglose Entnahme [%]	Fortlaufende Schwangerschaften	Spontanaborte [%]	Entbunden
Brambati, Ginsberg, Wapner:	Portex	3456	0,8	3258	2,3	2012
Golbus:	Intracath	1486	1,4	1411	6,1	760
Holzgreve:	Angiomed	170	4,1	166	4,8	27
Rodeck:	Down	249	1,2	198	5,6	80
Dumez:	Zange, Storz	229	0,4	170	5,3	78
Gustavii:	Endoskop, Olympus	130	0,8	116	6,9	101
Ghirardini:	Chorionskop, Wolff	70	10,0	70	10,0	25
Hahnemann:	Führungsnadel	218	0,5	210	2,9	115
Brambati:	Spinalnadel	200	0,5	195	1,1	25

vikale Aspiration mittels Katheter unter Ultraschallsicht die sicherste und effizienteste Entnahmemethode war. Die gewonnenen Gewebsmengen waren für eine Karyotypisierung und für enzymatische Studien ausreichend. Zur Zeit sind im wesentlichen 4 Entnahmemethoden gebräuchlich (Tabelle 8.1). Bei 3 Methoden kommen Katheter zum Einsatz [17, 18, 27, 36] bzw. Biopsiezangen [11] oder Endoskope [13, 15, 34]. Diese Instrumente werden jeweils transzervikal eingeführt, während bei der 4. Methode transabdominal aspiriert wird [33]. Zur Zeit fehlen ausreichende Daten, um die relativen Vorteile der einzelnen Methoden hinreichend sicher beurteilen zu können. Die größten Erfahrungen liegen bisher mit der transzervikalen Katheteraspiration vor (Tabelle 8.2). Mehr als 70% aller Entnahmen weltweit [20] wurden bisher mit einem 21 bzw. 26 cm langen und 1,45 mm dicken Katheter (Trophocan, Fa. Portex) durchgeführt. Diese Methode hat sich auch bei uns als sehr effizient und reproduzierbar bewährt (B. Brambati et al., Chorionic villus sampling: an analysis of the obstetric experience of 1000 cases, unpublished work). Die Erfahrung hat jedoch gezeigt, daß es einige relative bzw. absolute Kontraindikationen für diese Methode gibt, die auf klinischen und anatomischen Gegebenheiten beruhen. Daher wurde eine ultraschallgeführte transabdominale Technik erprobt und erfolgreich eingeführt, wodurch die Aspirationserfolgsraten gesteigert werden konnten und Handhabungsschwierigkeiten vermindert wurden (B. Brambati et al., Transabdominal chorion villus sampling, unpublished work).

8.3 Methodische Schwierigkeiten bei der Chorionzottenaspiration

Da die Chorionzottenentnahmen im Moment als „angewandte Forschung" anzusehen sind, muß die Verantwortung des medizinischen Zentrums unterstrichen werden, angemessene und ausführliche Aufklärung zu leisten und Einverständniserklärungen einzuholen. Die Patientinnen sollten sowohl mündlich als auch schriftlich Informationen über die Häufigkeit von Komplikationen erhalten, wobei die internationalen Ergebnisse, auch die Ergebnisse des jeweiligen Zentrums bei Eingriffen sowohl im 1. als auch im 2. Trimenon, genannt werden müssen. Chorionzottenentnahmen sind ein ambulanter Eingriff und dauern etwa 15 min. Präoperative Vorbereitungen oder postoperative Betreuung sind nicht erforderlich. Eine volle Blase ist nicht unbedingt nötig, kann jedoch bei ausgeprägter Anteflexion des Uterus dabei helfen, den Winkel zwischen Zervix und Uterusachse günstig zu beeinflussen [3].

8.4 Transzervikale Aspirationstechnik

Das Vorgehen bei der transzervikalen Aspiration ist inzwischen standardisiert [3] und soll hier nur kurz zusammengefaßt werden:

1) Sonographische Beurteilung des Uterus und seines Inhalts;
2) Desinfektion des äußeren Genitales, der Scheide und Cervix mit einem breit wirkenden Antiseptikum;
3) Beurteilung des Zervikalkanals und Identifizierung des Os internum durch ein Hysterometer;
4) Biegen des Katheters je nach Winkel zwischen Cervix und Uterusachse, um die Plazenta zu erreichen;
5) sanfte Einführung des Geräts unter kontinuierlicher Ultraschallsicht bis zu einem tiefen Punkt in der Plazenta;
6) Aspiration von Choriongewebe mit einer 20-ml-Spritze mit Hilfe eines Vakuums von 5–10 ml (Die Spritze ist mit 2–3 ml Hanks-Medium gefüllt.);
7) Unmittelbare Kontrolle des aspirierten Materials unter dem inversen Mikroskop.

Ein hochauflösendes Ultraschallgerät mit einem Sektorschallkopf ist empfehlenswert [5], um:

– die Vitalität der Schwangerschaft und die Amnionhöhle zu beurteilen;
– eine sichere und erfolgreiche Entnahme durch eine verläßliche Überwachung der Katheterspitze zu ermöglichen.

Darüber hinaus erlaubt der Sektorschallkopf wegen seiner kleinen Kontaktoberfläche und der Form der Schallebene eine leichte Anpassung an die Verhältnisse der mütterlichen Bauchdecken sowie eine vollständige Visualisierung sowohl des Uterus als auch der Cervix (Abb. 8.1).

Einige kritische Schritte bei der transzervikalen Zottenaspiration können herausgestellt werden, wobei die einzelnen Schritte jeweils korrekt durchgeführt werden müssen, bevor der nächste angegangen wird. Die Möglichkeit einer intrauterinen Kontamination mit Keimen durch eine Chorionzottenaspiration wurde durch die Kultivierung der distalen Katheterspitze unmittelbar nach Entfernung aus der Uterushöhle [28] nachgewiesen. Daher ist die Erfassung und Behandlung von möglicherweise bestehenden Infektionen in der Scheide von größter Bedeutung, um die Gefahr einer bakteriellen Kontamination durch den Katheter zu reduzieren. Darüber hinaus ist es empfehlenswert, unmittelbar vor der Entnahme für retrospektive oder prospektive mikrobiologische Studien Cervixabstriche zu entnehmen. Für eine sichere und erfolgrei-

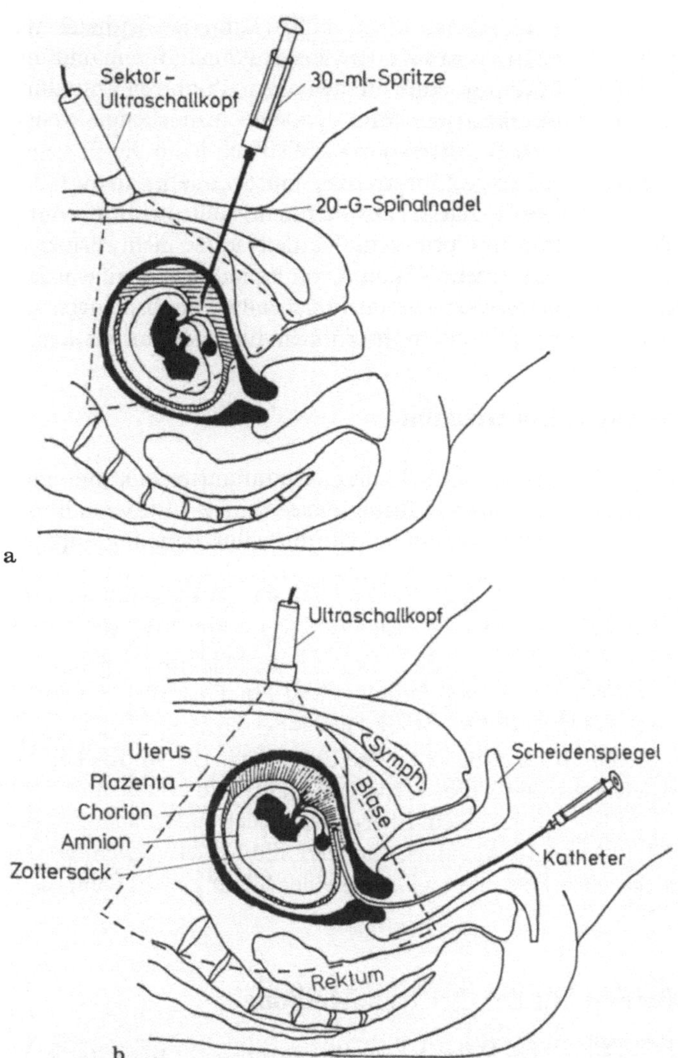

Abb. 8.1 a, b. Schematische Darstellung der transabdominalen (**a**) und transzervikalen (**b**) Methoden zur Chorionzottenaspiration

che Aspiration sollte das Chorion frondosum identifiziert werden. Nach unserer Erfahrung konnte die Nabelschnurinsertion an der Chorionoberfläche der Plazenta in mehr als 90% der Fälle zwischen der 9. und 12. SSW sicher erkannt werden [5]. Dieses Vorgehen ist besonders dann von Bedeutung, wenn eine starke Echogenität der Decidua parietalis und/oder individuelle ungünstige Ultraschallbedingungen die Entdeckung der Plazentationsstelle erschweren. Die Beurteilung des Zervikalkanals und die sonographische Identifizierung des Os internum sind von offensichtlichem methodologischem Interesse und können durch eine vorausgehende Exploration mit dem Hysterometer erleichtert werden. Wenn der durch den Cervixkanal und die intrauterine

Katheterstrecke bestimmte Winkel zu spitz ist (z. B. <130°), kann der Katheter nur schwer die Plazenta erreichen. Darüber hinaus ist der Zervikalkanal oft eng und unregelmäßig, so daß eine „blinde" Einführung eines dünnen und halb starren Entnahmeinstruments traumatisch und schmerzhaft sein kann. Um eine ausreichende Menge Choriongewebe zu erhalten, sollte die Katheterspitze schließlich bis in die Plazenta hinein bzw. in die Nähe der Nabelschnur geführt werden, und zwar näher an die Chorion- als an die Deziduaoberfläche der Plazenta. Darüberhinaus sollte bei Entfernung des Obturators und Aufsetzen der 20-ml-Spritze die Katheterspitze nicht disloziert werden. Das Choriongewebe muß mit einem Vakuum von mindestens 5 ml aspiriert werden. Wenn die Aspiration erfolglos war oder unzureichende Gewebsmengen gewonnen wurden, sollten nicht mehr als 2 weitere Insertionen durchgeführt werden.

8.5 Transabdominale Aspirationstechnik

Die transabdominale Chorionbiopsie wird als Freihandaspirationstechnik mit einer 20-gg- und 9 cm langen Spinalnadel unter Führung eines 5-mHz-Ultraschallkopfs durchgeführt (B. Brambati et al., Transabdominal chorion villus sampling, unpublished work) (Abb. 8.1). Die Plazenta wird sonographisch beurteilt und ihre Dicke gemessen. Der Ultraschallkopf wird in einer Ebene aufgesetzt, die das Eingehen der Nadel an einer maximal dicken Plazentastelle ermöglicht, wobei mütterliche Blase und Darm im Passageweg vermieden werden müssen. So kann die Nadelspitze gefahrlos und leicht in die Plazenta eingeführt werden. Durch Entleeren und Füllen der Blase kann die Uterusposition günstig beeinflußt werden. Die Nadel wird ohne Lokalanästhetikum unter kontinuierlicher Ultraschallsicht eingeführt. Wenn die Spitze deutlich innerhalb der Plazenta gesehen werden kann, wird der Mandrin durch eine mit 3 ml Hanks-Lösung gefüllte 30-ml-Spritze mit einem Lüer-Ansatzstück ersetzt. Choriongewebe wird mit einem Vakuum von 10 ml aspiriert, indem die Nadel vorsichtig vorwärts und rückwärts bewegt wird. Es sollten während einer Sitzung nicht mehr als 2 Nadelinsertionen stattfinden.

8.6 Fetale Karyotypierung mit der direkten Methode

Unsere vorläufigen Erfahrungen mit der Karyotypisierung beruhen auf einer Studie, in der 2 unterschiedliche Techniken verglichen wurden [29]. Die 1. Methode war die von uns leicht modifizierte traditionelle Kulturtechnik vor Chromosomenpräparation, wie zuvor von Kazy et al. [22] berichtet. Bei der 2. Methode handelt es sich dagegen um eine Direktpräparation, bei der spontane Mitosen vom Zytotrophoblasten nach einer kurzen Behandlung mit wäßriger 60% iger Essigsäure benutzt werden. Die zuvor von Evans et al. [12] beschriebene Chromosomenpräparationstechnik bei Mittrimestermäuseembryonen wurde für Choriongewebe modifiziert. Mütterliche Metaphasen wurden nach Direktpräparation im Gegensatz zur Kulturmethode nicht beobachtet. Chromosomenanalysen gelangen nach Direktpräparation nach sehr kurzer Zeit, wenn mindestens 1 mg fetales Gewebe gewonnen werden konnte. Folgende Änderungen der ursprünglichen Methode haben sich bewährt. Sofort nach der Entnahme wird der Erfolg durch Quantifizierung der gewonnenen Villimenge beurteilt (Abb. 8.2). Hierfür benutzen wir Referenzstandards (Abb. 8.3) mit 3 Serien kleiner Petrischalen von

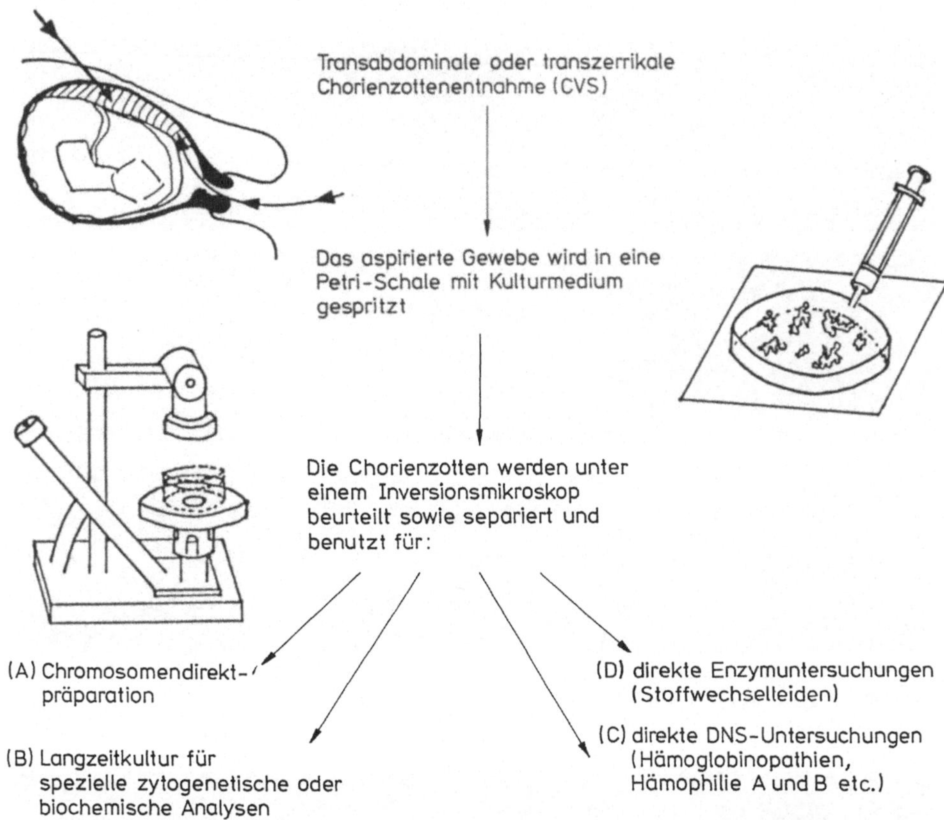

Abb. 8.2. Schematische Darstellung der wichtigsten Schritte bei der fetalen Diagnostik genetischer Erkrankungen im 1. Schwangerschaftstrimenon

30 mm Durchmesser, welche steigende Gewebsmengen zeigen. Diese Serien repräsentieren Villi von unterschiedlicher Größe und unterschiedlichem Aussehen. Durch Vergleich der gewonnenen Villi mit dem Standard können wir schnell eine verläßliche Vorstellung über die Gewebsmenge erhalten. Dies ist insbesondere von Bedeutung für Fälle mit biochemischer Indikation, bei denen i. allg. eine größere Gewebsmenge erforderlich ist. Villi von typischer Morphologie werden dann von mütterlichen Deciduafragmenten getrennt; ca. 20 mg Zotten werden in Hanks-Lösung gewaschen und in eine 30 ml große Petrischale transferiert, die 3 ml RPMI-1-Medium mit 5%igem Kälberserum und Antibiotika enthält. Die Villi werden bei 37 °C in 5% CO_2 für 48 h inkubiert. Colcemid wird 1 h vor der Chromosomenpräparation mit einer endgültigen Konzentration von 0,04 ng/ml zugegeben. Dann wird das Medium mit einer Pasteurpipette entfernt und durch 3 ml einer 1%igen Natriumcitratlösung zur hypertonen Behandlung (10 min) ersetzt. Die hypertone Lösung wird dann entfernt und durch 3 ml Methanol-Essig-Säure (3:1) als Fixativ ersetzt. Das Fixativ wird 2mal nach jeweils 20 min erneuert. Nach kompletter Entfernung des Fixativs mit Hilfe einer Pasteurpipette wird die Dissoziierung des Trophoblastgewebes durch eine 5- bis 10 minütige Behandlung mit 60%iger wäßriger Essigsäurelösung (ca. 0,2 ml für jeweils 10 mg Gewebe) erreicht. Die Wirkung der Essigsäurebehandlung muß unter dem Umkehr-

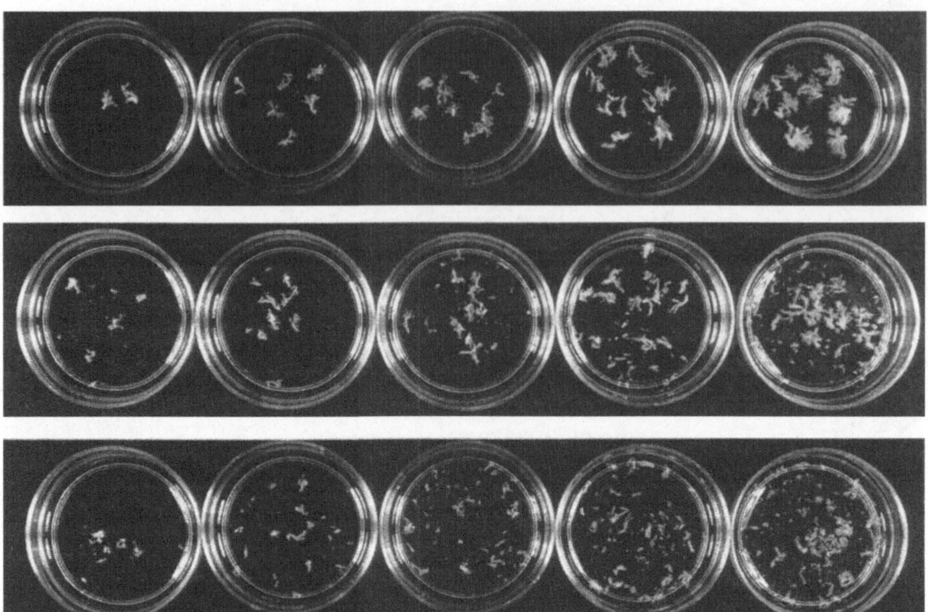

Abb. 8.3. Referenzwerte, die im Labor benutzt werden, um die Menge der Chorionzotten unmittelbar nach der Entnahme abschätzen zu können

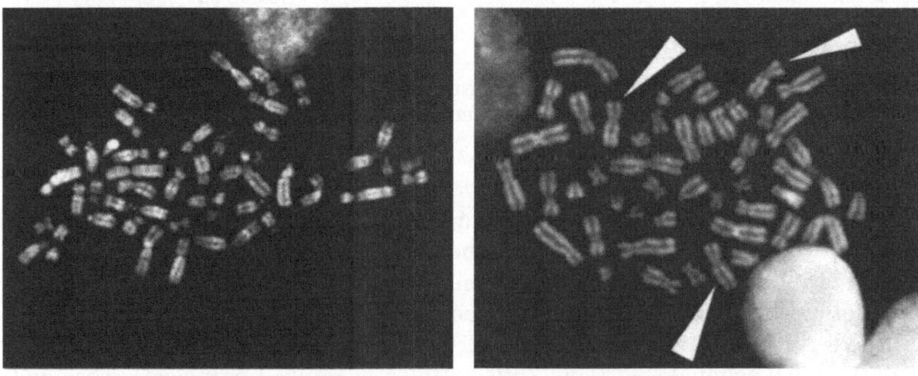

a

b

Abb. 8.4 a, b. QFQ-gebänderte Metaphasen nach einer Chromosomendirektpräparation aus Chorionzotten im 1. Schwangerschaftstrimenon bei einem normalen Fetus (**a**) und bei einem Fetus mit Trisomie 7 (**b**)

mikroskop beobachtet werden, bis die Zytotrophoblastschicht vollkommen gelöst ist. Die so erhaltene Zellsuspension wird dann auf vorgewärmten Objektträgern (37–40 °C) mit Hilfe einer gebogenen Pasteurpipette ausgebreitet. Die Objektträger werden nach der konventionellen QFQ-Bandentechnik gefärbt (Abb. 8.4). Um eine mechanische Schädigung der Metaphasen während der Präparation zu verhindern, haben wir ein Gerät zur mechanischen Verteilung der Zellsuspension nach der Essigsäurebehandlung eingeführt [31].

8.7 Zytogenetische Befunde

Von Februar 1983 bis Dezember 1985 wurden 960 Chorionzottenuntersuchungen durchgeführt. Die Ergebnisse dieser Untersuchungen sind in Tabelle 8.3 zusammengefaßt. Die Karyotypisierung wurde nach der Methode von Simoni et al. [29] nach einer kurzen Inkubation der Proben ohne konventionelle Kultur vorgenommen; 5 Fehldiagnosen (=0,5%) kamen vor, darunter 4 Fälle mit unzureichender Metaphasenanzahl und 1 Fall mit einer bakteriellen Kontamination der Probe. 811 Proben wurden zum Ausschluß von Chromosomenstörungen beurteilt, 63 Fälle zur fetalen Geschlechtsbestimmung, 15 wegen Risikos für angeborene Stoffwechselleiden und 27 wegen β-Thalassämie. 59 (6,4%) Chromosomenanomalien wurden beobachtet, davon 16 balancierte (1,7%) und 43 unbalancierte (4,7%). In den 811 Fällen, in denen die fetale Karyotypisierung der primäre Grund für die Chorionzottenbiopsie war, wurden 38 unbalancierte fetale Karyotypen (4,7% insgesamt) gefunden. Wie bereits früher postuliert [2, 30], sollte auch bei primär biochemischer oder molekulargenetischer Indikation zur Chorionbiopsie immer eine Chromosomenanalyse durchgeführt werden. In 10 Fällen wurde eine Diskrepanz zwischen dem Ergebnis der direkten Chromosomenanalyse und dem aus Amnionzellkulturen bzw. Gewebekulturen nach Schwangerschaftsabbruch festgestellt. Wie in Tabelle 8.4 gezeigt ist, waren 9 dieser Fälle Mosaikzustände bei der direkten Präparation, während in einem Fall eine Robertson-Translokation (21q; 21q) gefunden wurde. Das Auftreten von auf extraembryonale Gewebe beschränkten chromosomalen Anomalien war das Hauptproblem bei der zytogenetischen Diagnostik an Chorionzellen [32]. Während bisher angenommen wurde, daß die Feststellung chromosomaler Anomalien in Kulturen auf Plazentagewebe sowohl bei spontanen als auch bei induzierten Aborten [35, 37] als repräsentativ für den Chromosomensatz des Fetus angesehen werden kann, wird dies durch unsere Befunde in Zweifel gezogen. Eine zytogenetische Diskordanz zwischen extraembryonalem Material und dem Embryo selbst wurde von Kalousek u. Dill [21] untersucht. Dabei fanden sich Mosaike, die auf das Choriongewebe beschränkt waren und nicht in Amnionzellen bzw. im Nabelschnurblut auftraten. Diese Autoren vermuteten, daß ein zufälliges Non-disjunction in einem sehr frühen Stadium nach der Fertilisation einen Mosaikzustand in der Plazenta oder im Fetus, aber nicht notwendigerweise in beiden Geweben hervorrufen kann.

Mosaikbefunde oder andere chromosomale Anomalien bei der Direktpräparation von Chorionzellen, welche beim Fetus nicht bestätigt werden können, sind ein ernsthaftes Problem. Die bisher vorliegenden Erfahrungen sind noch zu unzureichend, um gesicherte Schlußfolgerungen über die Auswirkungen von chromosomalen Anomalien, die auf die Plazenta beschränkt sind, zu ziehen. Wir glauben, daß zusätzliche Untersuchungen im 2. Trimester angeboten werden sollten, wenn ein Mosaik oder eine seltene autosomale Trisomie im Choriongewebe gefunden wird. Wenn in diesen Fällen der Chromosomenbefund im 2. Trimenon nicht bestätigt werden kann und sich der Fetus sonographisch normal entwickelt, kann ein normaler Chromosomensatz mit einem hohen Vertrauensgrad vorausgesagt werden. Obwohl wir meinen, daß das Risiko eines echten diagnostischen Fehlers gering ist, zeigt unsere Erfahrung, daß in allen Fällen mit Chromosomenanomalien die Plazenta und fetalen Gewebe so sorgfältig wie möglich untersucht werden müssen.

Tabelle 8.3. Zusammenfassung der zytogenetischen Resultate der Ersttrimesterdiagnostik nach Direktpräparation an der I. Klinik für Geburtshilfe und Gynäkologie der Universität von Mailand

Indikationen zur Chorionzottenentnahme	Untersuchte Proben (n)	Karyotypanomalie		Art der Anomalie	
		Unbalanciert	Balanciert	Unbalanciert	Balanciert
Chromosomale Anomalien	811	38	16	29 Trisomien 1 Monosomie X 8 Mosaike 1 doppelte Trisomie	7 reziproke Translokationen 8 Robertson-Translokationen 1 inv(X) bei einem männlichen Fetus
Fetale Geschlechtsbestimmungen	63	3	–	2 Trisomien 1 Mosaik	–
Enzymbestimmungen	15	1	–	1 Trisomie	
DNA-Analysen (β-Thalassämie)	27	1	–	1 Trisomie	
Gesamt	916[a]	43	–	1 Trisomie	

[a] Diagnostisches Versagen bei 5 Fällen. Eine 2. Chorionzottenentnahme in 2 Fällen.

Tabelle 8.4. Diskonkordante Karyotypen in embryonalem und extraembryonalem Gewebe bei 10 Fällen.

Direktpräparation aus Villus-Material	Direktpräparation nach Schwangerschaftsabbruch	Kultivierte Villi nach Schwangerschaftsabbruch	Amnionzell-kulturen	Fetale Fibroblasten	Schwangerschafts-ausgang
46, XX/47, XX, +3	46, XX	46, XX	–	46, XX	Schwangerschafts-abbruch
46, XY/47, XXY	–	–	46, XY	–	Normal
46, XY/45, X	46, XY	46, XY	–	46, XY	Schwangerschafts-abbruch
46, XY, −21, +t(21q21q)	46, XY, −21, +t(21q21q)/ 46, XY, 21p−	46, XY, 21p−	–	46, XY, 21p−	Schwangerschafts-abbruch
46, XY/47, XY, +3	46, XY/47, XY, +3	46, XY	–	46, XY	Schwangerschafts-abbruch
46, XX/45, X/46, X, 1(Xq)	46, XX/45, X/46, X, i(Xq)	46, XX	–	46, XX	Schwangerschafts-abbruch
46, XX/47, XX, +mar	–	–	46, XX	–	Normal
46, XX/47, XX, +mar	–	–	46, XX	–	Fortlaufende Schwangerschaft
46, XX, inv(8)/47, XX, inv(8), +3	–	–	46, XX, inv(8)	–	Fortlaufende Schwangerschaft
46, XY/47, XY, +13	–	–	46, XY	–	Fortlaufende Schwangerschaft

8.8 Klinische Resultate

76% von 850 Patientinnen, die zur 1. Trimesterdiagnostik kamen, waren 35 Jahre oder älter. Choriongewebe wurde in 810 Fällen mittels transzervikaler Aspiration und in 40 Fällen durch transabdominale Punktion gewonnen. In 82% der Fälle wurde die Entnahme zwischen der 9. und 10. SSW durchgeführt, in 5% zwischen der 7. und 8. und in 13% zwischen der 11. und 12. SSW. Die transzervikale Aspiration war in über 90% der Fälle bei der 1. Katheterinsertion erfolgreich. Die Erfolgsrate betrug insgesamt 98,9% bei Katheterinsertionen; bei der transabdominalen Serie betrug sie 100%, wobei bei 9% der Fälle eine 2. Punktion während derselben Sitzung nötig war. Unter den frühen Komplikationen nach der Entnahme (Tabelle 8.5) waren vaginale Blutungen am häufigsten. Diese entwickeln sich normalerweise in den ersten 2–3 Tagen und dauern Stunden oder Tage an. Ein Hämatom wurde sonographisch in 4,9% der Fälle bei der Kontrolluntersuchung vor Verlassen des Krankenhauses oder 2 Wochen nach der Chorionzottenentnahme diagnostiziert. Eine Korrelation mit vaginalen Blutungen bestand nicht. Es wurde auch keine Beziehung zwischen den oben genannten Ereignissen und Aborten festgestellt. Amnionmembranverletzungen konnten weder klinisch noch sonographisch verifiziert werden. Dies wäre nach unserer Auffassung auch nur bei unsachgemäßer transzervikaler Aspiration zu erwarten. Eine Chorionamnionitis wurde klinisch in 2 Fällen 10–15 Tage nach der Chorionzottenentnahme diagnostiziert und mit dem Eingriff in Zusammenhang gebracht, jedoch nicht durch bakteriologische Untersuchungen zur Zeit der Fruchtausräumung verifiziert. Obwohl keine statistischen Beziehungen zwischen Aborten und den Kulturergebnissen der Cervixabstriche festgestellt wurden, ist die Rolle des Katheters bei der bakteriellen Kon-

Tabelle 8.5. Frühe und späte Komplikationen nach Chorionzottenentnahmen in der Klinik „L. Mangiagalli"

	(n)	[%]
Gesamtzahl der fortlaufenden Schwangerschaften	792	
Frühe Komplikationen:		
Vaginale Blutungen	94	11,8
Intrauterines Hämatom	31	3,9
Intrauterine Infektion	2	0,25
Blasensprung	0	
Späte Komplikationen:		
Entbindungen	550	
Vorzeitige Entbindungen (< 37 Wochen)	34	6,1
Geburtsgewicht < 10. Perzentile	44	8,1
< 90. Perzentile	65	9,1
Vorzeitiger Blasensprung und Frühgeburt	4	0,7
Plazentaanomalien:		
Vorzeitige Lösung	5	
Placenta prävia	3	
Placenta accreta	1	
Fehlbildungen:	14	2,5
Kleinere	12	
Größere	2	

Tabelle 8.6. Schwangerschaftsausgang und Spontanaborte in der Klinik „L. Mangiagalli" bei den ersten 850 aufeinanderfolgenden Fällen im Choriondiagnostikprogramm. Die Spontanabortraten resultieren aus 550 abgeschlossenen Schwangerschaften

	(n)		[%]
Anzahl der Patientinnen insgesamt	850		
Durch transzervikale Aspiration		810	
Durch transabdominale Aspiration		40	
Zwillingsschwangerschaften	5		
Elektiver Abort	58		
Genetisch		46	5,4
Nichtgenetisch		12	1,4
Schwangerschaften, die weiterbestehen sollten	792		
Abgeschlossene Schwangerschaften	550		
Spontanaborte: $\leq$20 Wochen	18		3,2
$>$28 Wochen, $<$28 Wochen	4		0,7
Perinatale Mortalität:	6		1,1
Totgeburten		2	
Neonatale Todesfälle ($<$7 Tage)		4	

tamination der Uterushöhle bereits gezeigt worden [28] und wird weiterhin dadurch bestätigt, daß nach unserer Erfahrung eine Beziehung zwischen Abortrate und der Anzahl der Katheterinsertionen existiert (B. Brambati et al., Chorionic villus sampling: an analysis of the obstetric experience of 1000 cases, unpublished work). Für 548 von 550 bereits beendeten Schwangerschaften ist der Schwangerschaftsausgang bekannt. In nur 10 Fällen wurde eine transabdominale Zottenaspiration durchgeführt. Späte Komplikationen oder Aborte wurden nicht beobachtet. Die Rate von Spätkomplikationen einschl. Frühgeburt, vorzeitigen Blasensprungs sowie Plazentaanomalien in der transzervikalen Serie stimmen mit den in der Literatur berichteten Zahlen überein [19]. Darüber hinaus waren das intrauterine Wachstum und Abweichungen bei den Geburtsmaßen im Rahmen der Norm. Dies gilt auch für die beobachteten kongenitalen Fehlbildungen [1, 8]. Die perinatale Mortalitätsrate (Tabelle 8.6) überstieg nicht die Zahlen, welche in der italienischen Bevölkerung erwartet werden [6]. Bei allen perinatalen Todesfällen – bis auf einen – konnte die Chorionzottenentnahme als Ursache ausgeschlossen werden. Allerdings muß aber in einem Fall mit Risiko für eine fetale Erythroblastose bei einer zuvor rhesusimmunisierten Mutter die potentielle Rolle der Chorionzottenentnahme bei der Verstärkung der fetalen Erythroblastose erwogen werden [17]. In der transzervikalen Serie wurden 22 Aborte vor der 28. Woche ($=3,9\%$) beobachtet; 50% dieser Fälle (einschl. Missed-abortion-Fälle) traten in den ersten 4 Wochen auf. Es fand sich eine deutliche Beziehung zwischen Abortrate und Anzahl der Katheterinsertionen. Diese Beziehung kann am leichtesten durch eine größere Manipulation und evtl. Veränderung des uterinen Milieus bei mehreren Entnahmen in ungünstigen Fällen erklärt werden.

8.9 Schlußfolgerung

Obwohl sich nach unserer Erfahrung gezeigt hat, daß die transzervikale Aspiration die Methode der Wahl ist, sollte auch die transabdominale Punktion in die Routine eingeführt werden, um eine bestmögliche Erfolgsrate unter sichersten Bedingungen zu gewährleisten. Die Abortrate war erst nach einigen 100 Fällen stabil. Daher sollten die Untersucher sorgfältig ausgebildet werden, um die erforderlichen Fähigkeiten zur Gewinnung von Choriongewebe beim 1. Versuch mit minimalem Trauma in beinahe 100% der Fälle zu gewinnen. Die transzervikale Aspiration scheint geburtshilfliche Spätkomplikationen, intrauterine Wachstumsretardierung, perinatale Mortalität und die Rate von Fehlbildungen nicht zu beeinflussen. Das Risiko einer Chorionamnionitis im Anschluß an eine transzervikale Entnahme scheint sehr niedrig zu sein, jedoch sind weitere Untersuchungen erforderlich, um die Rate von bakteriellen Kontaminationen der Uterushöhle und ihre unmittelbaren chronischen Folgen für die Schwangerschaft zu bestimmen. Außerdem sollten zur Inzidenz und klinischen Bedeutung von chromosomalen Anomalien, die auf extraembryonales Gewebe beschränkt sind, weitere Daten gesammelt werden.

Danksagung. Diese Arbeit wurde unterstützt durch Mittel der „Assoziatone Italiana per los Studio delle Malformationi, Milano, Italia".

Literatur

1. Bossi A, Caccamo ML, De Scrilli AM, Milani S (1980) Weight of the Italian nexborn infants (from the 32nd to the 43rd week of gestation). Ital J Ped 6:153–170
2. Boué J, Dumez Y (1985) Prenatal sex determination. Lancet I:57
3. Brambati B, Oldrini A (1986) Methods of chorionic villus sampling. In: Brambati B, Simoni G, Fabro S (eds) Chorionic Villus Sampling. Marcel Dekker, New York Basel, pp 73–98
4. Brambati B, Oldrini A, Aladerun SA (1983) Methods of chorionic villi sampling in the first trimester fetal diagnosis. In: Albertini A, Crosignani PG (eds) Progress in perinatal medicine. Excerpta Medica, Amsterdam, pp 275–283
5. Brambati B, Oldrini A, Ferrazzi E (1986) Ultrasonic evaluation of the pregnant uterus in the first trimester. In: Brambati B, Simoni G, Fabro S (eds) Chorionic Villus Sampling. Marcel Dekker, New York Basel, pp 47–72
6. Brambati B, Guercilena S, Bonacchi I, Oldrini A, Lanzani A, Piceni L (1986) Feto-maternal transfusion after chorionic villus sampling: clinical implications. Human Reproduction 1:37–40
7. Cates W Jr, Grimes DA (1978) Deaths from second trimester abortion by dilatation and evacuation: causes, prevention, facilities. Obstet Gynecol 58:401–408
8. Dambrosio F, Angiolillo M, Flauto U, Remotti G, Repetto F (1981) La mortalità perinatale e neonatale in Lombardia. Notizie Sanità Regione Lombardia 32 [suppl 1]:7–22
9. Department Obstet Gynecol Tietung Hosp of Ashan (1975) Fetal sex prediction by sex chromatin of chorionic villi cells during early pregnancy. Chin Med J 1:117–126
10. Donnai P, Charles N, Harris R (1981) Attitudes of patients after genetic termination of pregnancy. Br Med J 282:621–622
11. Dumez Y, Goossens M, Boué J, Poenaru L, Dommergues M, Henrion R (1985) Chorion villi sampling using rigid forceps under ultrasound control. In: Fraccaro M, Simoni G, Brambati B (eds). Springer, Berlin Heidelberg, pp 38–45
12. Evans EP, Burtenshaw MD, Ford CE (1972) Chromosomes of mouse embryos and newborn young: preparations from membranes and tail tips. Stain Technol 47:229–234
13. Ghirardini G, Camurri L, Gualerzi C, Fochi F, Foscolu AMS, Spreafico L, Agnelli O (1985) Chorionic villi sampling by means of a new endoscopic device. In: Fraccaro M, Simoni G, Brambati B (eds) First trimester fetal diagnosis. Springer, Berlin Heidelberg, pp 54–59

14. Goldberg MF, Chen ATL, Ahn YW, Reidy JA (1980) First-trimester fetal chromosomal diagnosis using endocervical lavage: a negative evaluation. Am J Obstet Gynecol 138:436–440
15. Gustavii B (1983) First trimester chromosomal analysis of chorionic villi obtained by direct vision technique. Lancet II:507–508
16. Hahnemann N (1974) Early prenatal diagnosis: a study of biopsy techniques and cell culturing from extraembryonic membranes. Clin Genet 6:294–306
17. Hogge WA, Schonberg SA, Golbus MS (1985) Prenatal diagnosis by chorionic villus sampling: lessons of the first 600 cases. Prenat Diagn 5:393–400
18. Holzgreve W, Miny P (1985) Improved echogenicity of the catheter for chorionic villi sampling. In: Fraccaro M, Simoni G, Brambati B (eds) First trimester fetal diagnosis. Springer, Berlin Heidelberg, pp 63–64
19. Iffy L, Kaminetzsky HA (1981) Principles and practice of Obstetrics and Perinatology. John Wiley & Sons, New York
20. Jackson L (1986) Chorionic Villus Sampling Newsletter, 21 January, Philadelphia
21. Kalousek DK, Dill FJ (1983) Chromosomal mosaicism confined to the placenta in human conceptions. Sciences 221:665–667
22. Kazy Z, Rozovski IS, Bakharev VA (1982) Chorion biopsy in early pregnancy: a method of early prenatal diagnosis for inherited disorders. Prenat Diagn 2:39–45
23. Kullander S, Sandahl B (1973) Fetal chromosome analysis after transcervical placental biopsies during early pregnancy. Acta Obstet Gynecol Scand 52:355–359
24. Mohr J (1968) Foetal genetic diagnosis: development of techniques for early sampling of foetal cells. Acta Pathol Microbiol Scand 73:73–77
25. Niazi M, Coleman DV, Loeffler FE (1981) Trophoblast sampling in early pregnancy. Culture of rapidly dividing cells from immature placental villi. Br J Obstet Gynaecol 88:1081–1085
26. Rhine SA, Palmer CG, Thompson JF (1977) A simple alternative to amniocentesis for first trimester prenatal diagnosis. Birth Defects, vol XII, 231–247
27. Rodeck CH, Morsman JM, Nicolaides KH, McKenzie C, Gosden CM, Gosden JR (1983) A single-operator technique for first trimester chorion biopsy. Lancet II:1340–1341
28. Scialli AR, Neugebauer DL, Fabro SE (1984) Microbiology of the endocervix in patients undergoing chorionic villi sampling. In: Fraccaro M, Simoni G, Brambati B (eds) First trimester fetal diagnosis. Springer, Berlin Heidelberg, pp 69–73
29. Simoni G, Brambati B, Danesino C, Rossella F, Terzoli GL, Ferrari M, Fraccaro M (1983) Efficient direct chromosome analysis and enzyme determinations from chorionic villi samples in the first trimester of pregnancy. Hum Genet 63:349–357
30. Simoni G, Brambati B, Danesino C, Fraccaro M (1984) Antenatal sex determination. Lancet I:397
31. Simoni G, Terzoli GL, Romitti L (1986) Fetal karyotyping by direct chromosome preparation. In: Brambati B, Simoni G, Fabro S (eds) Chorionic villus sampling. Marcel Dekker, New York Basel, pp 99–117
32. Simoni G, Gimelli G, Cuoco C et al. (to be published) First trimester fetal karyotyping: one thousand diagnoses. Hum Genet
33. Smidt-Jensen S, Hahnemann N, Jensen PKA, Therkelsen AJ (1985) Transabdominal chorionic villi sampling for first trimester fetal diagnosis. In: Fraccaro M, Simoni G, Brambati B (eds) First trimester fetal diagnosis. Springer, Berlin Heidelberg, pp 51–53
34. Smidt-Jensen S, Hahnemann N, Harir J, Jensen PKA, Therkelsen AJ (1986) Transabdominal chorionic villi sampling for first trisemester fetal diagnosis. First 26 pregnancies followed to term. Prenat Diagn 6:125–137
35. Warburton D, Yu C, Cline J, Stein Z (1978) Mosaic autosomal trisomies in cultures from spontaneous abortions. Am J Hum Genet 30:609–617
36. Ward RHT, Modell B, Petrou M, Karagozlu F, Douratsos E (1983) Method of sampling chorionic villi in first trimester of pregnancy under guidance of real time ultrasound. Br Med J 286:1542
37. Yamamoto M, Fujimori R, Ito T, Kaminura K, Watanabe G (1975) Chromosome studies in 500 induced abortions. Hum Genet 29:9–14

9 Pränatale Diagnostik im 1. Trimenon: Anwendung bei genetisch bedingten Stoffwechselstörungen

J. D. Goldberg, R. J. Desnick

9.1 Einleitung

Während der letzten beiden Jahrzehnte wurden große Fortschritte bezüglich Erkennung, Aufklärung und Verständnis vererbbarer Stoffwechselkrankheiten erzielt [2, 32]. Ein spezifischer Enzymdefekt ist bisher in über 200 der mehr als 400 bekannten angeborenen Stoffwechselleiden nachgewiesen worden [24]. Die Anwendung komplizierter biochemischer, immunologischer und Gewebekulturmethoden gewährleistet heute eine präzise Beurteilung der Stoffwechsellage betroffener Individuen und eine verläßliche Identifizierung von Genträgern. Das Wissen über die Molekular- und Zellbiologie spezifischer Krankheiten ist gewachsen und hat die Grundlage zu experimentellen Ansätzen gelegt, die irgendwann einmal zur erfolgreichen Therapie dieser Krankheiten führen können [5, 6], von denen die meisten mit dem Leben, wenn auch unter schweren Behinderungen, vereinbar sind. Zur Zeit sind jedoch die therapeutischen Möglichkeiten noch sehr begrenzt und die betroffenen Familien entsprechend enttäuscht über die mangelhaften Therapieerfolge.

Da bei der Mehrzahl dieser schweren Stoffwechselstörungen keine Möglichkeit zur symptomatischen oder gar ursächlichen Behandlung besteht, sind die meisten Eltern, die bereits ein betroffenes Kind haben, nicht bereit, eine weitere Schwangerschaft zu riskieren [17, 18]. Für diese Eltern und auch für alle anderen Risikopaare, die durch Screeningprogramme als Genträger identifiziert wurden [16], stellt die Entwicklung neuer Methoden, mit denen schon pränatal die Erkrankung eines Fetus ausgeschlossen werden kann, einen wichtigen Faktor in ihrer Familienplanung dar. Tatsächlich hat der Fortschritt in der vorgeburtlichen Diagnostik autosomal-rezessiv vererbbarer Stoffwechselstörungen mit einem Wiederholungsrisiko von 25% dazu geführt, daß Eltern mit einem erhöhten Risiko für fetale Erkrankungen sich bewußt für gesunde Nachkommen, die von dem spezifischen schweren und unheilbaren Leiden nicht betroffen sind, entscheiden konnten.

Die Entwicklung neuer Methoden, um Chorionzotten (CV) im 1. Trimenon der Schwangerschaft gewinnen und analysieren zu können, stellt einen großen Fortschritt in der vorgeburtlichen Diagnostik erblicher Stoffwechselkrankheiten dar. Chorionzotten stammen von der Trophoblastzellschicht der sich entwickelnden Blastozyste ab, und man kann annehmen, daß sie den genetischen Status des Embryos korrekt widerspiegeln. Schon nach 9 bis 10 Wochen post menstruationem können ausreichende Zottenmengen (10–50 mg) mit einer ultraschallgeführten transzervikalen Aspiration oder durch eine direkte Biopsie für zytogenetische, biochemische oder DNA-Analysen gewonnen werden. Im Vergleich zur Amniozentese im 2. Schwangerschaftstrimenon ist ein deutlicher Vorteil der Chorionzottenentnahme, daß die Diagnosen schon im 1. Drittel der Schwangerschaft vorliegen. Somit ist die psychisch belastende Wartezeit auf die Ergebnisse verkürzt, und die Eltern können, sollte der Fetus betroffen sein, einen Schwangerschaftsabbruch im 1. Trimenon durchführen lassen, der eine signifikant niedrigere mütterliche Morbidität und Mortalität aufweist als ein entsprechender Eingriff im 2. Trimenon.

Seitdem die Vorteile der pränatalen Diagnostik im 1. Schwangerschaftsdrittel deutlich werden, setzen Forscher Chorionzotten als fetale Enzym- oder DNA-Quelle für die Diagnose einer Vielzahl von angeborenen Erkrankungen ein. Obwohl die meisten der Stoffwechseldiagnosen, die bis jetzt im 1. Trimenon durchgeführt worden sind, richtig waren, sind einige wenige Unstimmigkeiten in der diagnostischen Beurteilung der erkrankten Feten aufgetreten (Tabelle 9.1). Diskrepanzen können aus einer Vielzahl von Gründen entstehen, z. B. 1) Unvermögen, die methodischen Bedingungen für die Zottenanalyse zu optimieren, 2) mütterliche Kontamination, 3) Kontamination der cDNA-Sonde, und/oder 4) mangelnde Erfahrung des Untersuchers mit einer speziellen biochemischen Bestimmungsmethode. Um die Genauigkeit dieser frühen Ersttrimesterdiagnosen sicherzustellen, haben einige Untersucher kultivierte Chorion- oder Fruchtwasserzellen aus der 16. Schwangerschaftswoche zur Bestätigung der Diagnose herangezogen. Die Tatsache, daß es Diskrepanzen in den Diagnosen aus CV- und Fruchtwasserzellen gegeben hat, zeigt die Notwendigkeit, die Verläßlichkeit der Chorionzottentechnik für die pränatale Diagnostik erblicher Stoffwechselkrankheiten zu dokumentieren. Zunächst müssen optimale Untersuchungsbedingungen für jedes Enzym und jede DNA-Probe, die CV als fetale Quelle benutzt, geschaffen werden. Genauso wichtig ist es, für jeden Stoffwechseldefekt die Menge der mütterlichen Blut- oder Gewebekontamination zu bestimmen, die bereits zu einer Fehldiagnose führen könnte. Außerdem sollte verstärkt daran gearbeitet werden, zusätzliche Faktoren zu identifizieren, die die Genauigkeit einer Ersttrimesterdiagnose beeinträchtigen könnten (z. B. embryonale oder fetale Isoenzyme). Es muß deutlich gesagt werden, daß die Chorionzottendiagnostik eine hervorragende Erweiterungsmöglichkeit für die frühe

Tabelle 9.1. Pränatale Diagnose von Stoffwechselerkrankungen im 1. Schwangerschaftstrimenon. Nicht übereinstimmende Diagnosen 1985. (Nach: H. Galjaard, L.G. Jackson, M. J. Mahoney, G. Simoni, R.H.T. Ward, and D.A. Wengler, persönliche Mitteilung, 1985.) *MPS* Mukopolysaccharidose, *MLD* metachromatische Leukodystrophie

Erkrankung	CV-Direktpräparation	Zellkultur	Fetus
MPS IH	Nicht betroffen	AF: Betroffen	Betroffen
MPS IH	Betroffen	AF: Nicht betroffen	Nicht betroffen
MPS IH	Betroffen	AF: Nicht betroffen	Nicht betroffen
MPS IH	Betroffen	AF: Nicht betroffen	Nicht betroffen
MLD	Betroffen	CV: Betroffen AF: Nicht betroffen	Nicht betroffen
MLD	Unschlüssig	–	Normal[a]
MPS IIIA	Betroffen	CV: Nicht betroffen	Betroffen

[a] Paar entschloß sich zum Schwangerschaftsabbruch, bevor weitere Untersuchungen angestellt wurden.

vorgeburtliche Diagnostik bei einer immer größer werdenden Anzahl von Risikoschwangerschaften darstellt, vorausgesetzt, daß die Sicherheit der Technik und die
Genauigkeit und Zuverlässigkeit der Laboranalysen überzeugend dargestellt werden
können. Es werden sowohl die Prinzipien als auch die möglichen Fehlerquellen in der
vorgeburtlichen Diagnostik angeborener Stoffwechselstörungen diskutiert. Zusätzlich wird eine Übersicht über die Stoffwechseldiagnosen, welche unter Verwendung
von Chorionzotten als Substratquelle gestellt worden sind, gegeben. Diejenigen Diagnosen, bei denen rekombinierende DNA-Techniken angewendet werden, sollen an
anderer Stelle diskutiert werden.

9.2   Grundlagen der Stoffwechseldiagnostik im 1. Trimenon

9.2.1 Genetische Beratung

Obwohl die Absicht dieses Kapitels nicht darin bestehen soll, genetische Beratung zu
diskutieren, muß man beachten, daß es von fundamentaler Bedeutung für die vorgeburtliche Diagnose einer jeden Störung ist, nichtdirektive genetische Beratung voraus-
zuschicken. Es ist unerläßlich, daß die Risikopaare über alle ihre Handlungsalterna-
tiven aufgeklärt werden. Wenn sie sich zu einer pränatalen Diagnostik entschließen,
müssen sie die Risiken und relativen Vorteile der Chorionzottendiagnostik und Amniozentese verstehen. Dies ist besonders wichtig, weil die Ersttrimesterdiagnostik eine
recht neue Methode ist, deren Sicherheit und Genauigkeit noch nicht ausreichend bestimmt worden sind. Vor allem wenn eine spezifische Diagnose zum 1. Mal aus Chorionzotten gestellt werden soll, muß den Risikoeltern angeboten werden, 1) die Probe
an ein 2. Speziallabor zu schicken, um eine diagnostische Bestätigung, evtl. durch eine
andere Methode zu erhalten, und 2) für Kontrolluntersuchungen Fruchtwasserzellen
in der 16. Schwangerschaftswoche zu entnehmen. Die Untersuchungen an den Fruchtwasserzellen können besonders wichtig sein, wenn das fetale Geschlecht sich als weib-
lich herausstellt (weil dann eine mütterliche Kontamination möglich ist) und/oder
wenn die Laboruntersuchungen an Chorionzotten keine zweifelsfreien Ergebnisse er-
bringen.

9.2.2 Genaue Diagnose und Bestätigung des elterlichen
Heterozygotenstatus

Bevor die pränatale Diagnose irgendeiner erblichen Stoffwechselkrankheit unternommen wird, ist es unerläßlich, die spezifische Diagnose zu bestätigen. Jede Anstrengung
muß darauf ausgerichtet sein, die Möglichkeit einer Fehldiagnose aufgrund phänoty-
pischer, metabolischer oder genetischer Heterogenität auszuschließen. Die präzise enzymatische oder molekulare Störung muß am Probanden oder anderen betroffenen
Verwandten nachweisbar sein. Wenn der Proband gestorben ist, muß die Heterozygotie beider Elternteile (oder der Mutter bei X-gekoppelten Erbleiden) dokumentiert
werden. Bei allen Analysen auf Homo- oder Heterozygotie muß darauf geachtet werden, daß der Nachweis der metabolischen oder molekularen Störung mit entsprechenden Methoden und Vergleichswerten nachweislich betroffener Fälle und normaler
Kontrollen geschieht.

9.2.3 Nachweis der Genexpressivität und Optimierung der biochemischen Labormethoden

Das Vorhandensein des betreffenden Enzyms muß in normalen unkultivierten und/oder kultivierten Chorionzotten demonstriert werden. Zusätzlich sollte die Möglichkeit eines gewebespezifischen oder fetalen Isoenzyms mit geringfügig veränderten Eigenschaften erforscht werden. Für jede Enzymbestimmung müssen optimale Bedingungen im Umgang mit Chorionzotten als fetale Quelle aufgestellt werden. Eine angemessene Enzymaktivität muß in einer realistischen Menge unkultivierter Chorionzotten (5–20 mg pro Bestimmung) nachweisbar sein, um die eindeutige Unterscheidung homozygoter Betroffener von den Heterozygotenwerten zu gewährleisten. Für Enzymopathien, die aus einem vollständigen Fehlen der Aktivität eines bestimmten Enzyms resultieren (z. B. die β-Hexosaminidase A bei der klassischen infantilen Tay-Sachs-Krankheit), dürfte die vorgeburtliche Diagnose nicht schwierig sein. Bei Enzymmangelkrankheiten jedoch, bei denen eine Restenzymaktivität aufrechterhalten bleibt (z. B. 5–20% der normalen sauren β-Glucosidase beim Typ 1 des Morbus Gaucher), können sich die Bereiche für betroffene und heterozygote Individuen überlappen, was zu einer zweifelhaften Diagnose und der Notwendigkeit zusätzlicher diagnostischer Untersuchungen führen kann.

Der Spiegel der enzymatischen Aktivität sollte auch in Chorionzellen nach Zellkultur im Vergleich zur Direktpräparation bestimmt werden. Obwohl es wahrscheinlich nur geringgradige Unterschiede zwischen den Spiegeln der spezifischen Aktivität in unkultivierten und kultivierten Chorionzotten gibt, muß dies nicht für alle Enzyme zutreffen. Darüber hinaus erfordern bestimmte Enzymbestimmungen die Aufnahme radioaktiv markierten Substrats durch intakte, kultivierte oder unkultivierte Chorionzotten (z. B. radioaktiv markiertes Sulfatid bei der metachromatischen Leukodystrophie in Familien mit Arylsulfatase A Pseudoallel, 14-C-Citrullin bei der Citrullinämie und 14-C-Propionat bei den Methylmalonsäure-Acidurien). Solche sog. Uptake assays erfordern besondere Sorgfalt und entsprechende Kontrolle, da die Aufnahmemenge und der In-situ-Stoffwechsel sehr unterschiedlich sein können; Doppelmarkierungen (z. B. mit 3-H-Leucin) können hier angebracht sein.

Die Anwendung unterschiedlicher Methoden zur Analyse desselben Enzyms verstärkt die diagnostische Genauigkeit erheblich; z. B. kann bei der Tay-Sachs-Krankheit die traditionelle Bestimmung der β-Hexosaminidase-A-Aktivität in ihrer Aussagekraft durch den Hitzeinaktivierungstest durch die Verwendung hexosaminidase-A-spezifischer Substrate, der Zellulose-Acetat-Elektrophorese, der DEAE-Zellulose-Chromatographie und/oder ultrastruktureller Untersuchungen der unkultivierten Zotten verbessert werden, womit zusätzliche diagnostische Informationen gewonnen werden können. Übereinstimmende Ergebnisse mit unterschiedlichen Methoden vergrößern die Zuverlässigkeit der Diagnose, vorausgesetzt, die Enzymquelle besteht aus reinen Chorionzotten.

9.2.4 Bestätigung der Diagnose

Nach jedem Schwangerschaftsabbruch in der Folge einer pränatalen Diagnosestellung sollten Untersuchungen zur Sicherung der Diagnose durchgeführt werden. Durch die Anwendung der Absaugmethode ist nicht nur eine sichere und schnelle Methode des Schwangerschaftsabbruchs ohne Weheneinleitung [4], sondern auch eine Bestätigung der pränatalen Diagnose auf der Basis geeigneter Probengewinnung für molekulare, metabolische und ultrastrukturelle Untersuchungen möglich.

Wenn die Eltern sich zur Fortführung der Schwangerschaft bis zum Geburtstermin nach Feststellung eines angeborenen Stoffwechselleidens entschlossen haben, müssen Vorbereitungen zur Diagnosebestätigung und zu entsprechenden therapeutischen Maßnahmen, evtl. gleich nach der Entbindung, getroffen werden. Auch wenn die pränatale Ersttrimesterdiagnose „nicht betroffen" lautete, sollte diese dennoch zunächst nach der Geburt an Plazentagewebe, Amnion und/oder Nabelschnurblut bestätigt werden. Die Ergebnisse der bestätigenden Untersuchungen sowohl an betroffenen als auch an nichtbetroffenen Neugeborenen sollten dem überweisenden Arzt und den Eltern so schnell wie möglich übermittelt werden.

9.2.5 Mögliche Fehlerquellen in der enzymatischen vorgeburtlichen Diagnostik

Eine bedeutende mögliche Fehlerquelle bei der Analyse kultivierter oder unkultivierter Chorionzotten ist die Kontamination mit mütterlichen Gewebsanteilen. Sie geschieht während des Entnahmevorgangs, wenn Teile der mütterlichen Decidua zusammen mit dem Zottenmaterial angesaugt werden. Große Sorgfalt sollte bei der Präparation der Gewebsprobe darauf verwendet werden, jede Deciduaverunreinigung unter einem schwach beleuchtenden Dissektionsmikroskop abzupräparieren. Die Hitze, die von der Lichtquelle des Mikroskops erzeugt wird, darf nicht zu stark werden, damit hitzelabile Enzyme nicht inaktiviert werden. Elles et al. [7] haben durch die Analyse von Restriktionslängenfragmentpolymorphismen gezeigt, daß unkultivierte Chorionzotten, die auf diese Art separiert werden, frei von mütterlicher Kontamination sind. Aber schon eine geringe Menge an Deciduakontamination in einer Chorionzottenkultur kann wegen der Möglichkeit des mütterlichen Zellwachstums in der Kultur zu einer Fehldiagnose führen.

Um zu zeigen, wie wichtig es ist, mütterliche Kontamination zu vermeiden, wurde kürzlich die Wirkung decidualer Kontamination auf die Pränataldiagnose des M. Tay-Sachs, des bisher häufigsten pränatal diagnostizierten Stoffwechselleidens, experimentell untersucht [10]. Schon ein kleiner Prozentsatz von 10% mütterlicher Deciduakontamination im Chorionzottengewebe würde eine geringe Menge (2,2%) β-Hexosaminidase-A-Aktivität bewirken. Diese Tatsache könnte Zweifel an der Verläßlichkeit der biochemischen Bestimmungsmethode erwecken, besonders wenn der prozentuale Anteil des A-Isoenzyms höher ist aufgrund der Hintergrundschwankungsbreite oder wenn die Laborbestimmung nicht daraufhin optimiert wurde, die Menge der unbeabsichtigtermaßen hitzeinaktivierten Hexosaminidase B zu minimieren.

Weil sich viele Laboratorien auf die elektrophoretische Trennung und Visualisierung der β-Hexosaminidaseisoenzyme zur Diagnose des M. Tay-Sachs verlassen, wurden ähnliche Untersuchungen durchgeführt, um diejenigen Mengen an mütterlicher Decidua oder Plasma zu bestimmen, die zu einer Fehldiagnose führen könnten. Schon wenn nur 2% mütterliche Decidua zu den Chorionzotten eines betroffenen Fetus gegeben wurden, war die β-Hexosaminidase A in der Elektrophorese nachweisbar. Es ist wichtig zu bemerken, daß bereits so kleine Mengen wie 30 pmol/h β-Hexosaminidase-A-Aktivität in den Chorionzottenproben durch diese empfindliche Methode

Tabelle 9.2. Vergleich verschiedener Enzymaktivitäten in Decidua und Chorionzotten (CV)

Enzym	Durchschnittliche Aktivität [nmol/h/mg]		Quotient	Mütterliche Kontamination [µg Deciduaprotein]	
	Decidua	CV	Decidua/CV	10%	20%
α-Mannosidase	874	51,3	16,5	5,8	11,7
α-Fucosidase	1410	362	3,9	26	52
α-Galaktosidase Q	22,2	25,4	0,87	114	228
β-Hexosaminidase A	904	1125	0,80	124	248
α-Hexosaminidase	1,4	2,0	0,70	143	286
β-Galaktosidase	40,7	2160	0,19	531	1060
Saure β-Glucosidase	18,1	270	0,067	1490	2980

nachweisbar waren. Im Gegensatz dazu sind ungefähr 50–100 µl normales Plasma pro mg betroffenes Chorionzottengewebe erforderlich, um die β-Hexosaminidase A elektrophoretisch sichtbar zu machen.

Zur weiteren Bestimmung der möglichen Wirkung einer decidualen Kontamination bei anderen Stoffwechseldiagnosen wurden die Aktivitäten verschiedener lysosomaler Hydrolasen in normaler unkultivierter Decidua und in unkultivierten Chorionzotten derselben Patientin bestimmt [9]. In Tabelle 9.2 wird gezeigt, daß das Verhältnis der Aktivitäten in Decidua und unkultivierten Chorionzotten im Bereich von 0,67–16,5 für die verschiedenen untersuchten Enzyme lag. Ausgehend von diesen Verhältnissen, wurde für jedes Enzym die Menge in µg unkultiviertem decidualem Protein berechnet, die zu einer 10- bis 20%igen Aktivität im Vergleich zu normalen unkultivierten Chorionzotten führen würde. Diese Werte deuten an, daß eine kleine Menge decidualer Proteinkontamination an den Chorionzotten eines betroffenen Fetus die diagnostische Interpretation einiger Krankheiten verändern kann (z. B. Mannosidose, Fucosidose, Mukopolysaccharidose IIIB), wohingegen bei anderen selbst 20% Kontamination nur wenig Effekt hätten (z. B. infantile GM-2-Gangliosidose und M. Pompe). Die Aktivität der α-Mannosidase war in unkultivierter Decidua 16,5 mal höher als in unkultivierten Chorionzotten, ein überraschender Befund, der zunächst zu der Annahme führte, man könnte die α-Mannosidaseaktivität als Marker für das Vorhandensein von Decidua verwenden. Nachfolgende Untersuchungen der α-Mannosidaseaktivität in unkultivierter Decidua und unkultivierten Chorionzotten aus anderen normalen Schwangerschaften zeigten jedoch eine hohe individuelle Schwankungsbreite. Immerhin ermutigen diese Befunde, alle Anstrengungen darauf zu richten, ein deciduaspezifisches Enzym oder Protein zu identifizieren, das als Marker für deciduale Kontamination dienen könnte.

9.3 Stoffwechselkrankheiten, die z. Z. aus Chorionzottenmaterial diagnostiziert werden können

Die Tabellen 9.3–9.8 geben einen Überblick über die Stoffwechselkrankheiten, die z. Z. aus Chorionzottenmaterial diagnostiziert werden können.

Tabelle 9.3. Sphingolipidosen

Erkrankung	Pränatale Diagnose[a]	Literatur
M. Fabry	Durchgeführt	[9]
M. Farber	Möglich	[15]
M. Gaucher	Durchgeführt	[9]
G_{M1}-Gangliosidose	Durchgeführt	[9]
G_{M2}-Gangliosidose		
Tay-Sachs: Frühform	Durchgeführt	[10, 11, 25]
Tay-Sachs: Spätform	Möglich	[1]
Sandhoff-Erkrankung	Möglich	[15]
M. Krabbe	Durchgeführt	[19]
Mukolipidose IV	Möglich	[28, 30]
Metachromatische Leukodystrophie	Durchgeführt	[9]
Multiple Sulfatasedefizienz	Durchgeführt	[15]
M. Niemann-Pick	Durchgeführt	[9]

[a] Durchgeführt: Pränatale Diagnose ist durchgeführt und bestätigt worden. Möglich: Spezifische Enzymaktivität in Chorionzotten ist nachgewiesen worden, die Diagnose eines betroffenen Fetus ist bisher aber nicht berichtet worden.

Tabelle 9.4. Störungen im Neutralfettstoffwechsel

Erkrankung	Pränatale Diagnose[a]	Literatur
Adrenoleukodystrophie	Durchgeführt	[3]
Wolman-Erkrankung	Möglich	[15]
Zellweger Syndrom	Durchgeführt	[12, 29]

[a] Siehe Fußnote zu Tabelle 9.3.

Tabelle 9.5. Störungen im Glykoproteinstoffwechsel

Erkrankung	Pränatale Diagnose[a]	Literatur
Fukosidose	Möglich	[27, 28]
Mannosidose	Möglich	[27, 28]
Mukolipidose II	Durchgeführt	[26]

[a] Siehe Fußnote zu Tabelle 9.3.

Tabelle 9.6. Störungen im Mukopolysaccharidstoffwechsel. *MPS* Mukopolysaccharidose

Erkrankung	Pränatale Diagnose[a]	Literatur
MPS IH (Hurler)	Durchgeführt	[15, 31]
MPS II (Hunter)	Durchgeführt	[13, 21, 22]
MPS IIIA (Sanfilippo A)	Durchgeführt	[9]
MPS IIIB (Sanfilippo B)	Möglich	[23]
MPS IV (Maroteaux-Lamy)	Möglich	[15]

[a] Siehe Fußnote zu Tabelle 9.3.

Tabelle 9.7. Stoffwechselerkrankungen innerhalb des Harnstoffzyklus

Erkrankung	Pränatale Diagnose[a]	Literatur
Argininbernsteinsäure-Krankheit	Möglich	[34]
Citrullinämie	Durchgeführt	[20]

[a] Siehe Fußnote zu Tabelle 9.3.

Tabelle 9.8. Andere Erkrankungen

Erkrankung	Pränatale Diagnose[a]	Literatur
Glykogenspeicherkrankheit Typ II	Durchgeführt	[15]
Ahornsirupkrankheit	Möglich	[15]
Methylmalonsäurekrankheit	Durchgeführt	[15]
Homozystinurie	Durchgeführt	[9]
Zystinose	Durchgeführt	[15]
Tyrosinämie	Möglich	[14]
Lesch-Nyhan-Syndrom	Durchgeführt	[8]
Schwere kombinierte Immundefizienz (ADA-Defizienz)	Möglich	[15]
Menkes-Syndrom	Durchgeführt	[33]

[a] Siehe Fußnote zu Tabelle 9.3.

Literatur

1. Besancon AM, Belon JP, Castelnau L, Dumez Y, Poenaru L (1984) Prenatal diagnosis of atypical Tay-Sachs Disease by chorionic villi sampling. Prenat Diagn 4:365–370
2. Bondy PK, Rosenberg LE (1980) Metabolic control and disease. Saunders WB, Philadelphia
3. Boue J, Oberle I, Heilig R et al. (1985) First trimester prenatal diagnosis of adrenoleukodystrophy by determination of very long chain fatty acid levels and by linkage analysis to a DNA probe. Hum Genet 69:272–274
4. Cates W, Scholz KF, Grimes DA, Tyler CW (1977) The effect of delay and method choice on the risk of abortion morbidity. Fam Plann Perspect 9:266–273
5. Desnick RJ, Grabowski GA (1980) Treatment of inherited metabolic diseases: an overview. In: Kaback MM (ed) Genetic issues in pediatrics, perinatology, and obstetrical practice. Yearbook Medical Publishers, Chicago, pp 525–566
6. Desnick RJ, Grabowski GA (1981) Advances in the treatment of inherited metabolic diseases. In: Harris H, Hirschhorn K (eds) Advances in human genetics. Plenum Press, New York, pp 281–369
7. Elles RG, Williamson R, Niazi M, Coleman Dv, Horwell D (1983) Absence of maternal contamination of chorionic villi used for fetal-gene analysis. N Eng J Med 308:1433–1435
8. Gibbs DA, McFadyen IR, Crawfurd MA, Keizer EEM, Headhouse-Benson CM, Wilson TM, Farrant PH (1984) First-trimester diagnosis of Lesch-Nyhan Syndrome. Lancet II:1180–1183
9. Goldberg JD, Grabowski GA, Driscoll MC, Gordon RE, Berkowitz RL, Desnick RJ (1985) First trimester fetal diagnosis: Principles and potential pitfalls in enzymatic and molecular diagnoses. In: Fraccaro M, Simoni G, Brambati B (eds) First trimester fetal diagnosis. Springer, Berlin, pp 218–234
10. Grabowski GA, Kruse JR, Goldberg JD et al. (1984) First-trimester prenatal diagnosis of Tay-Sachs disease. Am J Hum Genet 36:1369–1378

11. Grebner EE, Wapner RJ, Barr MA, Jackson LG (1983) Prenatal Tay-Sachs diagnosis by chorionic villi sampling. Lancet II:286–287
12. Hajra AK, Datta NS, Jackson LG, Moser AB, Moser HW, Larsen JW, Powers J (1985) Prenatal diagnosis of Zellweger cerebrophepatorenal syndrome. N Eng J Med 312:445–446
13. Harper PS, Bamforth S, Rees D, Upadhyaya M (1984) Chorion biopsy for prenatal testing in Hunter's Syndrome. Lancet II:812–813
14. Holme E, Lindblad B, Lindstedt S (1985) Possibilities for treatment and for early prenatal diagnosis of hereditary tyrosinaemia. Lancet I:527
15. Jackson LG (1985) CVS latest news. Jefferson Medical College, Philadelphia
16. Kaback MM (1981) Heterozygote screening and prenatal diagnosis. In: Callahan JW, Lowden JA (eds) Lysosomes and lysosomal storage diseases. Raven Press, New York, pp 331–342
17. Kaback MM, Nathan TJ, Greenwald S (1977) Tay-Sachs disease: heterozygote screening and prenatal diagnosis – U.S. experience and world perspective. In: Kaback MM, Rimoin DL, O'Brian JS (eds) Tay-Sachs disease: screening and prevention. Alan R Liss, New York, pp 13–36
18. Kaback MM, Rimoin DL, O'Brien JS (eds) (1977) Tay-Sachs disease: screening and prevention. Alan R Liss, New York
19. Kleijer WJ, Mancini GMS, Jahoda MGJ, Vosters RPL, Sachs ES, Niermeijer MF, Galjaard H (1984) First-trimester diagnosis of Krabbe's Disease by direct enzyme analysis of chorionic villi. N Engl J Med 311:1257
20. Kleijer WJ, Thoomes R, Galjaard H, Wendel U, Fowler B (1984) First-trimester (chorion biopsy) diagnosis of citrullinaemia and methylmalonicaciduria. Lancet II:1340
21. Kleijer WJ, Van Diggelen OP, Janse HC, Galjaard H, Dumez Y, Boue J (1984) First trimester diagnosis of Hunter Syndrome on chorionic villi. Lancet II:472
22. Lykkelund C, Sondergaard F, Therkelsen AJ et al. (1983) Feasibility of first trimester prenatal diagnosis of hunter syndrome. Lancet II:1147
23. Marsh J, Fensom AH (1985) 4-Methylumbelliferyl alpha-N-acetylglucosaminidase activity for diagnosis of Sanfilippo B disease. Clin Genet 27:258–262
24. McKusick V (1983) Mendelian inheritance in man. John Hopkins University Press, Baltimore
25. Pergament E, Ginsberg N, Verlinsky Y, Cadkin A, Chu L, Trnka L (1983) Prenatal Tay-Sachs diagnosis by chorionic villi sampling. Lancet II:286
26. Poenaru L, Castelnau L, Dumez Y, Thepot F (1984) First-trimester prenatal diagnosis of mucolipidosis II (I-cell disease) by chorioic biopsy. Am J Hum Genet 36:1379–1385
27. Poenaru L, Kaplan L, Dumez J, Dreyfus JC (1984) Evaluation of possible first trimester prenatal diagnosis in lysosomal diseases by trophoblast biopsy. Pediatr Res 18:1032–1034
28. Poenaru L, Castelnau L, Choiset A, Rouquet Y, Thepot F (1985) Lysosomal hydrolase activity in chorionic villi and embryonic cells in culture. Hum Genet 69:378–379
29. Schutgens RBH, Heymans HSA, Wanders RJA, Bosch HVD, Schrakamp G (1984) Prenatal detection of Zellweger syndrome. Lancet II:1339–1340
30. Simoni G, Brambati B, Danesino C, Rossella F, Terzoli GL, Ferrari M, Fraccaro M (1983) Efficient direct chromosome analyses and enzyme determinations from chorionic villi samples in the first trimester of pregnancy. Hum Genet 63:349–357
31. Simoni G, Brambati B, Danesino C, Terzoli GL, Romitti L, Rosella F, Fraccaro M (1984) Diagnostic application of first trimester trophoblast sampling in 100 pregnancies. Hum Genet 66:252–259
32. Stanbury JB, Wyngaarden JB, Fredrickson DS, Goldstein JL, Brown MS (1983) The metabolic basis of inherited disease, 5th edn. McGraw-Hill, New York
33. Tonnesen T, Horn N, Sondergaard F, Mikkelsen M, Boue J, Damsgaard E, Heydorn K (1985) Measurement of copper in chorionic villi for first-trimester diagnosis of Menkes' disease. Lancet I:1038–1039
34. Vimal CM, Fensom AH, Heaton D, Ward RHT, Garrod P, Penketh RJA (1984) Prenatal diagnosis of argininosuccinicaciduria by analysis of cultured chorionic villi. Lancet II:521–522

10 Rechtliche und ethische Aspekte der pränatalen Diagnostik

F. K. Beller

10.1 Einleitung

Unter dem Begriff der „pränatalen Diagnose" werden Untersuchungsverfahren zusammengefaßt, mit denen vorgeburtliche Schädigungen des Fetus aufgedeckt werden können. Im weiteren Sinne gehören hierzu auch die genetische Beratung über pränatale Schäden, ihre Therapie und die Möglichkeiten des Schwangerschaftsabbruchs.

War es zunächst nur die Amniozentese (mit nachfolgender Karyotypierung sowie der Möglichkeit, α-Fetoproteinwerte zu bestimmen), so wurde die Methode später zur Fetoskopie im 2. (einschl. der Möglichkeiten der Gewebs- und Blutentnahme beim Fetus) und neuerdings zur Chorionzottenentnahme im 1. Schwangerschaftstrimenon erweitert [16, 24]. Außerdem gehören die nichtinvasiven Methoden in diese Gruppe, wie die Röntgendiagnostik und v. a. in neuerer Zeit die spezialisierte Ultraschalluntersuchung.

Besonders durch die letztere Untersuchungsmethode ist die Diagnostik in einem vor 10 Jahren noch undenkbaren Ausmaß erweitert worden. Dieser Entwicklung ist die Bereitstellung von Mitteln nicht gefolgt. Das gilt auch für die gesetzgeberischen Möglichkeiten, die nicht mehr zeitgemäß sind.

Die ursprüngliche Vorstellung, durch die intrauterine Diagnose eine vorgeburtliche Therapie zu ermöglichen, hat sich nur in sehr geringem Maße verwirklichen lassen. Die Aufdeckung einer vorgeburtlichen Schädigung des Fetus bedeutet daher vorwiegend den Schwangerschaftsabbruch oder, wie neuerdings vom Bundesgerichtshof gefordert, den Fetocid [3].

10.2 Rechtliche Beurteilung

10.2.1 Aufklärung

Es unterliegt keinem Zweifel, daß der Arzt jede Information über eine frühgeburtliche Schädigung den Eltern ausnahmslos mitteilen muß. Etwaige humane Gedanken, darauf gerichtet, die Schwangere zu schonen, wenn nach der 22. SSW p.c. ein Abbruch gesetzlich nicht mehr möglich erscheint, sind gefährlich. Der Schutz zur freien Entscheidung der Frau, v. a. im Hinblick auf den Schwangerschaftsabbruch, steht vorrangig im Vordergrund der Überlegung des Gesetzgebers. Ein Vergehen gegen diesen Grundsatz ist deshalb als so gefährlich anzusehen, weil die deutsche Rechtsprechung den Begriff des „Schadens" kennt. Danach erleidet eine Schwangere einen Schaden auch dann, wenn sie ein gesundes Kind ohne Wunsch (nicht nur gegen ihren Willen) zur Welt bringt. Was das im Falle eines geschädigten Kindes bedeuten kann, wird durch die Rechtsprechung klar, nach der im Falle einer Schadenserkennung der Arzt verurteilt wird, die Kosten der Lebenshaltung des Kindes zu übernehmen, wobei die Alimente diejenigen einer unehelichen Vaterschaft nach der bisherigen Rechtsprechung überstiegen haben [7].

Der Verzicht auf Aufklärung aus humanen Gründen kann gedanklich nicht in Anspruch genommen werden, weil durch eine Indikationsverschiebung (beispielsweise über eine Suizidgefahr, eine psychiatrische und damit eine medizinische Indikation) auch ein Abbruch zu einem späteren Zeitpunkt ermöglicht werden kann.

Die Beratungspflicht betrifft jeden Arzt, der eine Schwangerenberatung durchführt, gleichgültig ob er über Kenntnisse in der pränatalen Diagnostik verfügt oder nicht. Wenn ihm spezielle Kenntnisse fehlen, muß eine Überweisung in eine genetische Beratungsstelle erfolgen. Sie muß besonders dann erfolgen, wenn die Schwangere 35 Jahre oder älter ist. In Anbetracht der bisherigen Rechtsprechung dürfte es äußerst zweckmäßig sein, jede Schwangere nach dem 34. Geburtstag auf die Methoden der pränatalen Diagnostik hinzuweisen und sich diesen Hinweis bestätigen zu lassen, insbesondere dann, wenn die Schwangere die Beratung ablehnt [6].

Die Beratung muß aber nicht nur die bekannten Gefährdungen für den Fetus aufdecken, sie muß in gleichem Maße auch die Komplikationsmöglichkeiten einer gegebenen Methode für den Fetus und die Mutter umfassen.

10.2.2 Diagnostische Probleme

Nach Erhebungen aus dem Jahre 1982 nahmen in der Bundesrepublik Deutschland 27% der Frauen, die älter als 35 Jahre waren, die Möglichkeit der pränatalen Diagnostik wahr, wobei sich in der Ausnutzung erhebliche regionale Unterschiede zeigen [25]. Wenn man bedenkt, daß mit dieser geringen Ausnutzungsquote die Untersuchungsstellen bereits hoffnungslos überfordert sind, kann man sich vorstellen, was zu erwarten ist, wenn durch eine bessere Aufklärung mehr Schwangere dieses Recht, zu dem es in der Zwischenzeit geworden ist, in Anspruch nehmen. Dies würde zu einem Chaos führen, wenn – wie Murray et al. [22] fordern – allen Schwangeren über 30 Jahren die Möglichkeit gegeben wird, eine derartige Untersuchung durchführen zu lassen. In der Bundesrepublik liegt die Grenze gegenwärtig bei 35 Jahren. Zunehmend wird die sog. Durchsetzungsgruppe [5, 9] problematisch, also die informierten Laien, die eine pränatale Diagnostik unabhängig vom Alter fordern. Können die Krankenkassen in einem derartigen Fall die Vergütung ablehnen? Eine Regelung scheint schon im Hinblick auf die – nichtinvasive – Methodik der Organultraschalluntersuchungen erforderlich. Mit den üblichen Ultraschallgeräten kann der niedergelassene Geburtshelfer nur einige Fehlbildungen erkennen. Sobald eine halbwegs aufgeklärte Frau von Möglichkeiten der modernen Ultraschalldiagnostik erfährt, wird sie fordern, daß ihr diese Möglichkeiten zugänglich gemacht werden.

Hansmann [14] hat deshalb ein Dreistufenkonzept vorgelegt, nach dem offensichtlich Fehlbildungen von praktizierenden Frauenärzten erkannt werden können oder müssen (?), die bei Verdacht in eine etwas mehr spezialisierte Untersuchungsstelle überweisen, wobei dann wiederum eine besonders spezialisierte Untersuchungsstelle die endgültige Diagnose ermitteln kann. Gegenwärtig sind es aber weniger als 10 spezialisierte Untersuchungsstellen der Stufe III in der Bundesrepublik, die bereits zahlenmäßig hoffnungslos überfordert sind.

Ob dieses Dreistufenkonzept den Forderungen einer überzogenen Rechtsprechung standhalten wird, darf bezweifelt werden. Diese Frage hat v. a. auch deshalb große Bedeutung, weil bei einer derartig ausgedehnten Diagnostik der Begriff des "Wrongful life" ausdiskutiert werden muß, auf den später noch einzugehen sein wird. Gegenwärtig besteht hinsichtlich der subtilen Ultraschalldiagnostik eine erhebliche Rechtsunsicherheit. Dabei ist zu berücksichtigen, daß bei den höchstrichterlichen Entscheidungen die Gerichte sich bisher nie mit dem Wert einer Methode beschäftigt haben, sondern nur von den Folgen einer Aufklärung bzw. Nichtaufklärung ausgegangen sind.

10.2.3 Schwangerschaftsabbruch

Das Problem der Abwägung der Zeit für die Amniozentese gegenüber der Fristenlösung des Abbruchs (22. SSW p.c.), das sich noch vor 2 Jahren sehr hart gestellt hat und Gegenstand von Prozessen ist, hat sich durch die Schnellmethoden erübrigt. Wenn die Amniozentese bis dahin nicht in der 16. SSW erfolgte, gab es Schwierigkeiten bei einer Repunktion, wenn die Zellkultur mit 4 Wochen anzusetzen war.
Nach dem Abortparagraphen 218 ist der Schwangerschaftsabbruch aus kindlicher Indikation bis zur 22. SSW post conceptionem (p.c.) erlaubt. Sprach man bisher von einem Schwangerschaftsabbruch, wird man diesen Ausdruck nach der neuesten Bundesgerichtshofrechtsprechung revidieren müssen. Danach ist die Ermöglichung des Überlebens eines Fetus nach einem versuchten Abbruch als *rechtswidrig* bezeichnet worden. In dem vom Gericht beurteilten Fall war ein Arzt nur deshalb nicht zur Heranziehung eines Schadens und damit zum Unterhalt eines Kindes verurteilt worden, weil die Indikation zum Abbruch nicht den Forderungen des Gesetzes entsprach. Der Arzt hatte bei einer Kürettage in der 8. SSW an der Frucht vorbeiabradiert, und der Fetus hatte überlebt. Wenn diese Überlegungen des Bundesgerichtshofs auf die 15. SSW und darüber hinaus übertragen werden – und es besteht kein ersichtlicher Grund, das nicht zu tun –, dann kann sich der unterbrechende Arzt nicht mehr auf die abtötende Kraft der Wehen verlassen, die mitunter versagt, denn das Überleben des Kindes nach induziertem Abort, z. T. abhängig von der verwandten Methode, im 2. Trimenon ist in etwa 1% zu erwarten. Damit wird der Fetocid verlangt, d. h. das Abtöten des Fetus vor der Einleitung. Wir haben auf diese Konsequenzen an anderer Stelle hingewiesen [3].

Die im Gesetz angegebene Frist bis zur 22. SSW (p.c.) wurde im klinischen Gebrauch bis zur 24. SSW post menstruationem (p.m.) verwandt. Das beruht auf der Annahme, daß der Eisprung statistisch gehäuft um den 14. Tag nach der letzten Regel auftritt. Ohne die Führung einer Basaltemperaturkurve ist aber der Zeitpunkt des Eisprungs nicht zu beweisen. Wenn die Frau, der Arzt oder beide konstruieren, daß der Eisprung nicht am 14. Tag nach dem 1. Tag der letzten Periode, sondern zu irgendeinem Zeitpunkt später erfolgte, kann die zeitliche Begrenzung willkürlich ausgedehnt werden.

Bezüglich des Anenzephalus ist in der Bundesrepublik die rechtliche Konstruktion von Beller u. Quakernack [4] akzeptiert. Die beiden Autoren gingen von der Tatsache aus, daß die überwiegende Anzahl der anenzephalen Feten nach der Geburt nicht lebensfähig sind, weil das Gehirn fehlt. Deshalb, so wurde argumentiert, entspricht der anenzephale Fetus einem Kind, das durch einen Unfall dezerebriert wurde und somit hirntot ist und bei dem die vitalen Funktionen nur noch durch Infusionen aufrechterhalten werden. Beim Anenzephalen würde nun, so argumentiert Beller, die Nabelschnur der Infusion entsprechen. Voraussetzung für diesen Gedanken ist, daß man den Begriff des „Hirntods" in die Zeit am Beginn des Lebens einführt. Allerdings muß man bei Fortsetzung dieses Gedankengangs zu dem Schluß kommen, daß der Anenzephale nie gelebt hat, weil er ja nie ein lebensfähiges Gehirn gehabt hat.

Zu einem der wenigen Fälle, bei dem der Fetus gestorben ist, gehört der ausgeprägte Hydrozephalus, bei dem die Hirnsubstanz durch Druckatrophie in einem so ausgiebigen Maße zerstört wurde, daß sie den Hirntod verursacht hat. Auch in einem derartigen Fall, der allerdings schwierig zu belegen ist, kann die Schwangerschaft zu jeder Zeit abgebrochen werden, und eine Begrenzung auf die 22. SSW p.c. oder die 24. SSW p.m. ist nicht gegeben.

10.3 Ethische Probleme

Eine bedeutsame Erkrankung in der Schwangerschaft war in den 60er Jahren die Erythroblastose, bei der die fetalen roten Blutkörperchen durch mütterliche Antikörper zerstört werden. Im Hinblick auf intrauterine Diagnostik und intrauterine Transfusion war dies eine der ersten Erkrankungen, die den Anforderungen sowohl der pränatalen Diagnose als auch der Therapie entsprach, wobei ein hervorragender therapeutischer Erfolg erreicht werden konnte.

Nachdem Lejeune et al. [18] 1959 den Karyotyp des Down-Syndroms beschrieben haben, dauerte es noch einmal rund 10 Jahre, bis Ende der 60er Jahre die Entwicklung begann, die später als „pränatale Diagnostik" bezeichnet wurde. Man hoffte, daß der Diagnose die intrauterine Therapie, insbesondere die Behandlung von Stoffwechselstörungen folgen würde. Das hat sich nur in geringem Maße bewahrheitet. Geht man aber davon aus, daß bei der Amniozentese nur in etwa 2,5% ein Down-Syndrom gefunden wurde, wird es verständlich, daß Milunsky [21] als wichtigstes Ziel der pränatalen Diagnose ansieht, den Eltern durch die Diagnose eines normalen Kindes die Angst zu nehmen.

Ziel der pränatalen Diagnose war zunächst im wesentlichen der Nachweis oder der Ausschluß einer Trisomie 21, das Down-Syndrom, wenn man von einigen erblichen Stoffwechselerkrankungen absieht. Vordergründig wurde diskutiert, daß, wenn Ärzte die Möglichkeit wahrnehmen könnten, die Geburt eines mongoloiden Kindes in ihrer Familie zu verhindern, dieses Recht auch ihren Patienten zustehen müsse. Nach Hellegers [15] ist diese sog. kindliche Indikation eigentlich eine klassische „soziale Indikation", weil unbekannt ist, ob ein mongoloides Kind glücklich oder unglücklich lebt. Eliminiert wird es deshalb, weil es den Eltern bzw. der Gesellschaft zur Last fällt [2, 10, 13]. Schröder (zit. nach v. Boehm [5]) hat diese Vorstellungen zusammengefaßt: „Das Wertsystem, das von uns die Berücksichtigung der Interessen des Kindes, der Schwangeren und deren Familien sowie auch das Interesse der Gesellschaft verlangt, hat für uns alle deutlich eine Wandlung erfahren, durch die heute das Interesse einer Schwangeren und der Familie in den Vordergrund aller Abwägungen der Güter gestellt wird. Auch die Beratungen und Begutachtungen bei Schwangerschaftsabbrüchen aus genetischer Indikation beurteilen in erster Linie die Notlage der Frau, die Belastbarkeit der Mutter, die psychosoziale Situation durch das Kind und nicht vorrangig die Frage nach dem Lebenswert oder dem Lebensunwert des ungeborenen Kindes." Demgegenüber stellt E. Backhaus [1] in Abrede, daß einer Abtreibungsabsicht der sittliche Hoheitstitel einer „Gewissensentscheidung" zu verleihen und sie damit zu respektieren sei. Nach Kaas [17] hebt die Auswahl von defekten Feten zum Abort auf der Basis von willkürlichen, sich ändernden sozialen und persönlichen Gründen den Glauben an die moralische Gleichheit aller Menschen auf.

Die Möglichkeit, auch weniger schwerwiegende genetische Fehlbildungen zu diagnostizieren, hatte denn auch bald grundsätzliche Diskussionen über das Ausmaß des Schweregrads einer Fehlbildung zur Folge, die den Abbruch rechtfertigen würde. Führende Genetiker weigerten sich beispielsweise, einem Schwangerschaftsabbruch zuzustimmen, wenn der Fetus ein Klinefelter-Syndrom habe. Diese Diskussionen sind in der Zwischenzeit durch die stürmische technologische Entwicklung überholt worden. Insbesondere die „Organultraschalluntersuchungsmethode" hat die subtile Entdeckung auch unbedeutender Fehlbildungen möglich gemacht. Unglücklicherweise fehlt in der Bundesrepublik aber im Abtreibungsparagraphen 218 die Eingrenzung eines Schweregrads. Vielmehr ist der Abbruch davon abhängig, ob eine Fehlbildung für eine Schwangere *zumutbar* ist. Mit der Möglichkeit der Geschlechtsbestimmung wird bald das Austragen des einen oder anderen Geschlechts unzumutbar werden. Hackelöer hat überspitzt formuliert, daß bei „abstehenden Ohren" ein Defekt konstruiert werden kann, der einen Abbruch begründet. Dies ist nicht mehr utopisch. Es ist daher festzuhalten, daß im deutschen Paragraphen die kindliche Indikation nicht eine verwaschene soziale Indikation, sondern im eigentlichen Sinne eine abgewandelte medizinische Indikation mit all ihren Folgen darstellt.

E. Seidler (zit. nach [9]) hat in diesem Zusammenhang folgenden Fragenkatalog aufgestellt: „Führt die Macht über Empfängnisverhütung, Schwangerschafts- und Geburtsrisiken zum gesellschaftlichen Anspruch auf gesundes Leben? Wird eine Behinderung von der Gesellschaft überhaupt akzeptiert und toleriert? Oder gilt sie als unnötige Belastung der Solidargemeinschaft? Sind Eltern, die nicht alle Möglichkeiten des medizinisch Machbaren ausschöpfen können oder wollen (oder sich sogar bewußt für das Leben eines behinderten Kindes entscheiden) in Gefahr, als nachlässig und verantwortungslos verurteilt zu werden?"

Es überrascht daher nicht, daß im Zusammenhang mit dem Kostenfaktor bereits die Forderung nach einem Gesetz erhoben wurde, das im Interesse der Gesellschaft einen Abbruch erzwingt, auch gegen den Wunsch oder des Rechtes der Eltern. Derartige Diskussionen erfordern den Begriff des „lebenswerten" Lebens im Zusammenhang mit dem Begriff „Früheuthanasie".

In diesem Zusammenhang stehen sich zwei Auffassungen über die Höherwertigkeit gegenüber: Der Islam trifft sich mit der Katholischen Kirche in dem Grundsatz, daß das höchste moralische Gut das menschliche Leben ist. Demgegenüber sehen vorwiegend Angelsachsen als das höchste moralische Gut die Freiheit der menschlichen Entscheidung an.

Damit wird die Dimension der ethischen Spannweite klar, welche die pränatale Diagnostik aufgeworfen hat. Wenn man dem Gedanken des "wrongful life", der in einigen wenigen Staaten der USA diskutiert wurde [20], weiterdenkt, wird kaum noch jemand bereit sein, Geburtshelfer zu werden. Welcher Arzt will sich schon dem

„Kunstfehler" ausgesetzt sehen, eine Fehlbildung übersehen zu haben und damit für das geschädigte Individuum verantwortlich zu sein, oder – ggf. wie im deutschen Recht – sogar im Sinne des Schadens die Unterhaltskosten zu übernehmen? Welcher Arzt will aber auch den Fetocid in breitem Maße durchführen, ggf. auch gegen den Willen der Eltern? Wenn in der internationalen Rechtsprechung die Sympathie für die Erzwingung eines Kaiserschnitts im Interesse des Kindes zunimmt, liegt es fast nahe, die weiteren Folgerungen vorauszusehen.

Wenn die Forderung nach einem Eingriff damit begründet wird, daß „es dem Recht der Gesellschaft entspricht", unterscheidet sich eine derartige Formulierung kaum noch vom nazistischen Gedankengut.

Ähnliche Schwierigkeiten ergeben sich bei der Abgrenzung der Abbruchsfristen. Das deutsche Gesetz hat durch die unterschiedlichen Zeitfristen bei den unterschiedlichen Indikationen ungleiche Verhältnisse geschaffen. Damit wird nur der Zustand kaschiert, daß die gegenwärtige Gesellschaft sich davor scheut, Lebensrechte des Fetus zu definieren.

Die Entwicklung ist aber auch von der Abortdefinition her problematisch geworden. Noch entspricht die 24. SSW oder die 600-g-Grenze des Fetus der Definition des Aborts der WHO. Mittlerweile haben aber Kinder unter 500 g überlebt, und es ist abzusehen, daß die Abortgrenze, die vor über 10 Jahren festgelegt wurde, nach unten revidiert werden muß.

Wie problematisch vielen Ärzten diese Begrenzung der 24. SSW erscheint, läßt sich dem internationalen Schrifttum entnehmen. Chervenak et al. [8] stellten die These auf, daß auch nach der 24. SSW unterbrochen werden dürfe, wenn 2 Bedingungen erfüllt sind:

1) Der Fetus müsse eine Erkrankung haben, die entweder
   – ein postpartales Überleben für mehr als ein paar Wochen nicht zuläßt oder
   – charakterisiert ist durch das mit Sicherheit totale Fehlen von kognitiven Funktionen
2) Es müssen sehr sichere diagnostische Methoden vorhanden sein, um entweder das eine oder das andere erkennen zu können.

Die Autoren kamen zu dem Schluß, daß die geforderten Kriterien nur der Anenzephalus erfüllt. Im deutschen Recht ist mittlerweile, wie bereits beschrieben, der Anenzephalus auf dem Weg über den Gehirntod rechtlich als nicht lebensfähig erkannt worden. McCormick hat schon vor 20 Jahren als katholischer Moraltheologe folgendermaßen argumentiert: Wenn ein Körper kein Potential mehr hat, um Gott zu lieben und ihm zu dienen, sei das Lebensziel verschwunden. Damit ist kein Grund mehr vorhanden, einen derartigen Körper am Leben zu erhalten. Diese Definition schien insbesondere in katholischen Kreisen aufregend und einer Klarstellung zu bedürfen (Hellegers [4]). In der Folge wurde aber von einer Reihe von Autoren gefordert, auch nach der 24. SSW dann unterbrechen zu können, wenn der Fetus nicht lebensfähig sei, z. B. bei einem nicht behandelbaren Hydrops fetalis, einem ausgeprägten sacrococcygealen Teratom, einem Fehlen der Nieren (Potter-Syndrom) u. a. (Machin et al. [19]). Diese Gedanken hat E. Nehring [23] dann zu der grundsätzlichen Frage veranlaßt, ob ein moralischer Unterschied besteht zwischen einem Fetus, der nur eine vegetative postnatale Existenz führen kann und einem alten Mann mit so schwerwiegenden organischen Hirnschäden, daß er seit Jahren ein ausschließlich vegetatives Leben lebt. Die

Gedankenfolge zwischen Früheuthanasie und Späteuthanasie ist damit hergestellt und unter diesen Umständen verständlich und erschreckend.

Obwohl alle diejenigen, die mit diesen Fragen befaßt sind, die intrauterine Therapie des Fetus nicht nur befürworten, sondern dringend wünschen, ergeben sich auch hier erhebliche ethische Probleme. Die Therapieformen müssen erforscht und entwickelt werden, da sie gegenwärtig nicht vorhanden sind. Fletcher [11, 12] hat kürzlich zwischen innovativer Behandlung und Forschung unterschieden. Innovative „Behandlung" bedeutet, daß von einer vorher unbewiesenen Überlegung eine Behandlung abgeleitet wird, die medizinisch einen Vorteil beinhalten könnte und vorwiegend in einer Notsituation versucht wird. Demgegenüber bedeutet „Forschung" die Anwendung von Techniken, um Informationen über eine Behandlung zu erlangen, die es erlaubt, allgemeine Folgerungen zu ziehen, aber dem Individuum nicht notwendigerweise nutzt. Er erhebt im Interesse eines Maximums an Vorteilen und eines Minimums an Schaden für den Fetus folgende Forderungen:

1) Eine Therapie darf nur durchgeführt werden wenn der Kandidat ein Einzelfetus ist mit keinen erkennbaren Anomalien (entsprechend einer Stufe III der sonographischen Untersuchung) und Amniozentese durchgeführt wurde zur Karyotypbestimmung, α-Fetoproteinmessung und Viruskultur.
2) Die Familie sollte voll aufgeklärt werden über die Risiken und Vorteile und sollte der Behandlung zustimmen, einschl. einer Langzeitnachuntersuchung, um die Spätfolgen festzustellen.
3) Es muß ein multidisziplinäres Team vorhanden sein, das aus einem Perinatologen besteht, der in fetaler Diagnose und intrauteriner Transfusion erfahren ist, aus einem ebenso erfahrenen Ultraschallexperten, der in der Diagnose von fetalen Anomalien erfahren ist, aus einem Kinderchirurgen und einem Neonatologen, die das Kind nach der Geburt behandeln und die in Übereinstimmung den Therapieplan festlegen.
4) Das Vorhandensein einer hochspezialisierten neonatalen Intensivstation sowie einer Konsultationsmöglichkeit in bioethischer und psychosozialer Hinsicht ist Voraussetzung.

Dabei können Probleme auftreten, wenn es sich beispielsweise um Gemini handelt und wenn der Wert einer fetalen Therapie nicht bewiesen ist. Wie soll aber der Wert einer fetalen Therapie bewiesen werden, wenn sie nicht versucht werden kann?

10.4 Ausblick

Die Verbesserungen der Ultraschalldiagnostik haben gegenwärtig eine Entwicklung in Gang gesetzt, für die der Rahmen des deutschen Gesetzes keine Diskussionsgrundlage mehr bietet. Als Beispiel sei die Diagnose einer schweren Mißbildung aufgeführt.

Der Fetus wies in der rechnerisch 30. SSW einen biparietalen Durchmesser auf, der dem der 24. SSW entsprach, während der Thoraxdurchmesser bei bestehendem Oligohydramnion noch kleiner war. Dieser Fetus wies außerdem eine pathologische Herzaktion auf. Nach Besprechung mit den Eltern und einer Gruppe von Menschen, die gewillt waren, zur Entscheidung beizutragen, haben wir uns entschlossen, eine Schwangerschaftsdauer von nur 24 Wochen anzunehmen und die Schwangerschaft abzubrechen. Durch die schwammige Fassung des Gesetzes war dies bei extremer Auslegung möglich.

In einem anderen Fall wurde in der rechnerisch 30. SSW ein Hydrops fetalis diagnostiziert, dessen Schweregrad eine Lebensfähigkeit von weniger als 1% erwarten ließ. Den Eltern wurde das Angebot gemacht, einen Kaiserschnitt durchzuführen, sofern ihnen dieser Eingriff das Gefühl geben würde, alles Mögliche für ihr Kind getan zu haben, und es zu erleichtern, etwaige Schuldkomplexe abzubauen. Nach langer Diskussion entschieden sich die Eltern gegen diese Möglichkeit, weil die Komplikationsmöglichkeit eines Kaiserschnittes in keinem Verhältnis zu der Lebenschance des Kindes stehen würde. Die Geburt wurde daraufhin eingeleitet, wobei der Fetus abstarb. Dies war durch das CTG erkenntlich. Es ist interessant, daß ein jüngerer Mitarbeiter die Einleitung abbrechen wollte, als das CTG schlecht wurde. Er hatte nicht erkannt, daß sich alle Beteiligten, ohne darüber zu reden, entschlossen hatten, daß diese Geburtseinleitung einem späten Schwangerschaftsabbruch entsprechen würde. Dabei war dann auch die Folgerung übersehen worden, daß es unsinnig war, überhaupt ein CTG zu schreiben.

Der 2. Fall zeigt besonders gut, daß durch die Aussetzung der zeitlichen Begrenzung einerseits und die zeitliche Herabsetzung der Lebensfähigkeitsgrenze andererseits Abbruch im Sinne des Aborts und Einleitung einer Frühgeburt sich überschneiden. Es müssen daher neue Formen gefunden werden, die dem Arzt und auch den Eltern diese Entscheidung abnehmen. Gegenwärtig kann dies nur durch Bildung einer Entscheidungsgruppe, die sich aus Geburtshelfern, Neonatologen und interessierten Laien zusammensetzen sollte, erfolgen. Der Gesetzgeber ist jedoch aufgerufen, die Probleme zu definieren und sich von Strafvorstellungen zurückzuziehen, die durch die moderne Medizin überholt sind.

Literatur

1. Backhaus E (1984) Von der Abtreibung zur Euthanasie. Theologisches 172:5946–5954
2. Beller FK (1985) Sind Abortgesetze biologisch gerechtfertigt? Med Welt 36:693–696
3. Beller FK (1986) Die biologische Unsinnigkeit des § 218 StGB und seine Folgen. Gyne 3:69–73
4. Beller FK, Quakernack K (1980) Fragen zur Bioethik, Terminierung der Schwangerschaft im II. und III. Trimenon aus eugenischer Indikation. Geburtshilfe Frauenheilkd 40:142–144
5. Boehm G v (1981) Wer bitte soll geboren werden? Die Zeit 4. Sept
6. Bundesgerichtshof (1983) Urteil vom 22. Nov. 1983 VI ZR 85/82:2–19
7. Bundesgerichtshof (1984) Sterilisation, 19. Juni 1984 VI ZR 76/83
8. Chervenak FA, Farleg MA, Walters L, Hobbins JC, Mahoney MJ (1984) When is termination of pregnancy during the third trimester morally justifiable? N Engl J Med 310:501–504
9. Dombrowski A (1983) Kinder auf Garantieschein? Die Zeit 37, 9. Sept, S 61
10. Dyck AJ (1971) Ethical issues in community and research medicine. N Engl J Med 284:725–726
11. Fletcher JC (1978) Prenatal diagnosis. In: Reich WT (ed) Encyclopedia of bioethics. Free Press New York, pp 1339–1341
12. Fletcher JC (1985) Ethical consideration in and beyond experimental fetal therapy. Semin Perinatol 9:130–135
13. Hanack EW (1984) Zum Schwangerschaftsabbruch aus sogenannter kindlicher Indikation als Grenzproblem. Schulthess Polygraphischer Verlag, Zürich
14. Hansmann M (1981) Nachweis und Ausschluß fetaler Entwicklungsstörungen mittels Ultraschallscreening und gezielter Untersuchung – ein Mehrstufenkonzept. Ultraschall 2:206
15. Hellegers A (1974) Allowing anencephalics to die. Obstet Gynecol 9:48
16. Holzgreve W, Miny P, Beller FK, Pawlowitzki IH (1985) Aktueller Stand der pränatalen Diagnostik. Diagnostik 18:25–30
17. Kass LR: Implications of prenatal diagnosis for the human right to life. In Hilton B, Callahan D, Harris M et al. (eds) Ethical Issues in Human Genetics. Plenum Press, New York London, p 185

18. Lejeune J, Gautier M, Turpin R (1959) Les chromosomes humains en culture de tissue. C R Seances Acad Sci 248:602
19. Machin GA, Popkin JS, Styles S (1984) Termination of pregnancy during the third trimester. N Engl J Med 311:264
20. Marsh FH (1982) Prenatal screening and "wrongful life". Medicine's new catch 22. Am J Obstet Gynecol 143:745–748
21. Milunsky A (1973) The prenatal diagnosis of hereditary disorders. Springfield C, Thomas C
22. Murray R, Chamberlain F, Fletcher N, Hopkins J, Jackson E (1980) Special consideration for minority participation in prenatal diagnosis. JAMA 243:1254–1256
23. Nehring EW (1984) Letter to the Editor. N Engl J Med 311:265
24. Robinson A, Henry GP (1985) Prenatal diagnosis by amniocentesis. Am Rev Med 36:13–26
25. Schröder-Kurth T (1986) Indikationen zur Pränatalen Diagnostik. Grundsätze und Konflikte. 18. Tagung der Deutschen Gesellschaft für Humangenetik, 8. Okt 1986
26. Seidler E (1983) Dombrowski A (zit. n.) Kinder auf Garantieschein. Die Zeit, 9. Sept

11 Pränatale Therapie bei Rhesusinkompatibilität: Bisherige Maßnahmen und moderne Entwicklungen

K. H. Nicolaides, Ch. H. Rodeck

11.1 Einleitung

Trotz der weiten Verbreitung der Anti-D-Prophylaxe seit den frühen 70er Jahren verursacht der M. hämolyticus neonatorum immer noch mindestens 50 intrauterine oder neonatale Todesfälle pro Jahr allein in England und Wales. Ein vollständiges Verschwinden dieses Krankheitsbildes ist jedoch auch unwahrscheinlich, da manche Patientinnen im Verlauf ihrer ersten Schwangerschaft sensibilisiert werden, wieder andere durch fehlerhaft gekreuzte Bluttransfusionen, unzureichende Anti-D-Gaben bei großen fetomaternalen Blutungen oder durch Sensibilisierung gegen andere Antigene [23]. Das gegenwärtige Vorsorgeprogramm kann nicht verhindern, daß 600–700 Rh-(D)-negative Frauen jährlich in Großbritannien immunisiert werden.

11.2 Pathogenese

In isoimmunisierten Schwangerschaften reicht der Schweregrad des M. hämolyticus neonatorum von einem bei Geburt kaum nachweisbaren Grad bis zum fetalen Hydrops und intrauterinen Fruchttod schon in der 18.–19. Schwangerschaftswoche. Ohne jedwede therapeutische Intervention haben 45–50% der betroffenen Säuglinge keine nachweisbare oder nur eine leichte Anämie, weitere 25–30% haben eine geringgradige Hepatosplenomegalie, eine mäßige Anämie mit progressivem Ikterus, der bis zum Kernikterus, Tod in der Neugeborenenperiode oder zu schweren Behinderungen führen kann. Die übrigen 20–25% entwickeln einen Hydrops und sterben gewöhnlich in utero oder in der Neugeborenenzeit. Bei der Hälfte dieser Fälle entsteht der Hydrops zwischen der 20. und 30. Schwangerschaftswoche [15]. Auch Allen et al. [5] und Freda et al. [35] berichteten über Totgeburtsraten von 23 bzw. 21% nach Untersuchungen in Kollektiven von 469 bzw. 508 betroffenen Schwangerschaften.

11.3 Pränatale Therapie

Während der letzten 40 Jahre sind unterschiedliche therapeutische Ansätze in der Betreuung betroffener Schwangerschaften versucht worden mit dem Ziel, den Schweregrad des Krankheitsbildes zu mildern und intrauterine Todesfälle zu verhindern. Diese sollen im folgenden beschrieben werden.

11.3.1 Verminderung oder Beeinflussung der mütterlichen Rhesusantikörper

Über die „Neutralisierung" der mütterlichen Rhesusantikörper und Prophylaxe der Erythroblastose durch die Injektion eines Rhesushaptens (hergestellt aus rhesuspositiven roten Blutkörperchen) wurde berichtet [18, 19], jedoch konnten diese Ergebnisse von anderen Untersuchern nicht bestätigt werden [72].

Auch die „Desensibilisierung" einer Patientin, die schon ein hydropisches Kind geboren hatte, durch wiederholte Injektionen (i.v. und i.m.) mit dem Blut ihres Ehemanns wurde versucht, aber anstatt „desensibilisiert" zu werden, wurde sie hyperimmunisiert mit einem Anstieg der Antikörperspiegel im Serum. Sie gebar zwar einen Sohn, der nur leicht betroffen war [29], doch nimmt man an, daß die Erklärung hierfür ein Wechsel der mütterlichen Immunantwort von einer Bildung von IgG-Antikörpern (welche die Plazentaschranke passieren) auf eine Bildung von IgM-Antikörpern (die nicht plazentagängig sind) ist.

In einer nachfolgenden Studie an 4 Patientinnen, die dieselbe Behandlung erhielten, konnte die Geburt hydropischer Kinder nicht verhindert werden [4]. Noch vor wenigen Jahren wurde über die mütterliche Desensibilisierung durch tägliche Einnahme von magensaftresistenten Kapseln, die rhesus-(D)-positive Erythrozytenmembranen enthielten, als wirksame Maßnahme berichtet [11], aber weitere kontrollierte Untersuchungen sind notwendig zur Bestätigung dieser Befunde.

Eine „Gegenimmunisierung" mit Typhus- und Pertussisimpfstoffen ist ebenfalls erprobt worden; ein therapeutischer Nutzen konnte jedoch nicht festgestellt werden [70]. Kariher [44] setzte Äthylendisulfonat ein, um die Antikörperbildung zu beeinflussen, und Dordelmann [28] die Vitamine D und C in der Hoffnung, die Plazentadurchgängigkeit für Antikörper zu reduzieren. Aus all diesen ungewöhnlichen Behandlungsversuchen ergab sich jedoch kein eindeutiger therapeutischer Nutzen [52].

Die intensive Plasmapherese [14, 22, 32, 47, 59], mit deren Hilfe normalerweise ein- oder 2mal pro Woche große Mengen von anti-D-enthaltendem Plasma aus dem Kreislauf der Schwangeren entfernt werden, ist eine kontrovers diskutierte Behandlungsmethode. Bisher gibt es keine randomisierte, kontrollierte Studie, die die Wirksamkeit dieser Methode beweisen könnte. Obwohl es einen vorübergehenden Abfall in der Menge des zirkulierenden Anti-D nach der Behandlung gibt, folgt häufig ein reaktiver Anstieg der Antikörperproduktion [9, 38, 59]. Darüber hinaus ist dieses Verfahren kosten- und zeitaufwendig [46] und nicht ohne Risiken, wenn man Veränderungen der Hämostase [45] und infektiöse Komplikationen mitberücksichtigt [71].

11.3.2 Vermeidung der fetalen Hämolyse

Eine Vermeidung oder Abschwächung der Hämolyse von antikörpertragenden fetalen roten Blutkörperchen wurde durch Immunsuppression mit Kortikosteroiden [7, 17, 43, 54] und Promethazinhydrochlorid [20, 39] versucht. Obwohl Kortikosteroide zu den wichtigsten Medikamenten in der Behandlung autoimmun bedingter hämolytischer Anämien gehören und eine Reihe positiver Wirkungen, einschl. herabgesetzter Antikörperproduktion, Störung der Interaktion zwischen Antikörper und Erythrozyten und Hemmung der Makrophagenbindung von antikörperbesetzten roten Blutkörperchen [53] entfalten können, ist bisher noch nicht schlüssig bewiesen worden, daß sie in der Behandlung der schweren Rhesusisoimmunisierung wirksam sind, obwohl theoretisch Veränderungen der Antikörperproduktion bei der Mutter im Hinblick auf die fetale Zelldestruktion wirksam sein müßten.

Promethazinhydrochlorid stabilisiert nachgewiesenermaßen in vitro und im Tierexperiment die antikörpertragenden fetalen Erythrozyten und hemmt ihre Zerstörung durch Phagozytose im retikuloendothelialen System. Gusdon u. Witherow [39] berichteten über den möglicherweise positiven Effekt dieser Behandlung bei 13 Patientinnen; aber auch dieser Behandlungserfolg konnte in Studien mit unbehandelten Kontrollpersonen nicht reproduziert werden [67].

11.3.3 Anstieg der fetalen Erythrozytenproduktion

Ein bekannter Grund für die fetale Anämie bei der Rhesusisoimmunisierung ist die verkürzte Lebenszeit der antikörpertragenden Erythrozyten. Aber eine weitere Möglichkeit, die in manchen Fällen von Bedeutung sein kann, ist das relative Versagen der Erythropoiese im Speziellen oder der Hämatopoiese im Allgemeinen. So ist die megaloblastische Krise, die aus einem Stillstand der Hämatopoiese durch Folsäure- und Vitamin-B_{12}-Mangel entsteht, eine häufige Komplikation der autoimmun-hämolytischen Anämien [6]. Obwohl dies theoretisch auch für einige Erythroblastosefälle zutreffen könnte, führte in einer Untersuchung die Gabe hoher Dosen von Vitamin B12, Folsäure und anderer bekannter sog. Hämatinika an eine Gruppe von Frauen, die früher Totgeburten mit Erythroblastose gehabt hatten, zu keinerlei Verbesserung im Schwangerschaftsausgang [3].

11.3.4 Veränderung der fetalen Blutgruppe

Erstmals 1957 war eine Knochenmarktransplantation von rh-negativen Spendern an 4 Feten mit Erythroblastose in einem Schwangerschaftsalter von 12–16 Wochen unternommen worden. Erythropoietisches Spendergewebe wurde in den Peritonealraum des Empfängerfetus nach Hysterotomieinzision mit Hilfe eines Endoskops injiziert [3]. Jedoch gab es viele technische Probleme, und der Autor war sich nur in 2 Fällen sicher, daß das Transplantationsgewebe an die richtige Stelle gebracht werden konnte. Nach dem Abort des Fetus 3 Wochen im Anschluß an den Eingriff konnte kein Anhaltspunkt für funktionierendes Spendergewebe entdeckt werden. Trotzdem ist die theoretische Grundlage für diesen Versuch richtig, weil Zelltransplantationen in einem Schwangerschaftsalter vor Entwicklung der fetalen Immunkompetenz zu einer Toleranzentwicklung gegen das Fremdgewebe und zu einem stabilen erythropoietischen Chimärenzustand führen müßte. Dies könnte den Schweregrad der Erkrankung vermindern, da sogar eine geringe Produktion von rh-negativen Zellen die schwere Anämie und ihre Folgeerscheinungen verhindern würde. Die technischen Schwierigkeiten der frühen 60er Jahre sind mittlerweile durch die Entwicklung der "Real-time"-Sonographie und Fetoskopie in den Hintergrund getreten. Die Durchführbarkeit der Knochenmarktransplantation sollte daher erneut bedacht werden.

11.3.5 „Offene" fetale Bluttransfusion

1963 führten Freda u. Adamsons [34] erfolgreich eine „offene" intrauterine fetale Austauschtransfusion durch. Das Bein eines 27 Wochen alten Fetus wurde durch einen

Hysterotomieschnitt bis zur Hüfte hinauf entwickelt und ein Polyäthylenkatheter von 22-Gauge-Durchmesser in die Femoralarterie eingeführt. Eine Austauschtransfusion mit einem Gesamtvolumen von 220 ml frischen rh-negativen Blutes der Gruppe 0 wurde über einen Zeitraum von 2 h durchgeführt, wobei je 5 ml Blut auf einmal entnommen und wieder zugeführt wurden. Obwohl Mutter und Fetus die Behandlung gut tolerierten, kam es am 2. postoperativen Tag zu vorzeitiger Wehentätigkeit und zur Geburt eines 800 g schweren Kindes, das in der Neugeborenenperiode wegen eines Atemnotsyndroms starb.

Asensio et al. [8] setzten eine ähnliche Methode ein und führten erfolgreich eine Austauschtransfusion über die V. saphena eines 31 Wochen alten Fetus durch. Der postoperative Verlauf war komplikationslos, und das Kind, das nach spontan einsetzender Wehentätigkeit in der 34. Schwangerschaftswoche entbunden wurde, überlebte.

Adamsons et al. [2] gewannen Blut aus der fetalen Ferse nach Hysterotomie zur Bestimmung der Blutgruppe und des Hämatokritwertes. Bei Fetus mit Aszites und schwerer Anämie implantierten sie das eine Ende eines Silikonkatheters in die fetale Bauchhöhle und führten das andere Ende durch die mütterliche Bauchwand nach außen. Frisches, heparinisiertes Blut in vom fetalen Gewicht abhängigen Volumina von 40–80 ml wurde durch den Katheter alle 4–7 Tage infundiert. In seinem Bericht über eine Serie von 14 Fällen, in denen diese Behandlung angewendet worden war, gab Adamsons [1] das durchschnittliche Zeitintervall zwischen Operation und Einsetzen der Wehentätigkeit mit 23 Tagen an.

Seelen et al. [66] berichteten über eine Methode der intrauterinen Austauschtransfusion mittels Einführung eines Katheters in ein Gefäß auf der fetalen Seite der Plazenta. Dabei wurde das Myometrium geschlitzt, Decidua und Chorion vom Amnion getrennt, der Plazentarand identifiziert, der Fruchtsack von der Chorionplatte getrennt und ein Katheter in ein freigelegtes Plazentagefäß vorgeschoben. Obwohl das Verfahren mehrfach wiederholt wurde, kam es nicht zu Lebendgeburten.

In einer Gemeinschaftsstudie mehrerer Zentren, in der Transfusionen nach Hysterotomie bei 23 Feten durchgeführt wurden, gab es 3 überlebende Feten [60].

Obwohl die Methoden der „offenen" fetalen Transfusion mit einer hohen fetalen Mortalitätsrate, v. a. wegen der Frühgeburtlichkeit, verbunden waren, konnten durch sie genaue Daten über das Ausmaß der fetalen Anämie und den Schweregrad der Erkrankung gewonnen werden.

11.4 Herkömmliche Behandlungsmethoden

Die oben beschriebenen Methoden sind bis jetzt größtenteils noch experimentell. Das übliche Vorgehen bei rhesusimmunisierten Schwangerschaften umfaßt: 1) die indirekte Vorhersage des Grades der fetalen Hämolyse aufgrund der geburtshilflichen Anamnese der Patientin, der Spiegel der mütterlichen Rhesusantikörper und der Spektrophotometrie des Fruchtwassers bei 450 nm Wellenlänge, und 2) frühe Geburtseinleitung oder – wenn die fetale Lungenreife noch nicht gewährleistet ist – intrauterine intraperitoneale fetale Bluttransfusion.

11.4.1 Perkutane intraperitoneale Transfusion

Bei der ursprünglichen, von Liley beschriebenen Technik der intrauterinen Transfusion [49] wurde zuerst „Urographin" in die Fruchthöhle mittels Amniozentese injiziert. Ein paar Stunden später wurden Röntgenaufnahmen gemacht, um den fetalen Gastrointestinaltrakt zu visualisieren, der das vom Fetus geschluckte Kontrastmittel enthielt. Nach der transabdominalen Einführung einer 16-Gauge-Tuohy-Nadel in die fetale Bauchhöhle wurde ein Epiduralkatheter vorgeschoben und die Nadel herausgezogen. Mehrere Röntgenaufnahmen waren in Abständen vor und während der Untersuchung nötig, um die korrekte Lage des Katheters zu bestimmen, durch den rhesusnegatives Erythrozytenkonzentrat infundiert wurde. Die Spendererythrozyten werden im fetalen Kreislauf über die subdiaphragmatischen Lymphgefäße und den Ductus thoracicus absorbiert. Zahlreiche Modifikationen dieser Technik, einschl. Fluoroskopie [40], wurden anschließend vorgestellt in der Bemühung, das fetale Trauma und die Ungewißheiten bei der Führung der Transfusionsnadel zu reduzieren. Jedoch blieben immer noch die Risiken, die mit der fetalen Exposition gegenüber ionisierenden Strahlen zusammenhängen können, z. B. die Entwicklung von Leukämien, ZNS-Neoplasien und anderer Malignome.

Derartige Probleme konnten größtenteils ausgeschaltet werden durch den Einsatz der ultraschallgeführten intraperitonealen Transfusion, ursprünglich mit statischen Compoundscannern [42], später mit "Real-time"-Sonographie [25, 36]. Nach Sedierung und Lokalanästhesie wird eine 16-Gauge-Tuohy-Nadel unter Real-time-Ultraschallkontrolle zur Vermeidung von Plazentaverletzungen in die Fruchthöhle eingeführt. Plazentaverletzungen müssen dabei vermieden werden. Der "Linear-real-time"-Schallkopf wird so gehalten, daß ein Querschnittsbild des fetalen Abdomens entsteht, senkrecht zum Verlauf der Nadel, die gegen den anterolateralen Teil des fetalen Abdomens zwischen Blase und Nabel gerichtet und dann in den fetalen Bauchraum vorgeschoben wird (Abb. 11.1). Der Obturator der Nadel wird entfernt, und wenn pathologische intrauterine Flüssigkeitsansammlungen vorliegen, wird soviel Flüssigkeit wie möglich aspiriert. Wenn kein fetaler Aszites vorhanden ist, wird die intraabdominale Lage der Nadel durch eine Röntgenaufnahme bestätigt, die ein paar Sekunden nach der Injektion von 2–3 ml Kontrastmittel aufgenommen wird. Wir haben jedoch die Erfahrung gemacht, daß diese Strahlenbelastung unnötig ist, da die Nadelspitze leicht im Ultraschallbild sichtbar gemacht werden kann durch die Blasenbildungen, die eine Injektion von 4–5 ml physiologischer Kochsalzlösung bewirkt. Das Spenderblut wird mit dem Nadelansatzstück über einen Dreiwegehahn mit angeschlossener Spritze verbunden. Das Blut wird mit der Spritze angezogen und dann manuell infundiert (ca. 3–5 ml/min), während die fetale Herzfrequenz ständig sonographisch überwacht werden muß. Die zu applizierende Gesamtmenge wird über die folgende Formel errechnet: (Schwangerschaft in Wochen − 20)·10 ml [33]. Dadurch kann eine Übertransfusion vermieden werden, die den Tod des Fetus als Ergebnis des intraperitonealen Druckanstiegs über den venösen Druck hinaus und eine nachfolgende Behinderung der Plazentadurchblutung verursachen würde [26].

In einer Übersicht über 12 Serien von IPT, die zwischen 1966 und 1976 veröffentlicht wurden, berichtete Bock [12] Überlebensraten von 24–56%. Die fetale Mortalität, die direkt mit der Methode zusammenhängt, liegt bei 5–10%. In neuerer Zeit hat der ausgedehnte Gebrauch von Ultraschall in der Beurteilung, Behandlung und Nach-

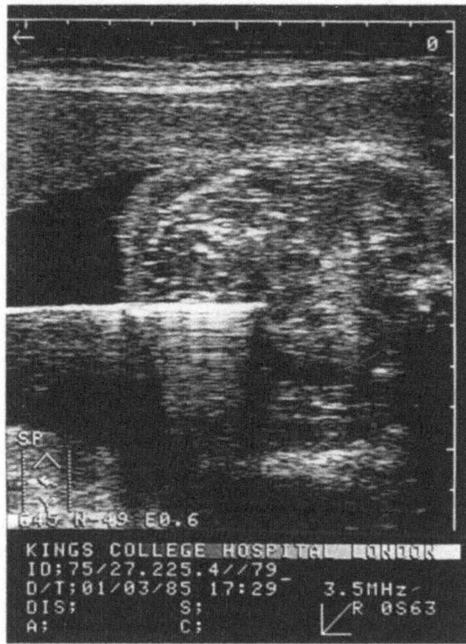

Abb. 11.1. Intraperitoneale Bluttransfusion beim Fetus unter Führung mit "Realtime"-Sonographie

untersuchung der betroffenen Feten zu einer hervorragenden Verbesserung der Überlebensraten geführt (69% – Clewell et al. [24], 71% – Berkowitz u. Hobbins [10], 92% – Harman et al. [41] und 84% – Scott et al. [65]). Die Überlebensrate wird hauptsächlich beeinflußt von dem Schwangerschaftsalter, in dem die Transfusionen begonnen werden, und vom Zustand des Fetus bei der 1. Transfusion. Daher ist die Prognose für einen Fetus, der hydropische Veränderungen schon zu einem frühen Schwangerschaftszeitpunkt aufweist, außerordentlich schlecht [37], möglicherweise weil durch den Aszites eine adäquate Resorption von Erythrozyten verhindert wird.

11.5 Jetziges Vorgehen

1981 wurde eine Methode zur direkten intravaskulären fetalen Bluttransfusion (IVT) beschrieben [63], und im Verlauf der letzten 5 Jahre erwies sich diese Technik als sehr wertvoll bei der Behandlung schwer betroffener Schwangerschaften. 1) Eine Fetoskopie kann schon in der 18. SSW durchgeführt werden, wenn beim Vater ein heterozygoter Rhesusgenotyp vorliegt. Ist der Fetus rhesusnegativ, werden weitere Maßnahmen, wie z. B. Plasmapherese, wiederholte Antikörperbestimmungen und Amniozentese oder frühe Geburtseinleitung, unnötig. 2) Der Schweregrad der Erkrankung kann durch die Messung der fetalen Hämoglobinkonzentration genau bestimmt werden, da fetoskopische Daten zeigen, daß die traditionellen indirekten Methoden zur Bestimmung der fetalen Hämolyse nicht ohne Modifikationen auf Schwangerschaften vor der 26. Woche angewendet werden können [58]. 3) Die fetale Anämie kann durch eine IVT verläßlich korrigiert werden [64].

11.5.1 Fetoskopische intravaskuläre Transfusion

Unter Lokalanästhesie und Sedierung, um mütterliche und fetale Bewegungen so gering wie möglich zu halten, und unter vollständig aseptischen Bedingungen wird das Fetoskop, ein Endoskop von 1,7 mm Durchmesser in einer Kanüle von 2,4·3,0 mm (Abb. 11.2) transabdominal in die Fruchthöhle eingeführt. Die Einstichstelle in den Uterus wird durch "Real-time"-Sonographie bestimmt. Hierdurch werden Verletzungen der Plazenta oder des Fetus vermieden, und die Insertionsstelle der Nabelschnur in der Plazenta ist leicht auffindbar (Abb. 11.3).

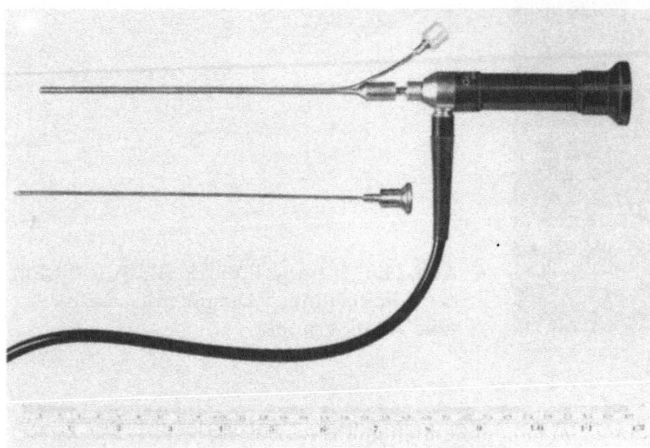

Abb. 11.2. Fetoskop (Selfoskop der Fa. Olympus), Trokar und Kanüle (Associated Surgical Products)

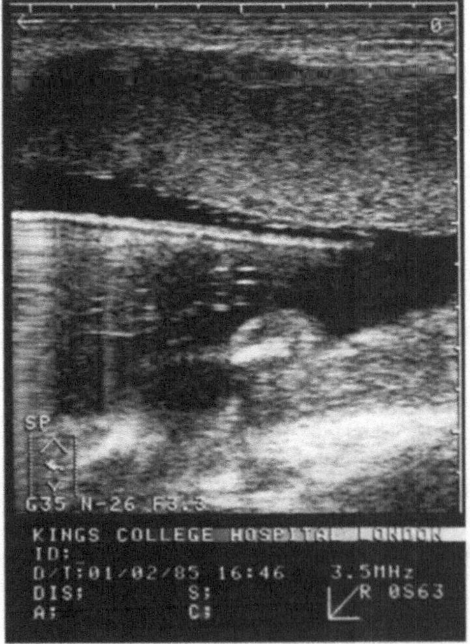

Abb. 11.3. Ultraschallaufnahme einer fetoskopischen Blutentnahme aus der Nabelschnur an deren Plazentaansatz. Das Fetoskop wurde seitlich eingeführt, um eine Beschädigung der Vorderwandplazenta zu vermeiden

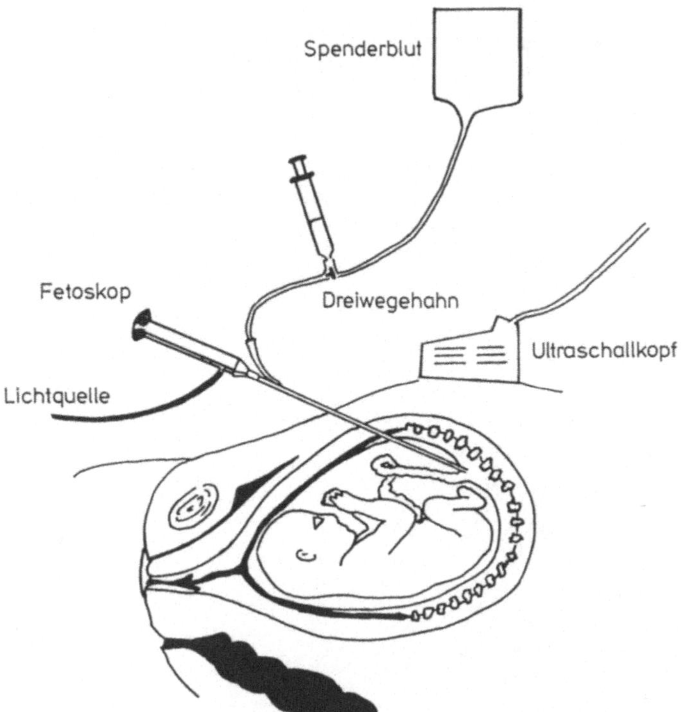

Abb. 11.4. Fetoskopische intravaskuläre Bluttransfusion beim Fetus

Unter direkter Sicht wird eine Umbilikalarterie punktiert. Für hämatologische und biochemische Analysen wird zunächst eine Probe reinen fetalen Blutes entnommen [61, 62]. Mit der Nadelspitze im Gefäßlumen wird dann frisches rhesusnegatives Blut (Hämatokrit 60–80%), das mit dem der Mutter kompatibel ist, manuell durch eine 5-ml-Spritze mit einer Geschwindigkeit von 1–3 ml/min infundiert (Abb. 11.4). Die Umbilikalarterie ist dafür geeigneter als die Umbilikalvene, da sie das transfundierte Blut zuerst zur Plazenta bringt, wo Oxidation, Pufferung und Durchmischung vor dem Eintritt in den fetalen Kreislauf erfolgen kann [64]. Die Menge des transfundierten Blutes wird bestimmt unter Einbeziehung des geschätzten fetalen Blutvolumens, des Hämatokritwertes vor der Transfusion und im Spenderblut. Die fetale Herzfrequenz wird während des gesamten Eingriffs ununterbrochen beobachtet, so daß bei Auftreten von Bradykardien dem Fetus Atropin verabreicht werden kann. Hydropischen Feten kann auf diesem Wege auch Furosemid und Digitalis appliziert werden.

Transfusionen können schon ab der 18. Schwangerschaftswoche vorgenommen und bis zur 30.–32. Woche alle 1–3 Wochen wiederholt werden (Abb. 11.5). Nach einer Transfusion ist die fetale Erythropoiese unterdrückt [68]. Die Geschwindigkeit des Hämatokritabfalls von ungefähr 1%/Tag ist hauptsächlich abhängig von der Expansionsrate des Plasmavolumens mit fortschreitendem Gestationsalter und nachfolgender Verdünnung des Spenderbluts (Abb. 11.6). In Abhängigkeit von der fetalen Lungenreife und in enger Abstimmung mit dem Neonatologenteam, das Erfahrung mit den speziellen Problemen im Umgang mit der Rhesuserkrankung haben sollte, wird die Entbindung etwa zur 32.–34. Schwangerschaftswoche vorbereitet.

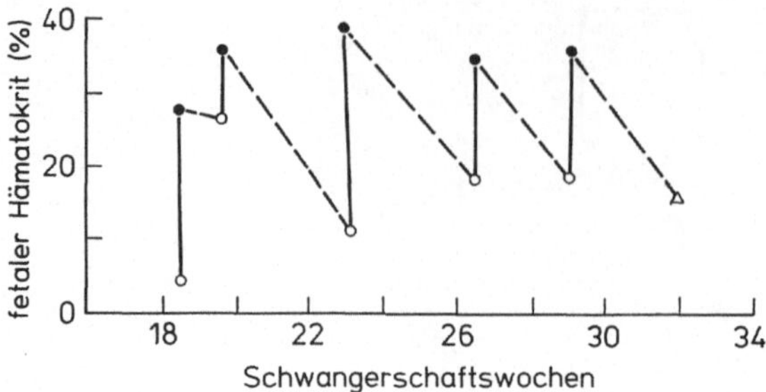

Abb. 11.5. Hämatokritwerte vor (○) und nach (●) Transfusion bei einem Fetus innerhalb einer schweren rhesusimmunisierten Schwangerschaft, in deren Verlauf 5 intrauterine Bluttransfusionen durchgeführt wurden

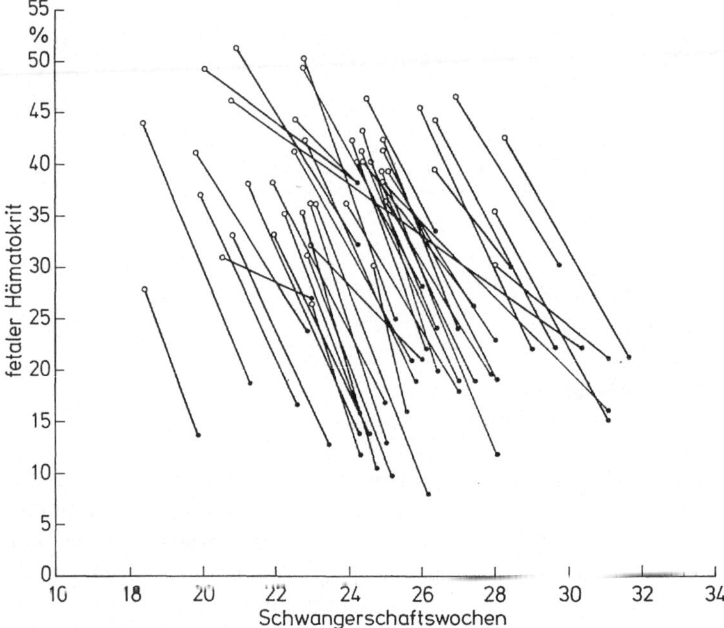

Abb. 11.6. Hämatokritwerte (○) nach vorausgegangenen Transfusionen und Hämatokritwerte vor Transfusionen (●) bei nachfolgenden Fetoskopien in rhesusimmunisierten Schwangerschaften. Es ist ersichtlich, daß der Abfall des fetalen Hämatokritwerts pro Tag ungefähr 1% beträgt

Unter Benutzung dieses Schemas zur Behandlung von 50 schwer rhesusisoimmunisierten Schwangerschaften, bei denen die Transfusionen schon vor der 25. Schwangerschaftswoche begonnen wurden und unter denen sich 23 Fälle mit sonographisch sichtbarem fetalem Hydrops befanden, erreichten wir eine Gesamtüberlebensrate von 84%; 25 der 27 (92%) nichthydropischen und 17 der 23 (71%) hydropischen Feten überlebten.

Die Möglichkeit, intravaskuläre Transfusionen 4–6 Wochen früher als intraperitoneale durchzuführen, ist ein deutlicher Vorteil dieser Methode. Die hohe Überlebensrate, die wir bei schwer betroffenen Feten erreichten, unterstreicht die Bedeutung einer möglichst frühzeitigen Behandlung der Anämie und steht in deutlichem Kontrast zu den bisherigen Ergebnissen nach intraperitonealen Transfusionen. Fetoskopisch geleitete intravaskuläre Transfusionen erlauben eine exakte Quantifizierung (Beurteilung) des prä- und postoperativen Hämatokrits zur Einschätzung des Schweregrads der Erkrankung, der Menge des benötigten Blutes und zur Bewertung der intrauterinen Transfusion. Darüber hinaus beseitigen sie das Problem der nicht genau meßbaren und verzögerten Absorption durch das Peritoneum, indem sie das Blut direkt in das fetale Gefäßsystem leiten.

11.5.2 Pathophysiologie der Erkrankung

Mütterliche Serum-IgG-Rhesusantikörper sind durch eine Kombination aus passiver Diffusion und aktivem Transport plazentagängig und legen sich an die Antigenbindungsstellen der fetalen Erythrozytenmembranen. Die Zellen werden im retikuloendothelialen System sequestriert, was zur extravaskulären Hämolyse führt. Daraus resultiert die Anämie und kompensatorische Erythropoiese, die zugleich medullär und extramedullär stattfindet. Es entwickelt sich eine Hepatosplenomegalie. Kernhaltige, unreife rote Blutzellen (Erythroblasten) und Retikulozyten werden in die fetale Blutbahn ausgeschüttet.

Die Fetoskopie hat es uns durch einen Zugang zum fetalen Kreislauf ermöglicht, das hämatologische [56] und biochemische [57] Profil des isoimmunisierten Fetus zu untersuchen, womit mehr Licht auf die Pathophysiologie dieser Erkrankung fällt. So

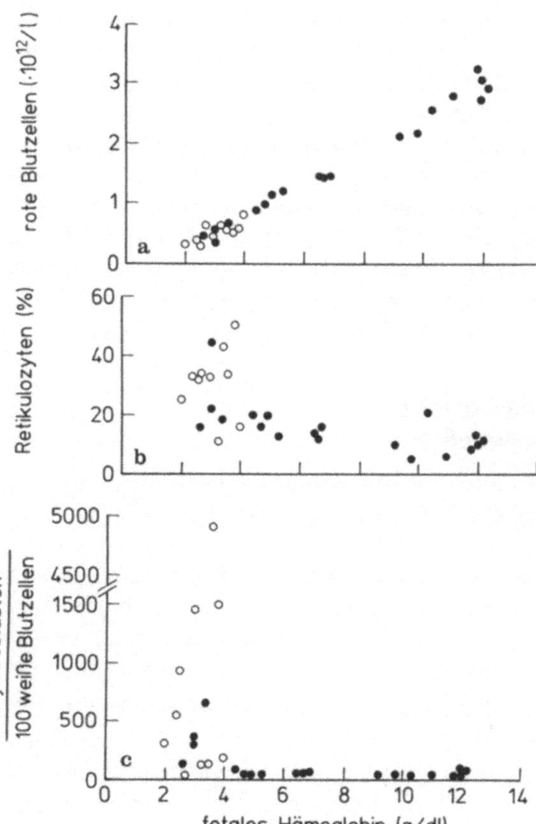

Abb. 11.7 a–c. Fetales rotes Blutbild (**a**) und Prozentsätze der Retikulozyten (**b**) und Erythroblasten (**c**), aufgetragen gegen die Hämoglobinkonzentration bei 10 hydropischen (○) und 19 nichthydropischen (●) Feten in rhesusimmunisierten Schwangerschaften. Sowohl die Entwicklung des Hydrops als auch die Stimulation der aktiven Erythropoiese, die sich als Retikulozytose und Erythroblastämie zeigt, finden sich bei Hämoglobinkonzentrationen von 4 g/dl oder weniger

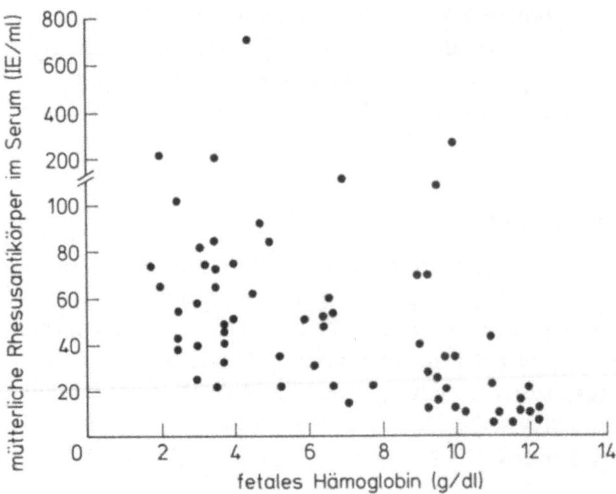

Abb. 11.8. Korrelation des mütterlichen Rhesusantikörperspiegels und der fetalen Hämoglobinkonzentration bei 64 rhesusimmunisierten Schwangerschaften zwischen der 18. und 25. Schwangerschaftswoche

sind beim Fetus im mittleren Schwangerschaftsdrittel sowohl die Entwicklung des Hydrops als auch die Stimulation der aktiven Erythropoiese, erkennbar an Retikulozytose und Erythroblastämie, mit einem Hämoglobinwert von 4 g/dl oder noch weniger verbunden (Abb. 11.7). Umgekehrt ist, da der primäre Stimulus für die gesteigerte Erythropoiese die Gewebshypoxie ist, der Fetus wahrscheinlich in der Lage, die Gewebeversorgung, möglicherweise durch hämodynamische Anpassungsmechanismen, aufrechtzuerhalten. Die fetale Kompensationsfähigkeit ist erschöpft, wenn der Hämoglobinwert auf $^1/_3$ des Normalwerts erniedrigt ist. Ein fetaler Hydrops kann aus einem hypervolämischen Herzversagen entstehen mit sekundärer Erhöhung des venösen und kapillären hydrostatischen Drucks oder aus hypoxischer und arteriolärer Dilatation und erhöhter Kapillarpermeabilität. Der Zustand wird weiter verschlechtert durch den erniedrigten onkotischen Druck aufgrund der Hypoproteinämie (Abb. 11.8), die auf reduzierter Synthese als Folge der Leberdysfunktion und von extravaskulärem Eiweißverlust durch einen hypoxischen Endotheldefekt beruht.

11.5.3 Vorschlag für ein Behandlungsschema isoimmunisierter Schwangerschaften

Rhesus-isoimmunisierte Schwangere sollten zur Behandlung des Problems an ein Zentrum überwiesen werden, das den ganzen Bereich der spezialisierten Geburtshilfe und Neonatologie abdeckt (Abb. 11.9).

Einzelheiten aus vorausgegangenen Schwangerschaften sind sehr wichtig, weil sie einen Hinweis auf den zu erwartenden Schweregrad der Erkrankung in der jetzigen Schwangerschaft geben. Ist in einer Familie einmal eine Rhesustotgeburt oder ein Hydrops vorgekommen, besteht ein 80- bis 90%iges Risiko, daß das nächste rhesuspositive Kind, wenn es nicht behandelt wird, ebenfalls intrauterin sterben wird [21, 27]. Walker schätzte, daß nach einer vorausgegangenen Totgeburt 50% der nachfolgenden intrauterinen Totgeburten vor der 35. Schwangerschaftswoche, jedoch nach mehr als einer vorausgegangenen Totgeburt 50% vor der 32. Schwangerschaftswoche sterben [30].

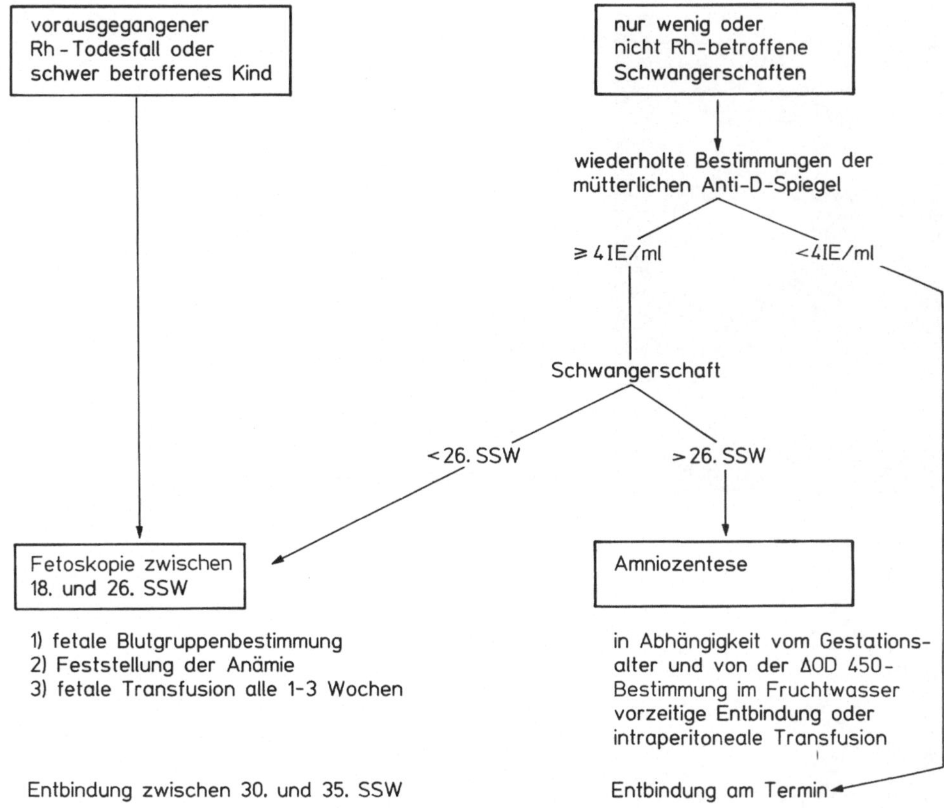

Abb. 11.9. Empfohlenes Vorgehen bei Schwangerschaften mit Rhesusisoimmunisierung

Bei Patientinnen mit geringgradig oder überhaupt nicht betroffenen vorausgegangenen Schwangerschaften sollte die Bestimmung der mütterlichen Rhesusanti-
körperspiegel ab der 16. Schwangerschaftswoche in monatlichen Abständen wiederholt werden. Die automatische quantitative Messung des Anti-D-Spiegels ist sehr viel
genauer als die Titration [31, 51].

In denjenigen Schwangerschaften, bei denen die Anti-D-Konzentration ständig
unter 4 IU/ml liegt, sollte eine spontane Entbindung am Termin abgewartet werden.
Bowell et al. [13] haben kürzlich gezeigt, daß diese Schwangerschaften eine relativ sichere Gruppe repräsentieren, in der eine Amniozentese vermieden werden sollte.

Sind jedoch die Anti-D-Spiegel höher als 4 IU/ml, kann eine schwere Erkrankung
vorliegen, und der Hämolysegrad des Fetus sollte bestimmt werden. Dies kann entweder indirekt durch Amniozentese und Schätzung des δ-OD-450-Wertes im Fruchtwasser geschehen, oder direkt durch fetale Blutentnahme und Messung der fetalen
Hämoglobinkonzentration.

Im letzten Schwangerschaftstrimenon hat sich die Amniozentese und nachfolgende
Beurteilung des δ-OD-450-Wertes im Fruchtwasser mit der Methode nach Liley [48,
50] als verläßlich erwiesen [14]. Bei jenen Schwangerschaften jedoch, die schon vor der
26. Woche einen Anti-D-Spiegel von über 4 IU/ml haben, ist die fetale Blutentnahme

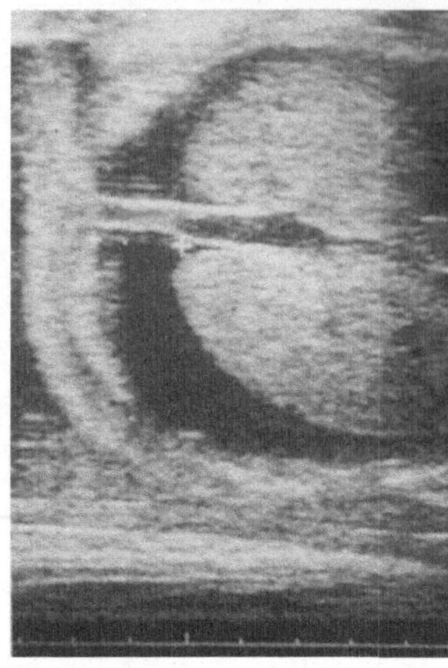

Abb. 11.10. Ultraschallbild eines fetalen Hydrops

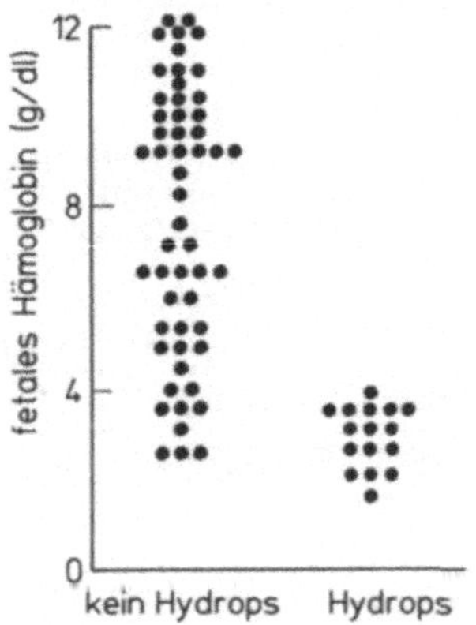

Abb. 11.11. Fetale Hämoglobinkonzentrationen bei Vorliegen oder Fehlen von sonographischem Hinweis auf fetalen Hydrops in rhesusimmunisierten Schwangerschaften

die einzige verläßliche Methode zur Bestimmung des Schweregrads der Erkrankung [58]. Bei sonographisch nachweisbarem Hydrops (Abb. 11.10) beträgt die fetale Hämoglobinkonzentration 4 g/dl oder weniger. Liegt kein Hydrops vor, kann der Hb-Gehalt zwischen 2 und 12 g/dl schwanken (Abb. 11.11). Weder der mütterliche Serum-Anti-D-Spiegel (Abb. 11.12) noch sonographische Messungen der Plazentadicke, des Nabelvenendurchmessers, des fetalen Bauchumfangs, des intraperitonealen Volumens oder perikardialer Ergüsse können zuverlässig zwischen leichter und schwerer fetaler Erkrankung unterscheiden (Nicolaides, in Vorbereitung).

Bei Patientinnen, deren Vorgeschichte eine schwere fetale Erkrankung erwarten läßt, sollte die Fetoskopie 10 Wochen vor dem Termin des frühesten fetalen oder neonatalen Todesfalls, fetaler Transfusion oder Geburt eines schwer betroffenen Kindes vorgenommen werden. Der Grad der fetalen Anämie kann dann innerhalb von 1–2 min durch die Analyse der fetalen Blutprobe im Coulter Channelyzer genau bestimmt werden (Abb. 11.13) und durch eine intrauterine Bluttransfusion gebessert werden. Obwohl dies auch intraperitoneal gegeben werden kann, ist der ratsamere

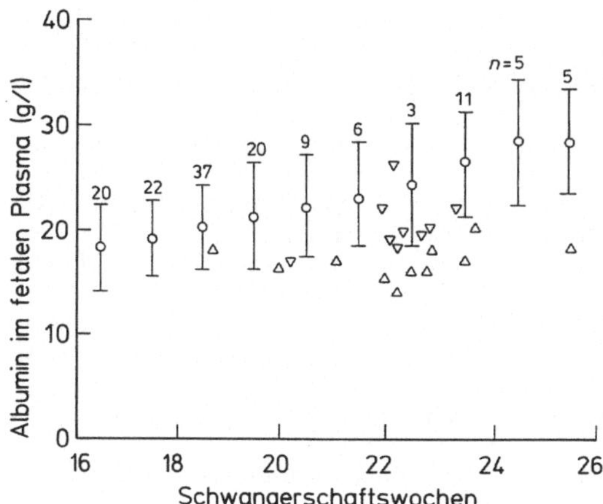

Abb. 11.12. Albuminwerte im Plasma hydropischer (△) und nichthydropischer (▽) Feten bei rhesusimmunisierten Schwangerschaften, aufgetragen gegen die Normalwerte für das jeweilige Gestationsalter (Durchschnitt ± 2 SD)

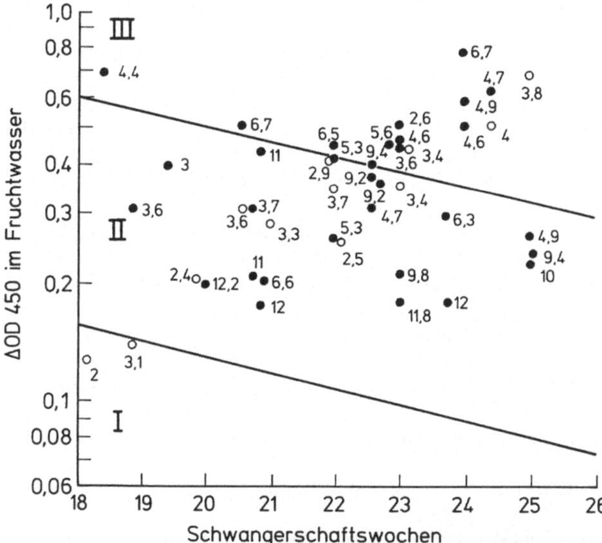

Abb. 11.13. Messungen des δ-OD-450-Wertes im Fruchtwasser bei rhesusimmunisierten Schwangerschaften, aufgetragen auf der „extrapolierten" Liley-Kurve. Die *Zahlen* neben jeder δ-OD-450-Messung repräsentieren die jeweiligen fetalen Hämoglobinkonzentrationen. Die *offenen Kreise* kennzeichnen hydropische Feten

Weg die intravaskuläre Transfusion. Fetale Blutentnahmen sind unnötig vor der 18. Schwangerschaftswoche, weil die fetale Hämolyse bei der Rhesuserkrankung eine funktionelle Reifung des fetalen retikuloendothelialen Systems voraussetzt, die erst nach der 17.–18. Schwangerschaftswoche nachweisbar ist.

Literatur

1. Adamsons K (1967) Prophylaxis and treatment of erythroblastosis fetalis. J La State Med Soc 119:465
2. Adamsons K, Freda VJ, James LS et al. (1965) Prenatal treatment of erythroblastosis fetalis following hysterotomy. Pediatrics 35:848
3. Allen FH (1963) Attempts at prevention of intrauterine death in erythroblastosis fetalis. N Engl J Med 269:1344

4. Allen FH, Diamond LK (1959) Erythroblastosis fetalis: attempts at prevention by desensitization. J Dis Child 98:505
5. Allen FH, Diamond LK, Jones AR (1954) Erythroblastosis fetalis. IX. The problems of stillbirth. N Engl J Med 251:453
6. Allgood JW, Chaplin H (1967) Idiopathic acquired autoimmune haemolytic anaemia. Am J Med 43:254
7. Anderson CW, Cordero L (1980) Changes in amniotic fluid optical density at 450 mu in Rh-sensitised patients after hydrocortisone treatment. Am J Obstet Gynecol 37:820
8. Asensio SH, Figueroa-Longo JG, Pelegrina IA (1966) Intrauterine exchange transfusion. Am J Obstet Gynecol 95:1129
9. Barclay GR, Ayoub Greiss M, Urbaniak SJ (1980) Adverse effect of plasma exchange on anti-D production in rhesus immunisation owing to removal of inhibitory factors. British Medical Journal I:1569
10. Berkowitz RL, Hobbins JC (1981) Intrauterine transfusion utilising ultrasound. Obstet Gynecol 57:33
11. Bierme SJ, Blanc M, Abbal M et al. (1979) Oral Rhesus treatment for severely immunised mothers. Lancet I:604
12. Bock JE (1976) Intrauterine transfusion in the management of pregnant women with severe rhesus isoimmunisation: II: Results and discussion. Acta Obstet Gynecol Scand [Suppl] 53:29
13. Bowell P, Wainscoat JS, Peto TEA et al. (1982) Maternal anti-D concentrations and outcome in rhesus haemolytic disease of the newborn. Br Med J II:327
14. Bowman JM (1978) The management of Rh-isoimmunisation. Obstet Gynecol 52:51
15. Bowman JM, Pollock JM (1965) Amniotic fluid spectrophotometry and early delivery in the management of erythroblastosis. Pediatrics 35:815
16. Bowman JM, Peddle L, Anderson C (1968) Plasmapheresis in severe Rh-isoimmunization. Vox Sang 15:272
17. Caritis S, Mueller-Heubach E, Edelstone D (1977) Effect of betamethasone on analysis of amniotic fluid in the Rhesus sensitised pregnancy. Am J Obstet Gynecol 127:529
18. Carter BB (1947) Preliminary report of a substance which inhibits anti-Rh serum. Am J Obstet Gynecol 17:646
19. Carter BB (1954) The treatment of erythroblastosis foetalis with Rh hapten. A review of a hundred cases. Lancet I:1267
20. Charles AG, Blumenthal LS (1982) Promethazine hydrochloride therapy in severely Rh-sensitised pregnancies. Obstet Gynecol 60:627
21. Chown D (1958) The place of early induction in the management of erythroblastosis fetalis. Can Med Assoc J 78:252
22. Clarke CA, Bradley J, Elson CJ et al. (1970) Intensive plasmapheresis as a therapeutic measure in rhesus-immunized women. Lancet I:793
23. Clarke CA, Mollison PL, Whitfield AGW (1985) Deaths from rhesus haemolytic disease in England and Wales in 1982 and 1983. Br Med J 2:17
24. Clewell WH, Dunne MG, Johnson ML et al. (1981) Fetal transfusion with real-time ultrasound guidance. Obstet Gynecol 57:516
25. Cooperberg PL, Carpenter CW (1977) Ultrasound as an aid in intrauterine transfusion. Am J Obstet Gynecol 128:239
26. Crosby WM, Brodmann GF, Chang ACK (1970) Am J Obstet Gynecol 108:135
27. Davis BS, Gerrard J, Waterhouse JAH (1953) The pattern of haemolytic disease of the newborn. Arch Dis Child 28:466
28. Dordelmann P (1960) Zur Prophylaxe des Morbus haemolyticus neonatorum mit flavonoiden. Med Klin 55:1719
29. East EN, Mair CM (1959) Intensive immunization of already sensitised Rh-negative woman: birth of mildly diseased baby. J Lab Clin Med 34:983
30. Fairweather DVI, Tacchi D, Coxon A et al. (1967) Intrauterine transfusions in Rh-isoimmunization. Br Med J 4:189
31. Fraser ID, Torey GH, Lockyer WJ et al. (1972) Antibody protein levels in maternal serum in Rhesus isoimmunization. Br J Obstet Gynecol 79:1074
32. Fraser ID, Bothamley JA, Bennett MO et al. (1976) Intensive antenatal plasmapheresis in severe rhesus isoimmunisation. Lancet I:6

33. Freda VJ (1965) The Rhesus problem in obstetrics and a new concept for its management using amniocentesis and spectrophotometric scanning of amniotic fluid. Am J Obstet Gynecol 92:341
34. Freda VJ, Adamsons KJ (1964) Exchange transfusion in utero. Am J Obstet Gynecol 89:817
35. Freda VJ, Robertson, Gorman (1965) Ann NY Acad Sci 127:909
36. Frigoletto FD, Birnholz JC, Rothchid BB (1978) Intrauterine transfusions with the use of phased array ultrasonography: a new technique. Am J Obstet Gynecol 131:273
37. Frigoletto FD, Umansky I, Birnholz J et al. (1981) Intrauterine fetal transfusion in 365 fetuses during 15 years. Am J Obstet Gynecol 139:781
38. Graham-Pole JR, Barr W, Willoughby MLN (1977) Continuous flow exchange plasmapheresis in severe rhesus isoimmunisation. Lancet I:1051
39. Gusdon JP, Witherow CC (1973) Possible ameliorating effects of erythroblastosis by promezathine hydrochloride. Am J Obstet Gynecol 117:1101
40. Hanaffee WN, Bashore RA (1965) Carbon dioxide and horizontal fluoroscopy in intrauterine fetal transfusions. Radiology 85:481
41. Harman CR, Manning FA, Bowman JM et al. (1983) Severe Rh disease – poor outcome is not inevitable. Am J Obstet Gynecol 145:823
42. Hobbins JC, Davis CD, Webster J (1976) A new technique utilising ultrasound to aid in intrauterine tranfusion. JCU 4:135
43. Hunter OB Jr (1955) Cortisone in the management of haemolytic disease of the newborn. NY State J Med 55:1136
44. Kariher DH (1947) On prophylaxis of haemolytic disease of newborn. Am J Obstet Gynecol 54:1
45. Keller AJ, Chirnside A, Urbaniak SJ (1979) Coagulation abnormalities produced by plasma exchange on the cell separator with special reference to fibrinogen and platelet levels. Br J Haematol 42:593
46. King EE, Breslow JL, Lees RS (1980) Plasma exchange therapy of homozygous hypercholesterolemia. N Engl J Med 302:1457
47. Kovacs L, Keserii T, Imre G (1973) Plasmapheresis in Rh isoimmunisation. Lancet I:1253
48. Liley AW (1961) Liqour amnii analysis in the management of the pregnancy complicated by Rhesus sensitization. Am J Obstet Gynecol 82:1359
49. Liley AW (1963 a) Intrauterine transfusion of foetus in haemolytic disease. Br Med J II:1107
50. Liley AW (1963 b) Errors in the assessment of hemolytic disease from amniotic fluid. Am J Obstet Gynecol 86:485
51. Marsh WL, Nichols M, Jenkins WJ (1968) Automated detection of blood group antibodies. Med Lab Sci 25:335
52. Moloney WC (1950) Attempts at desensitization of women immunized by the Rh factor I. The use of ethylene disulfonate. Am J Obstet Gynecol 60:616
53. Murphy S, LeBuglio AF (1976) Drug therapy of autoimmune hemolytic anemia. Seminars in Hematology 13:323
54. Navot D, Rozen E, Sadovsky E (1982) Effects of dexamethasone on amniotic fluid absorbance in Rh-sensitised pregnancy. Br J Obstet Gynaecol 89:456
55. Nicolaides KH, Rodeck CH (in press) Fetoscopy in the management of rhesus isoimmunisation. J R Soc Med
56. Nicolaides KH, Rodeck CH, Millar D et al. (1985) Fetal haematology in rhesus isoimmunisation. B Med J I:661
57. Nicolaides KH, Warenski JC, Rodeck CH (1985) The relationship of fetal plasma protein concentration and haemoglobin level to the development of hydrops in Rhesus isoimmunisation. Am J Obstet Gynecol 152:341
58. Nicolaides KH, Rodeck CH, Kemp J et al. (in press) Have Liley charts outlived their usefulness? Br Med J
59. Powell LC Jr (1968) Intense plasmapheresis in the pregnant Rh-sensitized woman. Am J Obstet Gynecol 101:153
60. Queenan JT (1969) Intrauterine transfusion: A co-operative study. Am J Obstet Gynecol 104:397

61. Rodeck CH, Campbell S (1978) Sampling pure fetal blood by fetoscopy in the second trimester of pregnancy. Br Med J II:728
62. Rodeck CH, Campbell S (1979) Umbilical core insertion as a source of pure fetal blood for prenatal diagnosis. Lancet I:1244
63. Rodeck CH, Holman CA, Karnicki C et al. (1981) Direct intravascular fetal blood transfusion by fetoscopy in several Rhesus isoimmunisation. Lancet I:625
64. Rodeck CH, Nicolaides KH, Warsof SL et al. (1984) The management of severe rhesus isoimmunisation by fetoscopic intravascular transfusion. Am J Obstet Gynecol 150:769
65. Scott JR, Kochenour NK, Larkin RM (1984) Changes in the management of severely Rh-immunized patients. Am J Obstet Gynecol 149:336
66. Seelen J, Van Kessel H, Eskes T et al. (1966) A new method of exchange transfusion in utero. Cannulations of vessels on the fetal side of the human placenta. Am J Obstet Gynecol 95:872
67. Stenchever MA (1978) Promethazine hydrochloride: use in patients with Rh isoimmunization. Am J Obstet Gynecol 130:665
68. Thomas RM, Canning CE, Cotes PM et al. (1983) Erythropoietin and cord blood haemoglobin in the regulation of human fetal erythropoiesis. Br J Obstet Gynaecol 90:795–800
69. Unger LJ (1949) Studies on preventive and curative treatments for Rh sensitization. Am J Obstet Gynecol 58:1186
70. Viener AS, Sonn EB (1946) Pathogenesis of congenital hemolytic disease (erythroblastosis fetalis); illustrative case histories of Rh sensitization. Am J Dis Child 71:25
71. Wing EC, Bruns FJ, Fraley DS (1980) Infectious complications with plasmapheresis in rapidly progressive glomerulonephritis. J Am Med Assoc 244:2423
72. Wolf AM, Schulz C, Freundlich M et al. (1950) Clinical study of prevention of erythroblastosis with Rh hapten. J Am Med Assoc 144:88

12 Der Fetus als Patient

W. A. Hogge, M. S. Golbus

12.1 Einleitung

Während der letzten 15 Jahre sind bemerkenswerte Fortschritte in der vorgeburtlichen Diagnostik erzielt worden. Das Endziel dieser Bemühungen ist jedoch die Entwicklung von Therapiemöglichkeiten der diagnostizierten fetalen Störungen. Aufgrund der jüngsten Entwicklungen auf dem Gebiet der aktiven fetalen Interventionen [5, 7, 14, 23] kann der Fetus immer mehr auch als Patient angesehen werden. Erste erfolgreiche Versuche wurden bereits unternommen, erfolgreiche Maßnahmen zur Therapie des Fetus mit einem kongenitalen Defekt zu entwickeln [9, 15, 20]. Die Aufmerksamkeit der Öffentlichkeit wurde zwar durch die ersten operativen Behandlungen anatomischer Fehlbildungen erregt, die ersten Versuche der pränatalen Therapie beschäftigten sich jedoch auch mit der medikamentösen Behandlung fetaler Störungen. Das erste und bekannteste Beispiel einer fetalen Therapie war allerdings die intrauterine Transfusion von roten Blutkörperchen bei Rhesusinkompatibilität, die in einem anderen Kapitel dieses Buches dargestellt wird. In diesem Kapitel soll insbesondere auch auf die nichtoperativen Möglichkeiten einer pränatalen Therapie eingegangen werden.

12.2 Überlegungen vor Beginn einer pränatalen Therapie

Die schwierigste Aufgabe in der pränatalen Medizin ist die Auswahl derjenigen Feten, die von einer aktiven Intervention am meisten profitieren könnten. Wie bei jedem anderen Krankheitsbild in der Medizin ist auch hier eine Grundvoraussetzung, daß Pathophysiologie und Krankheitsverlauf der Störung verstanden werden, bevor ein Therapieversuch unternommen werden kann. Genauso wichtig ist es, das klinische Spektrum der Krankheit mit allen normalen Variationen zu kennen, um den Normalzustand deutlich vom pathologischen Zustand abgrenzen zu können. Direkt korreliert mit dieser Differenzierung ist die Notwendigkeit einer eindeutigen Beurteilbarkeit des aktuellen fetalen Zustands.

Nach genauer Diagnosestellung müssen sorgfältige Untersuchungen ergeben, ob eine Intervention gerechtfertigt ist. Diese Entscheidung muß sowohl mögliche fetale als auch mütterliche Risiken und den Nutzen in Betracht ziehen. Es gibt gewisse allgemeine Kriterien, die man als Voraussetzung bei der Auswahl eines bestimmten Falles für die pränatale Therapie ansehen kann:

- Der Fetus sollte ein Einling sein, bei dem assoziierte Mißbildungen durch Ultraschalluntersuchungen der Stufe II oder III und durch eine Amniozentese zur Erstellung des Karyotyps, Bestimmung der α-Fetoproteinkonzentrationen sowie Viruskulturen ausgeschlossen wurden.
- Die Familie muß über die Risiken und den Nutzen der vorgeschlagenen Behandlung vollständig aufgeklärt sein und sollte ihr Einverständnis zu allen Aspekten dieser Therapie, einschl. langfristiger Nachuntersuchungen gegeben haben.
- Ein interdisziplinäres Team, das zumindest aus einem Geburtshelfer mit Erfahrung in fetaler Diagnostik, intrauteriner Transfusion und spezieller Ultraschalldiagnostik fetaler Mißbildungen sowie aus einem Kinderchirurgen und einem Neonatologen bestehen sollte, muß übereinstimmend einen Plan für diese neuartige Behandlungsmethode aufstellen und das Einverständnis der jeweils zuständigen Ethikkommission einholen [22].

Zwei andere wichtige Kriterien müssen noch bedacht werden, die sich auf das Spektrum und den Beginn der fraglichen Erkrankung beziehen: 1) Ein Eingriff bei einem noch so schweren Krankheitsbild ist nicht berechtigt, wenn die Schwangerschaft schon so weit fortgeschritten ist, daß der Fetus risikolos entbunden und einer endgültigeren postnatalen Behandlung zugeführt werden kann. 2) Einige Feten sind so schwer betroffen, daß ihre Überlebenschance auch nicht durch eine frühe Intervention im Mutterleib verbessert werden könnte.

Es ist deshalb grundsätzlich notwendig, daß eine sorgfältige diagnostische Beurteilung vor jedem Versuch einer therapeutischen Intervention durchgeführt wird. Wenn wir uns nicht streng an solche Richtlinien halten, wird die echte Wirksamkeit und der Nutzen der fetalen Therapie nicht eindeutig erwiesen werden können.

12.3 Vorgehen bei einem Fetus mit einer angeborenen Fehlbildung

Wie oben angedeutet, hat die Entwicklung von Behandlungsverfahren am Fetus eine ganze Anzahl von neuen Entscheidungsmöglichkeiten ins Spiel gebracht, die nach erfolgter pränataler Diagnostik erwogen werden müssen. Bisher mußte nur die Frage beantwortet werden, ob die Schwangerschaft abgebrochen oder die Entbindung abgewartet werden sollte. Weil unsere Erfahrungen in der fetalen Betreuung sehr begrenzt sind, sollten alle Behandlungsprotokolle als erste Versuche gewertet werden und, sobald neue Informationen erhältlich sind, bereitwillig geändert oder ersetzt werden. In dieser Übersicht werden wir einige Beispiele fetaler Mißbildungen diskutieren und detaillierte Vorschläge zur Behandlung geben. Jedoch müssen bestimmte grundlegende Erwägungen bezüglich jeder fetalen Behandlung angesprochen werden, da unsere therapeutischen Möglichkeiten immer komplizierter werden. Im folgenden wird kurz das Vorgehen bei einem Fetus mit struktureller Anomalie besprochen; doch können diese Überlegungen auch auf fetale Stoffwechselstörung übertragen werden.

Schwangerschaftsabbruch. Werden schwere Malformationen, die nicht mit einem Leben nach der Geburt vereinbar sind, diagnostiziert, sollte der Familie die Möglichkeit zum Schwangerschaftsabbruch gegeben werden. In denjenigen Fällen, in denen eine Mißbildung zu einem Schwangerschaftszeitpunkt aufgedeckt wird, zu dem ein Abbruch nicht mehr möglich ist, muß eine eingehende Beratung vorgenommen und eine entsprechende postnatale Betreuung vorbereitet werden. Beispiele für solche Fälle sind Anenzephalie, bilaterale Nierenagenesie und der thanatophore Zwergwuchs.

Fehlbildungen, die am besten nach einer Entbindung am Termin korrigiert werden. Die meisten der Malformationen, die in utero diagnostiziert werden können, werden am besten nach der Entbindung zum errechneten Geburtstermin behandelt. Der Entbindungsmodus sollte in den meisten Fällen entsprechend den üblichen geburtshilflichen Regeln gewählt werden, obwohl bestimmte Situationen eine Schnittentbindung erforderlich machen können. Eine Fehlbildung, die eine Dystokie verursachen würde, kann z. B. eine elektive Sectio erforderlich machen. Ein Vorteil der vorgeburtlichen Diagnostik dieser nach der Geburt therapierbaren Defekte ist die Möglichkeit zur Vorbereitung angemessener vor- und nachgeburtlicher Betreuung und zur Bereitstellung von entsprechendem Personal zum Zeitpunkt der Entbindung. Man sollte immer daran denken, daß ein Kind, das zum errechneten Termin geboren wird, bessere Voraussetzungen für eine Anästhesie und Operation mitbringt als ein Frühgeborenes.

Fehlbildungen, die zu einer Vorverlegung des Geburtstermins Anlaß geben können. Bei einigen fetalen Anomalien ist eine Korrektur so bald wie möglich nach der Diagnosestellung erforderlich. Doch muß in jedem Fall das Risiko der Frühgeburt gegen den Schaden abgewogen werden, den die Fortführung der Schwangerschaft verursachen würde. Durch die Fortschritte in der Perinatalmedizin, einschl. der Stimulierung der fetalen Lungensurfactantproduktion mit Kortikosteroiden und einer besseren Beatmungstherapie, hat sich der Zeitpunkt, zu dem eine Entbindung mit geringerem kindlichen Risiko durchgeführt werden kann, immer weiter nach vorn verschoben. Die Entscheidung für die Möglichkeit einer frühen Entbindung muß jedoch aufgrund eines eingehenden Verständnisses der Pathophysiologie dieser Krankheit bzw. aufgrund deutlicher Anzeichen für ihre Progression getroffen werden. Fetale Anomalien, die in diese Kategorie fallen, sind z. B. Gastroschisis, rupturierte Omphalozele sowie bestimmte Fälle der obstruktiven Hydronephrose und des obstruktiven Hydrozephalus.

Anatomische Fehlbildungen, die einen intrauterinen Eingriff rechtfertigen können. Alle Überlegungen im Zusammenhang mit einer intrauterinen Intervention müssen sich daran orientieren, ob die fragliche Mißbildung die fetale Organentwicklung stören, ihre Beseitigung hingegen eine normale Entwicklung des Fetus erlauben würde. Die 3 anatomischen Fehlbildungen, die z. Z. diese Bedingungen erfüllen, sind: doppelseitige Obstruktion des Urogenitaltrakts, obstruktiver Hydrozephalus und angeborene Zwerchfellhernie. In Pkt. 2.5 wird jede einzelne dieser Mißbildungen ausführlich diskutiert. Die Behandlung anderer, komplizierterer Störungen wird möglich sein, sobald ihre Pathophysiologie weiter geklärt und die Methoden der fetalen Therapie weiter entwickelt worden sind.

12.4 Nichtanatomische fetale Anomalien, die möglicherweise pränatal therapierbar sind

12.4.1 Stoffwechselstörungen

Fortschritte in der postnatalen Behandlung der erblichen Stoffwechselstörungen zusammen mit verbesserten und früher einsetzenden Methoden der vorgeburtlichen Diagnose dieser Krankheiten haben die intrauterine Therapie zur optimalen Betreuung einiger betroffener Feten in den Bereich der Realität gerückt. Bisher gibt es nur begrenzte Erfahrungen mit dieser Behandlungsform, aber die Ergebnisse sind ermutigend. Ampola et al. berichteten über die pränatale Diagnose und nachfolgende Therapie eines Fetus mit einer B_{12}-abhängigen Form der Methylmalonsäureazidämie [2]. Diese Störung kann bekannterweise postnatal mit pharmakologischen Dosen von Vitamin B_{12} behandelt werden, das eine umgewandelte From des 5′Desoxyadenosylcobalamin, eines wichtigen Kofaktors in der enzymatischen Umwandlung des L-Methylmalonyl-CoA in Succinyl-CoA, darstellt. Die Initialtherapie mit 10 mg/d Cyanocobalamin wurde erst in der 32. SSW begonnen, woraufhin nur ein unbedeutender Anstieg des Vitamin-B_{12}-Spiegels eintrat. Als jedoch ungefähr zur 34. SSW die Dosis auf 5 mg/Tag i.v. gesenkt wurde, stieg der mütterliche B_{12}-Spiegel auf das 6fache der Norm an, verbunden mit einem progressiven Abfall der mütterlichen Methylmalonsäureausscheidung im Urin. Der durchschnittliche Methylmalonsäurespiegel im Fruchtwasser zum Zeitpunkt der Entbindung in der 41. SSW war 4fach gegenüber dem Normwert erhöht. In diesem Fall gab es einen deutlichen Hinweis auf eine verbesserte Stoffwechsellage des Fetus. Obwohl damit klinisch bewiesen werden konnte, daß ein therapeutischer Effekt erzielt wurde, können die Vorteile für den Fetus aus dieser Therapie noch nicht sicher beurteilt werden. Wahrscheinlich hat die Senkung des Methylmalonsäurespiegels einen positiven Effekt auf die fetale Entwicklung, eine kontrollierte Studie zum Beweis dieser Annahme ist jedoch nicht realisierbar.

Ein 2. Fall von pränataler Vitamintherapie [32] scheint den positiven Effekt dieser Therapieform zu bestätigen. Packman et al. [32] beschrieben die vorgeburtliche Diagnose und Therapie eines Fetus mit biotinabhängiger multipler Karboxylasedefizienz, einem angeborenen Stoffwechseldefekt, der das klinische Bild einer schweren metabolischen Azidose, Dermatitis und anomaler Ausscheidung organischer Säuren zeigt. In diesem Fall wurde die orale Verabreichung von 10 mg Biotin/Tag ab der 23. Schwangerschaftswoche bis zum Geburtstermin durchgeführt. Nach der Geburt konnte die pränatale Diagnose durch eine Enzymbestimmung mit kultivierten Fibroblasten bestätigt werden. Das Kind erhielt weiterhin Biotin; die postnatale Entwicklung verlief normal. In diesem Fall scheint gesichert zu sein, daß die Verabreichung von Biotin wirksam die mit dieser Erkrankung normalerweise verbundenen Komplikationen in der Neugeborenenperiode verhindert hat. Eine nennenswerte toxische Wirkung aus dieser Behandlung konnte dabei nicht festgestellt werden.

12.4.2 Hormonstörungen

Zwei vor kurzem veröffentlichte Fallbeschreibungen demonstrieren die erfolgreiche intrauterine Therapie von Störungen, die aus veränderten fetalen Hormonspiegeln entstehen. David u. Forest beschrieben die Behandlung zweier Feten mit Risiko für eine kongenitale Nebennierenhyperplasie [8]. Um eine Maskulinisierung des Fetus zu verhindern, wurden in einem Fall ab der 5. Schwangerschaftswoche oral 0,5 mg Dexamethason 2mal täglich an die Mutter verabreicht. Die Fruchtwasseruntersuchung in der 15. Schwangerschaftswoche bestätigte die Suppression der Nebennierenfunktion. Die Chromosomenuntersuchung ergab den Karyotyp 46, XX; die HLA-Bestimmung zeigte, daß der Fetus betroffen war. Zum Zeitpunkt der Entbindung zum Termin gab es keinen Anhalt für eine Maskulinisierung. Von denselben Autoren wurde ein 2. Fall berichtet, bei dem die Behandlung in der 7. SSW mit 40 mg Hydrokortison/Tag begonnen wurde. Die Amniozentese in der 17. Schwangerschaftswoche ergab eine nur partielle Nebennierensuppression beim Fetus mit abnorm hohen Spiegeln des 17-α-Hydroxyprogesterons, Androstendions und Testosterons. Bei der Geburt hatte das Kind eine Klitorishypertrophie und eine geringgradige hintere Fusion.

Diese beiden Fälle zeigen, daß die transplazentare Therapie zur Vermeidung kongenitaler Malformationen erfolgreich sein kann, daß aber der Zeitpunkt des Therapiebeginns und insbesondere die Dosierung von höchster Bedeutung sind.

Hormonmangelerkrankungen besitzen das Potential, pränatal diagnostizierbar und behandelbar zu sein; z. B. könnte man sich eine Behandlung des kongenitalen Hypothyreoidismus, wäre er intrauterin nachweisbar, durch Schilddrüsenhormon vorstellen. Jedoch müßte die Applikation über das Fruchtwasser erfolgen, da das Schilddrüsenhormon nicht plazentagängig ist [34]. Weiner et al. nehmen an, daß diese Therapie effektiv sein könnte [42]. Die Verabreichung von Thyroxin via Amniozentese zur Induktion der fetalen Lungenreife soll bei einer Mutter, die mit Propylthiouracil behandelt wurde, die Verkleinerung einer fetalen Struma bewirkt haben. Die intrauterine Therapie zur Beseitigung fetaler Hormonmangelzustände erscheint also möglich und muß weiter erforscht werden.

12.4.3 Herzrhythmusstörungen

Mit dem Fortschritt und der weiten Verbreitung der elektronischen Überwachung des Fetus und des Real-time-Ultraschalls sind die Berichte über die vorgeburtliche Diagnose der fetalen Herzrhythmusstörungen immer zahlreicher geworden. Die Möglichkeit der Diagnose dieser Störungen hat zu Versuchen geführt, durch die Verabreichung von Antiarrhythmika an die Mutter eine intrauterine Kardioversion zu induzieren. Teuscher et al. berichteten über den Versuch, eine fetale supraventrikuläre Tachykardie durch die Verabreichung von Propanolol an die Mutter zu korrigieren [41]. Seit dieser Zeit sind weitere Berichte über den Einsatz von Antiarrhythmika und Leitungsblockern erschienen [10, 25, 39] und haben die Durchführbarkeit dieser Therapieform verdeutlicht.

12.4.4 Hämatologische Erkrankungen

Die 1963 von Liley eingeführte Behandlung der Erythroblastosis fetalis durch intraperitoneale Instillation roter Blutkörperchen bleibt die am häufigsten eingesetzte Form der fetalen Therapie [27]. In neuerer Zeit haben Rodeck et al. die erfolgreiche fetoskopisch geführte intravaskuläre Bluttransfusion direkt in die Nabelschnur erythroblastotischer Feten berichtet [36, 37]. Andere Gruppen versuchten die ultraschallgeführte Transfusion in den intrahepatischen Teil der Nabelvene [4]. Die Möglichkeit, direkten Zugang zum intravaskulären Raum des Fetus zu gewinnen, bietet die Möglichkeit einer unmittelbaren intrauterinen Behandlung bei einer Vielzahl von Störungen.

12.5 Fetale Strukturanomalien, die intrauterin therapierbar sind

12.5.1 Obstruktion des Urogenitaltrakts

Die fetale Hydronephrose wird normalerweise im Ultraschallscreening festgestellt,
denn flüssigkeitsgefüllte Hohlräume sind im Ultraschallbild auffällig. Außerdem ist
das damit verbundene Oligohydramnion unschwer zu erkennen. Wenn die sonographische Untersuchung den Verdacht auf eine Obstruktion des fetalen Urogenitaltrakts ergibt, ist eine weitere Abklärung der Anomalie und ein sorgfältiger Ausschluß
von Begleitfehlbildungen dringend erforderlich. Hierzu gehört auch die Amniozentese
zur zytogenetischen Analyse, da Obstruktionen des Urogenitaltrakts bekannterma-
ßen mit chromosomalen Anomalien assoziiert sein können [12, 31].

Darüber hinaus müssen sonographische Verlaufskontrollen in bestimmten Abständen durchgeführt werden, um eine nur vorübergehende Obstruktion und eine Verminderung der Fruchtwassermenge zu erfassen. Ausreichende Fruchtwassermengen bedeuten normalerweise eine gute fetale Nierenfunktion – ein wichtiger Aspekt bei der
Entscheidung zur Intervention.

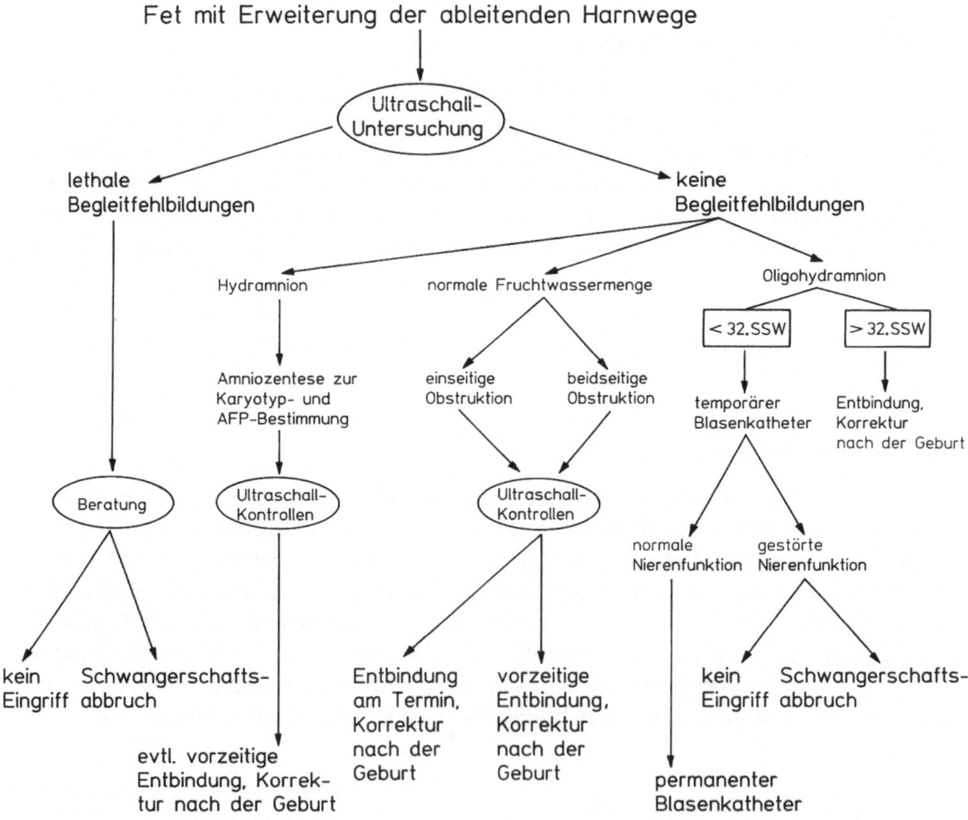

Abb. 12.1. Schematische Darstellung des Vorgehens bei sonographisch nachgewiesener fetaler
Harnwegobstruktion

Außerdem sollte, wie schon oben erwähnt, ein Fetus mit einem Schwangerschaftsalter von 32 oder mehr Wochen besser entbunden und extrauterin behandelt werden. Entsprechend diesen Kriterien kann ein Schema zur Beurteilung einer Schwangerschaft mit obstruktiver fetaler Uropathie entwickelt werden (Abb. 12.1).

Bei einem Fetus mit einseitiger Obstruktion und normaler Fruchtwassermenge scheint eine Intervention nicht indiziert zu sein. Harrison et al. haben über 8 Feten mit diesem Befund berichtet, die beobachtet und um den errechneten Termin herum entbunden wurden, ohne daß irgendwelche neonatalen Komplikationen auftraten [24]. Anschließend wurde bei 6 dieser Feten erfolgreich eine Pyeloplastik durchgeführt. Bei 2 Feten war eine einseitige Nephrektomie erforderlich. Die vorgeburtliche Diagnose dieser Störungen ist aber dennoch von großer Bedeutung, wenn man bedenkt, daß bei 3 der 4 Neugeborenen die Hydronephrose postnatal erst bemerkt wurde, als auf der Basis des pränatalen Sonogramms speziell danach gesucht wurde.

Im Fall einer beidseitigen Obstruktion des Urogenitaltrakts mit normaler Fruchtwassermenge ist ebenfalls ein abwartendes Vorgehen zu empfehlen. Diese Schwangerschaften sollten in bestimmten Abständen sonographisch untersucht werden, um zu erkennen, ob die fetale Harnwegobstruktion sich zurückbildet oder weiter zunimmt, bevor eine Intervention in Erwägung gezogen wird. Obwohl es scheint, daß auch in dieser Gruppe eine Intervention nicht erforderlich ist, liegen bisher nicht genügend Verlaufsbeobachtungen vor, um eindeutige Aussagen zur Pathophysiologie dieser Art von fetalen Uropathien machen zu können.

Invasive Diagnostik und Therapie bei fetalen Harnwegobstruktionen sollten solchen Fällen vorbehalten bleiben, die eine isolierte bilaterale Hydronephrose aufgrund einer Obstruktion verbunden mit Oligohydramnion aufweisen. Jedoch muß vor jeder operativen Intervention eine sorgfältige Beurteilung der fetalen Nierenfunktion erfolgen. Die Ultraschalluntersuchung durch einen Experten kann einige vorläufige Informationen beisteuern, die zur klinischen Bewertung herangezogen werden können [28]. Der Nachweis einer erhöhten Echogenität der fetalen Nieren zusammen mit Zysten der Nierenrinde deutet auf eine schwere Nierendysplasie hin. Solche Feten können von einer Drainagebehandlung nicht mehr profitieren. Unglücklicherweise schließt die Abwesenheit dieser sonographischen Befunde nicht eine schwere Dysplasie aus, weshalb zusätzliche Untersuchungsmethoden notwendig sind. Um die Nierenfunktion zu beurteilen, wird eine Punktion der fetalen Blase durchgeführt. Aus dem gewonnenen Urin können sowohl die Harnelektrolyte als auch die Urinosmolarität gemessen werden. Der Befund eines normalen Natrium- und Chloridgehalts und normaler Harnosmolarität weist auf eine relativ ungestörte Nierenfunktion hin, während sich eine schwere Schädigung der fetalen Nieren in einem „Salzverlustsyndrom" manifestiert. Da die Harnelektrolyte ein sensibler Indikator für die fetale Nierenfunktion zu sein scheinen, legen wir keinen externen temporären Katheter zur Messung der Urinproduktion mehr, sondern verlassen uns auf eine einmalige fetale Blasenpunktion.

In denjenigen Fällen, in denen die Nierenfunktion normal ist und das Schwangerschaftsalter weniger als 32 Wochen beträgt, ist ein Versuch zur operativen Entlastung der Obstruktion indiziert. Die am meisten angewandte Methode ist die Anlage eines "Harrison-double-pigtailed-fetal-bladder"-Katheters (Abb. 12.2), der die fetale Blase mit der Fruchthöhle verbindet. Durch Umgehung der Obstruktion kann eine weitere Nierenschädigung und eine Lungenhypoplasie vermieden und ein normales Fruchtwasservolumen wiederhergestellt werden. Zu den größten Schwierigkeiten bei diesem

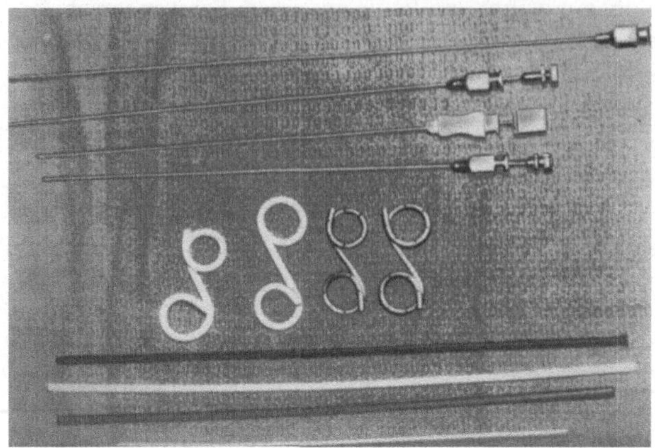

Abb. 12.2. Instrumentarium zur perkutanen Anlage eines Kathetershunts unter sonographischer Kontrolle. Die endständig erweiterten doppelten Pigtailkatheter werden vor der Punktion mit der Nadel in gestrecktem Zustand auf ein Trokar gezogen, von dem sie dann in utero wieder abgeschoben werden können, um ihre ursprüngliche Form wieder anzunehmen

Vorgehen gehört häufig die Notwendigkeit mehrerer Kathetereinlagen wegen Dislokation oder Obstruktion des Katheters nach einer Liegedauer von 2–3 Wochen. Aus diesem Grunde werden alternative Vorgehensweisen zur Behandlung der im 2. Schwangerschaftstrimenon diagnostizierten fetalen Harnwegobstruktion in Erwägung gezogen. Durch den Einsatz tokolytischer Substanzen ist ein sog. offenes Verfahren ermöglicht worden, d. h. ein direktes Offenlegen des fetalen Abdomens durch einen Hysterotomieschnitt mit Marsupialisation der Blase und kontinuierlicher Ableitung des Urins unter Umgehung der hinteren Urethralklappen. Ein ähnliches „offenes" Vorgehen mit beidseitigen fetalen Ureteroneostomien wurde bereits berichtet [23]. Obwohl das endgültige Ergebnis in diesem Fall nicht befriedigend war, zeigte dieser 1. Fall doch, daß der direkte Zugang zum Fetus ohne die Auslösung einer vorzeitigen Wehentätigkeit realisierbar ist. Trotz der Möglichkeiten, welche dieses Vorgehen für die Behandlung des Fetus bietet, sind die fetalen und mütterlichen Risiken hoch. Bevor eine solche neuartige Therapie eingesetzt wird, müssen die Techniken sorgfältig in Laboratorien an Tieren, insbesondere Primaten, erprobt werden.

Bei Patientinnen mit einem Fetus, der eine stark eingeschränkte bis aufgehobene Nierenfunktion, verbunden mit Oligohydramnion, zeigt, sind die Ergebnisse bisher insgesamt als sehr schlecht und ohne Überlebenschance anzusehen [24]. In dieser Gruppe besteht die Alternative lediglich in einem frühen Schwangerschaftsabbruch bzw. tatenlosem Abwarten des spontanen Wehenbeginns.

Dieses differenzierte Vorgehen ist bei der Untersuchung und Behandlung der angeborenen Obstruktionen des Harntrakts absolut notwendig, denn es gibt heute noch viele unbeantwortete Fragen im Hinblick auf Effektivität und Langzeitwirkungen dieser neuen intrauterinen Eingriffsmethoden. In einem so frühen Entwicklungsstadium sollten fetale Interventionen nur in einem Zentrum vorgenommen werden, in dem kontinuierlich auf diesem Gebiet geforscht wird und das Tiermodelle vor eine verantwortungsbewußte klinische Anwendung stellt.

12.5.2 Angeborener Hydrozephalus

Bei keinem anderen fetalen anatomischen Defekt, der möglicherweise in utero behandelt werden kann, wird die Notwendigkeit einer sorgfältigen pränatalen Beurteilung deutlicher als bei der fetalen Ventrikulomegalie. Die bedeutenden technischen Fortschritte in der Sonographie haben die Diagnose einer Ventrikelvergrößerung schon zu einem frühen Schwangerschaftszeitpunkt möglich gemacht. Theoretisch könnte dieser Zustand ideal behandelt werden durch die Einlage einer ventrikulären Drainage, ähnlich wie bei der postnatalen Therapie. Aber seit den ersten Berichten über intrauterine Dekompression des fetalen Hydrozephalus [5] und der Einlage eines ventrikuloamniotischen Shunts [7] hat man viel gelernt über die ätiologische Heterogenität und Pathophysiologie der durch Ultraschall entdeckten fetalen Ventrikulomegalien [6, 13, 44]. In der Studie von Glick et al. wurden 24 Fälle von Ventrikulomegalie beschrieben, die nach den Kriterien von Fiske u. Filly definiert wurden [11]. Die Methode basiert auf Messungen der Größe des Plexus chorioideus im Verhältnis zum Ventrikelquerdurchmesser. Die sorgfältige sonographische Auswertung dieser 24 Feten ergab eine isolierte Ventrikulomegalie in nur 11 Fällen. Diese 11 Fälle wurden durch Ultraschalluntersuchungen in kurzen Abständen überwacht. In 10 Fällen blieb die Ventrikulomegalie bei zunehmendem Schwangerschaftsalter stabil ohne signifikante Veränderungen der Ventrikelgröße oder des biparietalen Durchmessers. Die Dicke des Hirnmantels betrug zunächst zwischen 10 und 17 mm und blieb unverändert oder wurde bei fortschreitender Schwangerschaft kleiner. Nach der Geburt war bei 4 Kindern eine Shuntanlage innerhalb der ersten 5 Monate erforderlich, bei 5 Kindern konnte auf einen Shunt verzichtet werden. Ein Neugeborenes verstarb kurz nach der Geburt an Herzfehlbildungen, die pränatal nicht erkannt worden waren. Bemerkenswert ist, daß sich in einem Fall die Ventrikulomegalie sogar spontan zurückbildete.

Bei nur einem dieser 11 Feten mit Verdacht auf eine isolierte Ventrikulomegalie schien eine Verschlechterung des Befunds vorzuliegen. Obwohl frühe sonographische Verlaufsbeobachtungen eine stabile Ventrikulomegalie ergaben, konnte zwischen der 33. und 37. Schwangerschaftswoche eine leichte, fortschreitende Ventrikelvergrößerung und eine Verschmälerung des Hirnmantels beobachtet werden. Eine vorzeitige Entbindung erschien in diesem Fall indiziert. Die Patientin bekam jedoch spontan Wehen in der 37. Schwangerschaftswoche und wurde vaginal von einem gesunden Knaben entbunden, der keinerlei Anzeichen für einen erhöhten Hirndruck aufwies. Im Alter von 2 Monaten wurde ein ventrikuloperitonealer Shunt gelegt; die weitere psychomotorische Entwicklung dieses Jungen verlief normal.

Von besonderer Wichtigkeit ist schließlich, daß 3 der 11 Feten mit einem angeblich isolierten obstruktiven Hydrozephalus assoziierte Fehlbildungen des zentralen Nervensystems aufwiesen, die pränatal durch Ultraschall oder postnatal durch retrospektive Untersuchung der Ultraschallaufnahmen nicht entdeckt werden konnten. Jedes dieser 3 Kinder hatte eine Agenesie des Corpus callosum; bei 2 Kindern fehlte darüber hinaus das Septum pellucidum. Ein weiteres Kind zeigte eine septooptische Dysplasie und war blind. Ähnliche Befunde wurden von mehreren Feten berichtet, die intrauterin behandelt wurden ([5]; W. H. Clewell, personal communication).

Auf der Grundlage dieser Erfahrungen wird deutlich, daß eine sorgfältige und kontinuierliche pränatale Untersuchung erforderlich ist, sobald eine Ventrikulomegalie sonographisch nachgewiesen werden kann. Eine Amniozentese sollte zur Karyotypierung durchgeführt werden, außerdem eine α-Fetoproteinbestimmung und eine Kultur auf Zytomegalieviren. Eine detaillierte Ultraschalluntersuchung durch einen in der Fehlbildungsdiagnostik erfahrenen Spezialisten ist grundsätzlich erforderlich. In Fällen mit scheinbar isolierter Ventrikulomegalie sollte einmal wöchentlich eine Ultraschalluntersuchung erfolgen. Tritt keine Veränderung der Ventrikelgröße oder der Hirnmanteldicke ein, ist von einem Eingriff abzuraten. Ein nach der 32. Schwangerschaftswoche progredienter Hydrozephalus wird – falls indiziert – am besten durch eine vorzeitige Entbindung mit nachfolgender extrauteriner Shuntanlage behandelt. Geht man von diesem Therapieschema aus, bleibt nur noch eine kleine Gruppe von Patienten mit isoliertem, progressivem Hydrozephalus übrig, die von einer intrauterinen Shuntanlage profitieren könnte. Nach unseren Erfahrungen mit mehr als 30 Patienten gab es jedoch in unserer Gruppe keinen einzigen, der alle Kriterien erfüllte. Selbst in retrospektiven Studien pränatal diagnostizierter Fälle von Hydrozephalus ist die Zahl derjenigen, die möglicherweise die genannten Forderungen erfüllt hätten, ziemlich klein [44].

Es gibt noch viele unbeantwortete Fragen bezüglich der Behandlung des angeborenen Hydrozephalus. Zur Zeit haben sich alle auf diesem Gebiet forschenden Experten auf eine Art „Moratorium" geeinigt, bis weiteres Wissen über die Pathophysiologie dieser heterogenen Gruppe von Erkrankungen vorhanden ist.

12.5.3 Angeborene Zwerchfellhernie

Die Häufigkeit der angeborenen Zwerchfellhernie beträgt ungefähr 1 : 2600 Geburten, wobei die meisten Neugeborenen sehr schwer betroffen sind. Die Gesamtmortalität beträgt nahezu 80% [17]. Wie bei den anderen, oben diskutierten Erkrankungen, hat es der Fortschritt der Real-time-Sonographie ermöglicht, diese Fehlbildungen jetzt sehr viel früher pränatal nachweisen zu können. Zu den typischen Ultraschallbefunden gehören sich bruchartig vorwölbende Baucheingeweide, ein pathologisches Bild im Oberbauchbereich und eine Mediastinalverlagerung zu derjenigen Seite, auf der keine Hernie vorliegt. Ein Polyhydramnion kann nach Adzick et al. [1] in 76% der Fälle beobachtet werden.

Trotz der Möglichkeit, die fetale Zwerchfellhernie schon vor der Geburt zu diagnostizieren, ist die Mortalitätsrate der pränatal entdeckten Fälle bisher nicht viel besser gewesen als bei denjenigen Fällen, die erst nach der Geburt erfaßt wurden (80%). Die Mehrzahl der Todesfälle tritt ein aufgrund der schweren Lungenhypoplasie, die durch den Druck der in den Thoraxraum vorgewölbten Bauchorgane entsteht. In Adzicks Serie hatten 16% der Fälle zusätzlich andere letale Fehlbildungen [1].

Da die Prognose der Zwerchfellhernie also trotz optimaler neonataler Therapie immer noch so schlecht ist, wird nach Möglichkeiten einer intrauterinen operativen Korrektur gesucht [17]. Harrison et al. [18, 19, 21] haben in einem Tiermodell zeigen können, daß die Zwerchfellhernie intrauterin operativ zu behandeln ist und daß die Korrektur zu einer ausreichenden Lungenentwicklung mit neonataler Überlebenschance führen kann. Bevor diese Techniken jedoch auf die menschlichen Gegebenheiten übertragen werden können, müssen die Einzelheiten des technisch sehr komplizierten Eingriffs im Labor weiter ausgearbeitet werden, so daß eine hohe Erfolgsrate experimentell beweisbar ist.

12.6 Die Zukunft der fetalen Therapie

12.6.1 Allgemeines

In der 1. Hälfte der 80er Jahre sind große Fortschritte auf dem Gebiet der fetalen Therapie erzielt worden. Obwohl die Behandlung der Erythroblastosis fetalis durch intrauterine Transfusionen und die medikamentöse Therapie der fetalen Tachyarrhythmien die Grundlagen für die Möglichkeit einer intrauterinen Therapie gelegt haben, hat erst die operative Behandlung fetaler Defekte zu einer echten Etablierung des Fetus als Patient geführt. Der Fetus ist integraler Bestandteil der therapeutischen Überlegungen geworden. Sogar in Fällen, in denen ein potentielles Risiko für die Gesundheit der Mutter bestand, sind Versuche unternommen worden, dem Fetus zu helfen. Unser Blickwinkel erweitert sich von der Schwangerschaftsvorsorge auf die Betreuung des Fetus. In Zukunft wird sich die Grundlagen- und angewandte Forschung mehr und mehr der Behandlung des Fetus mit einer korrigierbaren angeborenen Fehlbildung zuwenden. Nach Versuchen zur temporären Behandlung des Fetus stehen nun jedoch dauerhafte und ursächliche Therapiemöglichkeiten im Vordergrund.

12.6.2 Stammzellübertragung

Eine mögliche Behandlungsmethode der kindlichen Immundefizienzen und einiger hämatologischer Krankheitsbilder besteht in der Transplantation von Knochenmarkzellen (i.v.), die ein Zielorgan erreichen (das Empfängerknochenmark), wo sie sich vermehren und den erkrankten Zelltyp funktionell ersetzen. Ähnliche Techniken sind experimentell eingesetzt worden, um die mangelhafte Enzymproduktion in einer Anzahl von angeborenen Stoffwechseldefekten zu ergänzen [26, 35]. Trotz des Erfolgs bei der Knochenmarktransplantation bleibt eine Reihe von Problemen, einschl. Transplantatabstoßung und Graft-versus-host-Reaktion. Im Fall der Stoffwechseldefekte gibt es andere Probleme, welche die klinische Anwendung der postnatalen Knochenmarktransplantation als Therapiemöglichkeit verhindert haben. Obwohl es einige Erfolge gegeben hat im Hinblick auf die Erhöhung der Spiegel mangelnder Enzyme, wurden bezüglich der Besserung der klinischen Symptomatik der betreffenden Krankheit nur geringe Erfolge berichtet. Überhaupt noch keinen Erfolg hat es bei dem Versuch gegeben, ein Enzym über die Blut-Hirn-Schranke zu schicken zur Besserung des neurologischen Status [26, 30]. Schließlich ist in der Mehrzahl der allogenen Knochenmarktransplantate der Empfänger immunkompetent und muß mit Bestrahlung und/oder Chemotherapie behandelt werden, um die "Graft-versus-host"-Reaktion zu verhindern.

Aus diesen Gründen, aber auch weil der Fetus toleranter auf fremde Zellen zu reagieren scheint [38], wäre ein theoretisch denkbarer Ansatz zur Therapie die intrauterine Transplantation. Es gibt eine Anzahl von Tiermodellen mit angeborenen Defizienzen, in denen die postnatale Therapie mit Stammzelltransplantation erfolgreich war [43, 45, 46]. Da außerdem gezeigt worden ist, daß pränatale Stammzelltransplantationen im Tiermodell durchführbar sind, mag es nur noch ein kleiner Schritt sein, diese Methoden auf den menschlichen Fetus zu übertragen. Wie oben ausgeführt, haben wir schon lange Erfahrung mit der Gabe von Zellen an Feten mit Erythroblastosis fetalis, traditionellerweise durch einen intraperitonealen Zugang, neuerdings aber auch über die direkte intravaskuläre Transfusion [37]. Darüber hinaus ist gezeigt worden, daß eine Suspension aus fetalen Leberzellen, die in die Nabelschnurgefäße injiziert wird, sowohl über die plazentare Mikrozirkulation gebracht werden kann als auch direkt in den Fetus [16]. Diese Zellen siedelten sich vorzugsweise in der fetalen Leber an, wahrscheinlich wegen der erhöhten Durchblutung dieses Organs und nicht wegen einer echten selektiven Ablagerung. Weil die fetale Leber aber im 2. Trimenon ein wichtiges hämatopoietisches Organ darstellt, würde die Möglichkeit der intrauterinen Zellübertragung bedeuten, daß eine Ansiedlung sowohl in der fetalen Leber als auch im fetalen Knochenmark bei Einsatz von hämatopoietischen Stammzellen möglich wäre. Die beste Quelle für Spenderzellen sind wahrscheinlich tatsächlich die fetalen Leberzellen, weil diese Stammzellen auch während der Schwangerschaft das Knochenmark besiedeln. Daher läge der optimale Zeitpunkt für eine Transplantation vor der 20. Schwangerschaftswoche, d. h. zu der Zeit, in der ein Fetus normalerweise sein Knochenmark mit hämatopoietischen Zellen aus der Leber besiedelt.

Weil der Fetus toleranter auf ein Transplantat reagiert, kann man daraus auch folgern, daß die transplantierten Stammzellen immuntoleranter auf den Empfänger reagieren, denn die auf spezifische Fremdantigene reagierenden fetalen Lymphozyten sind noch „naiv". Es gibt klinische Anhaltspunkte für dieses Konzept in denjenigen Fällen, in denen menschliche fetale Leber für Transplantatzwecke verwendet wurde. Bei solchen Patienten scheint es wesentlich weniger "Graft-versus-host"-Reaktionen zu geben. Deshalb ist wahrscheinlich für den fetalen Empfänger die fetale Leber die ideale Stammzellquelle.

Diese gegenseitige Immuntoleranz würde die Verwendung allogenetischer Stammzelltransplantate möglicherweise sogar von gesammelten Spendern erlauben, womit es nicht mehr erforderlich wäre, HLA-Antigenuntersuchungen durchzuführen, wie sie i. allg. bei postnatalen Knochenmarktransplantationen notwendig sind. Auch auf eine Vorbehandlung mit Bestrahlung oder Chemotherapie, um bei immunkompetenten Empfängern die Abstoßung des allogenetischen Transplantats zu verhindern, könnte verzichtet werden. Eine Vorbehandlung ist schon deshalb nicht erforderlich, weil der menschliche Fetus eine empfängliche Gewebsumgebung besitzt und auf die Annahme hämatopoietischer Stammzellen vorbereitet ist.

Obwohl es eine Reihe hämatologischer Krankheiten gibt, die mit einer solchen Art von Therapie u. U. behandelbar sind, ist das beste Beispiel einer für diese Therapie in Frage kommenden Störung die homozygote α-Thalassämie. Der Schweregrad dieser Anämie kommt am besten in der Tatsache zum Ausdruck, daß die fetale Mortalitätsrate 100% beträgt, noch bevor ein Schwangerschaftsstadium erreicht ist, in dem eine frühe Entbindung möglich wäre. Die intrauterine Transplantation fetaler Leberzellen oder eines mütterlichen Knochenmarktransplantats könnte in dieser Situation die einzig mögliche Hoffnung bieten.

Die Anwendbarkeit dieser Techniken auf angeborene Stoffwechselstörungen erfordert weitere Forschung auf vielen Gebieten; u.a. muß noch die Frage beantwortet werden, zu welchem Zeitpunkt der Schwangerschaft die Knochenmarkräume mit den hämatopoietischen Stammzellen des Empfängers aufgefüllt werden, weil danach das Knochenmark für die transplantierten Zellen nicht mehr zugänglich ist. Ebenfalls bestimmt werden muß, ob die fetale Blut-Hirn-Schranke durchlässiger als nach der Geburt ist und ob die Enzyme, die von transplantierten Zellen produziert werden, in die entsprechenden Zellen transportiert werden können (z. B. Nervenzellen).

Idealer noch als der Ersatz der fehlerhaften Komponenten durch Spenderzellen wäre die Korrektur des Mechanismus, der für die Störung verantwortlich ist. Die rasanten Fortschritte auf dem Gebiet der Molekulargenetik haben diese Möglichkeit näher an die Wirklichkeit herangebracht. Es gibt eine Reihe von Berichten über die erfolgreiche Übertragung eines spezifischen Gens in Mäuseknochenmarkzellen und -oozyten [29, 33, 40]. Zu diesen Genen gehören jene für das Wachstumshormon, β-Globin und Hypoxanthin-Phosphoribosyl-Transferase (das Enzym, das bei der Lesh-Nyhan-Erkrankung fehlt). Bis wir diese Erkenntnisse auf den Menschen übertragen können, müssen noch viele Probleme gelöst werden, z. B. wie die DNA verpackt werden und zelltypspezifisch gemacht werden soll, wie die Zellen wirksam auf den Empfänger übertragen werden können und wie die Expressivität des übertragenen Gens reguliert werden kann. Erst wenn alle diese Fragen beantwortet sind, könnte die klinische Anwendung der menschlichen Gentherapie in den Bereich einer tatsächlich möglichen Therapie rücken.

Literatur

1. Adzick NS, Harrison MR, Glick PL et al. (to be published) Diaphragmatic hernia in the fetus: Prenatal diagnosis and outcome in 94 cases. J Pediatr Surg
2. Ampola MG, Mahoney MJ, Nakamura E, Tanaka K (1975) Prenatal therapy of a patient with vitamin B_{12}-responsive methylmalonic acidemia. N Engl J Med 293:313–317
3. Anderson WF (1984) Prospects for human gene therapy. Science 226:401–409
4. Bang J, Bock JE, Trolle D (1982) Ultrasound-guided fetal intravenous transfusion for severe rhesus hemolytic disease. Br Med J 284:373–374
5. Birnholz JC, Frigoletto FD (1981) Antenatal treatment of hydrocephalus. N Engl J Med 304:1021–1023
6. Chervenak FA, Ment LR, McClure M et al. (1984) Outcome of fetal ventriculomegaly. Lancet II:179–181
7. Clewell WH, Johnson ML, Meier PR et al. (1982) A surgical approach to the treatment of hydrocephalus. N Engl J Med 306:1320–1325
8. David MJ, Forest MG (1984) Prenatal treatment of congenital adrenal hyperplasia resulting from 21-hydroxylase deficiency. J Pediatr 105:799–803
9. Diament MJ, Fine RN, Ehrlich R, Kangarloo H (1983) Fetal hydronephrosis: Problems in diagnosis and management. J Pediatr 103:435–440
10. Dumesic DA, Silverman NH, Tobias S, Golbus MS (1982) Transplacental cardioversion of fetal supraventricular tachycardia with procainamide. N Engl J Med 307:1128–1131
11. Fiske CE, Filly RA (1982) Ultrasound of the normal and abnormal fetal neural axis. Radiol Clin North Am 20:285–296
12. Frydman M, Magenis RE, Mohandas TK, Kaback MM (1983) Chromosome abnormalities in infants with prune belly anomaly: Association with trisomy 18. Am J Med Genet 15:145–148
13. Glick PL, Nakayama DK, Harrison MR et al. (1984) Management of the fetus with ventriculomegaly. J Pediatr 105:97–105
14. Golbus MS, Harrison MR, Filly RA et al. (1982) In utero treatment of urinary tract obstruction. Am J Obstet Gynecol 142:383–388
15. Golbus MS, Harrison MR, Filly RA (1983) Prenatal diagnosis and treatment of fetal hydronephrosis. Semin Perinatol 7:102–108
16. Gustavii B, Lofberg L, Olofsson T (1982) Transfer of tissue cells to the fetus. Acta Obstet Gynecol Scand 61:361–365
17. Harrison MR, deLorimier AA (1981) Congenital diaphragmatic hernia. Surg Clin North Am 61:1023–1035

18. Harrison MR, Bressack MC, Chung AM, deLorimier AA (1980) Correction of congenital diaphragmatic hernia in utero. II. Simulated correction permits fetal lung growth with survival at birth. Surgery 88:260–268
19. Harrison MR, Jester JA, Ross NA (1980) Correction of congenital diaphragmatic hernia in utero. I. The model: Intrathoracic balloon produces fatal pulmonary hypoplasia. Surgery 88:174–182
20. Harrison MR, Golbus MS, Filly RA (1981a) Management of the fetus with a correctable congenital defect. JAMA 246:774–777
21. Harrison MR, Ross NA, deLorimier AA (1981b) Correction of congenital diaphragmatic hernia in utero. III. Development of a successful surgical technique using abdominoplasty to avoid compromise of umbilical blood flow. J Pediatr Surg 16:934–942
22. Harrison MR, Filly RA, Golbus MS et al. (1982a) Fetal treatment 1982. N Engl J Med 307:1651–1652
23. Harrison MR, Golbus MS, Filly RA et al. (1982b) Fetal surgery for congenital hydronephrosis. N Engl J Med 306:591–593
24. Harrison MR, Golbus MS, Filly RA et al. (1982c) Management of the fetus with congenital hydronephrosis. J Pediatr Surg 17:728–742
25. Heaton FC, Vaughan R (1982) Intrauterine supraventricular tachycardia: Cardioversion with maternal digoxin. Obstet Gynecol 60:749–752
26. Krivit W, Pierpont ME, Ayaz K et al. (1984) Bone marrow transplantation in the Maroteaux-Lamy Syndrome (mucopolysaccharidosis Type VI): Biochemical and clinical status 24 months after transplantation. N Engl J Med 311:1606–1611
27. Liley AW (1963) Intrauterine transfusion of fetus in haemolytic disease. Br Med J 5365:1107–1109
28. Mahoney BS, Filly RA, Callen PW et al. (1984) Fetal renal dysplasia: Sonographic evaluation. Radiology 152:143–146
29. Miller AD, Eckner RJ, Jolly DJ et al. (1984) Expression of a retrovirus encoding human HPRT in mice. Science 225:630–632
30. Moser HW, Tutschka PJ, Brown FR III et al. (1984) Bone marrow transplant in adrenoleukodystrophy. Neurology 34:1410–1417
31. Nevin NC, Nevin J, Dunlop JM, Gray M (1983) Antenatal detection of grossly distended bladder owing to absence of the urethra in a fetus with trisomy 18. J Med Genet 20:132–133
32. Packman S, Cowan MJ, Golbus MS et al. (1982) Prenatal treatment of biotin-responsive multiple carboxylase deficiency. Lancet I:1435–1439
33. Palmiter RD, Brinster RL, Hammer RE et al. (1982) Dramatic growth of mice that develop from eggs microinjected with metallothionine-growth hormone fusion genes. Nature 300:611–615
34. Prout TE (1975) Thyroid disease in pregnancy. Am J Obstet Gynecol 122:669–676
35. Rappeport JM, Ginns EI (1984) Bone marrow transplantation in severe Gaucher's disease. N Engl J Med 311:84–88
36. Rodeck CH, Holman CA, Karnicki J et al. (1981) Direct intravascular fetal blood transfusion by fetoscopy in severe Rhesus isoimmunization. Lancet I:625
37. Rodeck CH, Nicolaides KH, Warsof SL et al. (1984) The management of severe rhesus isoimmunization by fetoscopic intravascular transfusions. Am J Obstet Gynecol 150:769–774
38. Silverstein AM (1964) Ontogeny of the immune response. Science 144:1423–1428
39. Spinnato JA, Shaver DC, Flinn GS et al. (1984) Fetal supraventricular tachycardia: In utero therapy with digoxin and quinidine. Obstet Gynecol 64:730–735
40. Stewart TA, Wagner EF, Mintz B (1982) Human beta-globin gene sequence injected into mouse eggs, retained in adults, and transmitted to progeny. Science 217:1046–1048
41. Teuscher A, Bossi E, Imhof E et al. (1978) Effect of propranolol on fetal tachycardia in diabetic pregnancy. Am J Cardiol 42:304–307
42. Weiner S, Scharf J, Bolognese R, Librizzi R (1980) Antenatal diagnosis and treatment of a fetal goiter. J Reprod Med 24:39–42
43. Wenger DA, Gasper PW, Thrall MA (1984) Feline arylsulfatase β deficiency (mucopolysaccharidosis VI): Correction by bone marrow transplantation. Am J Hum Genet 36: Suppl 1:80

44. Williamson RA, Schauberger CW, Varner MW, Aschenbrener CA (1984) Heterogeneity of prenatal onset hydrocephalus: Management and counseling implications. Am J Med Genet 17:497–508
45. Yatziv S, Weiss L, Fuks Z et al. (1982) Long term enzyme replacement therapy in beta glucuronidase deficient mice by allogenic bone marrow transplantation. J Lab Clin Med 99:792–797
46. Yeager AM, Brennan S, Tiffany C et al. (1984) Prolonged survival and remyelination after hematopoietic cell transplantation in the twitcher mouse. Science 225:1052–1054

A. Staudach

Fetale Anatomie im Ultraschall

Geleitworte von W. Thiel und M. Hansmann

1986. 247 Abbildungen. X, 202 Seiten.
Gebunden DM 120,-. ISBN 3-540-16520-7

Die Basis für eine suffiziente Ultraschalluntersuchung in der geburtshilflichen Diagnostik ist die Kenntnis der normalen systematischen und schnitt-topographischen Anatomie des Feten. Hinzu kommt das notwendige Wissen um die entwicklungsdynamischen Vorgänge im Laufe der Fetalperiode.
Eine übersichtliche Darstellung dieses Themas fehlte bisher in der Literatur. Die für die Unterscheidung zwischen normaler fetaler Entwicklung und Entwicklungsanomalie erforderlichen Grundlagen werden in diesem Buch nach Organbereichen geordnet zusammengefaßt. Besonderer Wert wurde darauf gelegt, dem Leser das abstrakte Ultraschall-Schnittbild durch den direkten Vergleich mit real anatomischen Gefrierschnitten verständlich zu machen. Ergänzend wurde durch Schnittskizzen die „Ansteuerung" typischer Schnittebenen erleichtert.
In den für die Diagnostik wesentlichen Organbereichen wurden die für einen suffizienten und dennoch zeitsparenden Untersuchungsgang erforderlichen Schnittebenen standardisiert. Besonderes Augenmerk wurde auf jene Strukturen gelegt, die im Verlauf der fetalen Entwicklung für die Diagnostik eine relevante Änderung der Morphologie und Dimension zeigen.
Das Buch ermöglicht dem Leser, anhand des erlernten schematischen Untersuchungsganges ein rationelles Screening der fetalen Anatomie durchzuführen.

Springer-Verlag
Berlin Heidelberg New York
London Paris Tokyo

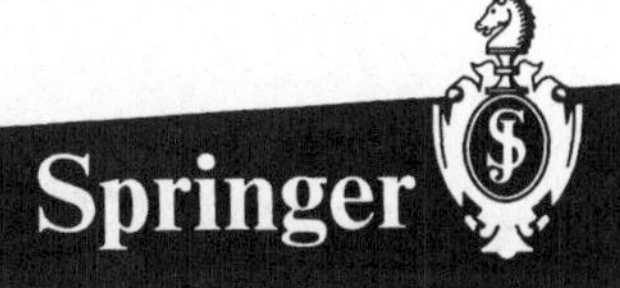

M. Hansmann, B. Hackelöer, A. Staudach

Ultraschalldiagnostik in Geburtshilfe und Gynäkologie

Lehrbuch und Atlas

Unter Mitarbeit von D. N. Cox, V. Duda, W. Feichtinger, U. Gembruch, G. Kosoff, A. G. Ross, H. D. Rott, H. Schuhmacher, R. Terinde, U. Voigt, B. K. Wittmann
1985. 588 Abbildungen in 865 Einzeldarstellungen.
XII, 458 Seiten. Gebunden DM 198,–. ISBN 3-540-11428-9

In keiner anderen medizinischen Disziplin hat die Ultraschalldiagnostik so früh und so rasch Anwendung gefunden wie in Geburtshilfe und Gynäkologie. Die Entwicklung neuer Gerätetypen und die Verbesserung des Auflösungsvermögens haben die Indikation des Ultraschalls ständig erweitert. Der gezielte Einsatz dieser Untersuchungsmethode und die exakte Deutung der Ultraschallbilder stellen hohe Anforderungen an den Arzt in Klinik und Praxis. Es ergeben sich häufig Fragen, die einer raschen und sorgfältigen Klärung bedürfen. Zu ihrer umfassenden Beantwortung steht jetzt ein kompetenter Ratgeber zur Verfügung. Die Namen der Autoren der Ultraschalldiagnostik in Geburtshilfe und Gynäkologie sind eng mit der Entwicklung des Ultraschalls verknüpft. In ihrem Buch bieten sie fundierte und praxisgerecht aufbereitete Informationen zu einer bestmöglichen Anwendung der Ultraschalldiagnostik. Die Kernabschnitte des Buches behandeln:

- Ultraschalldiagnostik in der Frühschwangerschaft
- Sonoanatomie und Biometrie des Feten
- Mißbildungsdiagnostik mittels Ultraschall einschließlich der fetalen Echokardiographie
- Ultraschalldiagnostik der Zyklusdynamik
- Ultraschall in der Mammadiagnostik.

Der didaktisch gelungene Aufbau des Buches – basierend auf beliebten Einführungs-und Fortbildungsseminaren – und die vielen faszinierenden Befunde machen dieses Buch zu einem Standardwerk für alle, die Ultraschalldiagnostik im Bereich der Geburtshilfe und Frauenheilkunde, der Perinatologie und Humangenetik anwenden.

Springer-Verlag
Berlin Heidelberg New York
London Paris Tokyo

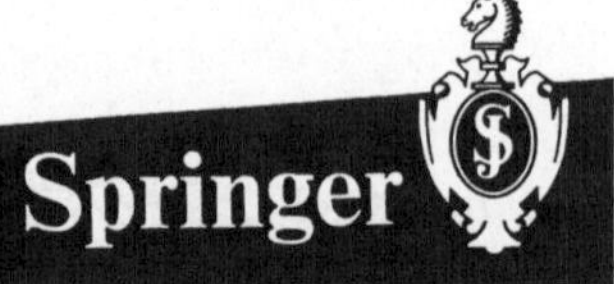